• 大国医系列之传世名方（第二辑）

U0746205

程钟龄传世名方

主 编◎张 煜 张玉苹 张清怡

中国医药科技出版社

内 容 提 要

程钟龄，清代名医。《医学心悟》系程氏积 30 年行医心得，融会《内经》《难经》及历代名医著作精华编写而成。本书全面收录了程钟龄独创方剂，并对方剂的临床应用情况进行系统整理。全书内容丰富，资料翔实，具有很高的文献价值和学术价值，能够帮助读者开阔视野，增进学识。

图书在版编目（CIP）数据

程钟龄传世名方／张煜，张玉苹，张清怡主编. —北京：中国医药科技出版社，2017.10

（大国医系列之传世名方. 第二辑）

ISBN 978-7-5067-9366-7

Ⅰ.①程…　Ⅱ.①张…②张…③张…　Ⅲ.①方书-汇编-中国-清代　Ⅳ.①R289.349

中国版本图书馆 CIP 数据核字（2017）第 134937 号

美术编辑　陈君杞
版式设计　张　璐

出版　中国医药科技出版社
地址　北京市海淀区文慧园北路甲 22 号
邮编　100082
电话　发行：010-62227427　邮购：010-62236938
网址　www.cmstp.com
规格　710×1000mm ¹⁄₁₆
印张　15¾
字数　198 千字
版次　2017 年 10 月第 1 版
印次　2017 年 10 月第 1 次印刷
印刷　三河市国英印务有限公司
经销　全国各地新华书店
书号　ISBN 978-7-5067-9366-7
定价　**32.00 元**

丛书编委会

本书编委会

主　　编　　张　煜　　张玉荦　　张清怡

副主编　　李婧暎　　刘兰英

编　　委　　李付尧　　李　丹　　刘进娜

　　　　　　张　杰　　刘　燕　　王汇成

　　　　　　杨丹丹

出版者的话

中医名著浩如烟海，积淀了数以千年的精华，养育了难以计数的英才，昭示着绚丽无比的辉煌。历史证明，中医的成才之路，非经典名著滋养下的躬身实践，别无蹊径。名医撰医著，医著载医方，源远流长，浩如烟海。历代名医凭借非凡的智慧及丰富的临床实践，创制了诸多不朽的传世名方。

本套丛书以在方剂学方面确有创见的历代名医为主线，选择代表性名医，将其所撰医著中的医方进行了全面系统的搜集整理。《大国医系列之传世名方》（第一辑）于2013年初出版后，受到广大读者的热烈欢迎，屡次重印。为此，我们组织专家编写了《大国医系列之传世名方》（第二辑），包括刘河间、朱丹溪、程钟龄、俞根初、吴又可与雷丰等，共计5个分册。第二辑延续第一辑的编写体例，每个分册分为上、中、下三篇，上篇简单介绍医家学术思想及遣药组方特色；中篇详细介绍了该医家方剂在临床各科的应用；另外，该医家还有许多名方不为世人所熟知，未见临床报道，则收入下篇被忽略的名方。每首方剂从来源、组成、用法、功用、主治、方解、方论、临床应用、临证提要等方面来论述。全书收罗广博、条分缕析，详略适中，既言于古，更验于今，既利掌握，又裨读者更好地熟悉、掌握历代名方的组方原理及临床运用规律，以适应当前临床实际的需要。

愿《大国医系列之传世名方》成为中医药院校在校学生和中医、中西医结合医生的良师益友；愿本套丛书成为医疗、教学、科研机构及各图书馆的永久珍藏。

中国医药科技出版社

2017 年 6 月

目　录

上篇　医中善师程钟龄

中篇　屡试屡效方

下篇　被忽略的名方

上 篇
医中善师程钟龄

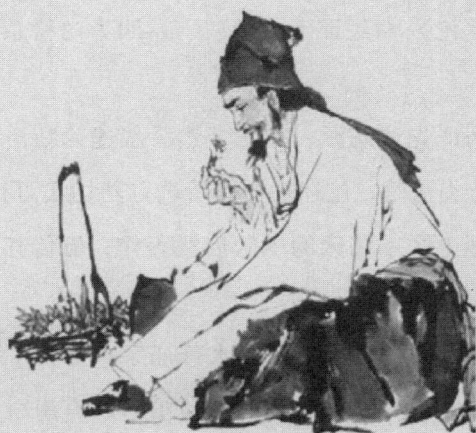

一、医家生平

程国彭，字钟龄，原字山岭，号恒阳子，晚年到当地普陀寺修行，法号普明子，天都（今安徽歙县）人，生卒年月不详，约为清康雍年间人。程氏天资聪慧，少时曾致力于功名，附贡生。因少时多病，故"间取岐黄书，寻绎往复"，其治学态度极佳，"凡书理有未贯彻者，则昼夜追思，恍然有悟即援笔而识之，历今三十载，殊觉此道精微，思贵专一，不容浅尝者问津；学贵沉潜，不容浮躁者涉猎"。故很多人远道来找他治病、跟他学习，程氏在边行医边学习边教学的过程中，积累了30余年，才著成《医学心悟》5卷。〔程氏晚年入普陀寺修行，正值普陀寺大兴土木，寺僧及工程人员达数千人，其中患外科疾病者颇多，程氏在诊治过程中结合外科旨要，著成《外科十法》。〕

《医学心悟》系程氏积30年行医心得，融会《内经》《难经》及历代名医著作精华编写而成。全书共5卷，卷一载"医中百误歌""经腑论""内伤外感致病十九字""寒热虚实表里阴阳辨""医门八法"等文40余则；卷二论伤寒，分述《伤寒论》六经证治；卷三、卷四为内科杂症及五官诸疾；卷五为妇产科病证。

该书所列各科病证先述病源、症状，然后叙述诊断治疗方法，并附程氏自拟经验方。可谓分类清楚，论述精要，所选方药切实可行。全书内容丰富，贴近临床，是一部理论联系临床的中医启蒙著作，流传甚广，被后世认为是中医入门的重要参考书。

程氏归宗普陀寺后，适逢皇上拨款大修庙宇，参与工程的寺僧及工作人员不下数千人，其中多患外科病症，有患背疽者，有患臁疮、疥癣者，程氏投以膏散，不出半月而收功。因思《医学心悟》未及外科，乃复会聚精神，参悟外科旨要，约为《外科十法》一卷，该书言简意赅，方廉而效，与《医学心悟》合刊而成 6 卷。

《医学心悟》一书很受学医者的珍爱，受到多方好评。陆以湉《冷庐医话》载："程钟龄《医学心悟》，篇幅虽隘，其方颇有佳者，余戚李氏妇，患噎症绝粒，诸药不效，医告技穷，余拈此书得启膈散，令煎汤服之，四剂能纳食，再服四剂痊愈"。江涵暾《笔花医镜》谓："程钟龄《医学心悟》女科一卷，悉从诸大家论说中，斟酌甚善而出之，字字毫发无憾，并无近时《临证指南医案》等纤巧习气，故依治每收实功"。谢利恒称："《医学心悟》一书，议论浅近，条理清晰，可备初学临证之参考，后附外科诸法，尤为经验之作"。曹炳章先生更说："绍兴名医邵兰荪，治病颇有神效，询其所宗何书，则云：杂症时病，惟程氏《医学心悟》，叶氏《临证指南医案》二书而已，嗣查其处方，果无一不本诸于此二书，《医学心悟》之价值，可以概见"。

二、主要学术思想

程氏根据自己 30 年的行医经验，并融会《内经》、《难经》及历代名医精华编写了《医学心悟》一书。书中明确提出八纲辨证、治病"八法"理论，并对《伤寒论》及内、外、妇、五官科疾病做了全面论述。书中论述全面中肯，语言平易简明，治法切于实用，自清代以来，一直是初学者的必读之书。此书首卷阐述 22 篇医学论文，其中"火字解"、"寒热虚实表里阴阳辨"、"医门八法"、"伤寒主治四字论"等代表了程氏的主要学术思想。

（一）八纲辨证论

程氏首次系统归纳总结了八纲辨证，明确提出"病有总要，寒、热、虚、实、表、里、阴、阳，八字而已。病情既不外此，则辨证之法亦不出此"。程氏认为：病之寒热，全在口渴与不渴、渴而消水不消水、饮食喜热与喜冷、烦躁与厥逆、溺之长短赤白、便之溏结、脉之迟数以分之。病之虚实，全在有汗与无汗、胸腹胀痛与否、胀之减与不减、痛之拒按与喜按、病之新久、禀之厚薄、脉之虚实以分之。病之表里，全在发热与潮热、恶寒与恶热、头痛与腹痛、鼻塞与口燥、舌苔之有无、脉之浮沉以分之。至于病之阴阳，所包者广。热者为阳，实者为阳，在表者为阳；寒者为阴，虚者为阴，在里者为阴。寒邪客表，阳中之阴；热邪入里，阴中之阳。寒邪入里，阴中之阴；热邪达表，阳中之阳。而真阴真阳之别，则又不同。假如脉数无力，虚火时炎，口燥唇焦，内热便结，气逆上冲，此真阴不足也；假如脉大无力，四肢倦怠，唇淡口和，肌冷便溏，饮食不化，此真阳不足也。寒热、虚实、表里、阴阳之别，总不外此。

（二）治病"八法"论

程氏首次将中医治法明确归类为八法，指出："论病之原，以内伤外感四字括之。论病之情，则以寒、热、虚、实、表、里、阴、阳八字统之。而论病之方，则以汗、和、下、消、吐、清、温、补八法尽之。"并对八法的基本概念、适用范围、代表方剂及使用禁忌等详细阐述。如汗者，散也，邪在皮毛者，汗而发之；伤寒，其在半表半里者，惟有和之一法；下者，攻也，攻其邪也，病在里，则下之而已；消者，去其壅也，脏腑、经络、肌肉之间，本无物而忽有之，必为消散，乃得其平；吐者，治上焦也，胸次之间，咽喉之地，或有痰食、痈脓，法当吐之；清者，清其热也，脏腑有热则清之；温者，温其中也，脏受寒侵，必须温剂；补者，补其虚也，邪之所凑，其气必虚，精气夺则虚。每法均列出当法不法，不当法而法，当法而妄法，当法不可法而又不可以不法，法之不得其法以误人等不同情形，详加论述。如在论汗法时，汗者，散也。风寒初客于人，此皮毛受病，法当汗之，若适时不汗，或汗不如法，此当汗不汗之过也。如内伤元气不足，又有劳心好色，真阴亏损，或伤食，或寒痰厥逆，湿淫脚气，内痈、外痈，瘀血凝积，或风温、湿温、中暑、自汗等，皆有寒热，与外感风寒似同而实异。若误汗之，变证百出，所谓不当汗而汗者此也。若夫证在外感应汗之例，而其人脐之左右上下或有动气，则不可以汗。有少阴中寒、寸脉弱者、尺脉弱者、诸亡血家、淋家、疮家、伤寒病在少阳、坏病、虚人及女人经水适来者，皆不可汗，若妄汗之，变证百出也。所谓当汗不可汗，而妄汗误人者此也。凡一切阳虚者，皆宜补中发汗；一切阴虚者，皆宜养阴发汗；挟寒者，皆宜温经发汗；伤食者，则宜消导发汗；感重而体实者，汗之宜重；感轻而体虚者，汗之宜轻。汗不出则散之，汗出多则敛之，此敛汗退热法，其谓致病有因，出汗有由，治得其宜，汗自敛之。

（三）伤寒理论发挥

程氏苦读《伤寒论》，对书中内容进行了深入研究后提出"伤寒主治四字"理论。程氏认为"伤寒门，古称三百九十七法、一百一十三方，尚不能尽其变。遂谓仲景《伤寒论》非全书，而予独以四字论括之，何其简也！不思伤寒只此表、里、寒、热四字，由四字而敷为八句，伤寒实无余蕴"。伤寒可以分表寒、里寒、表热、里热；表里皆热、表里皆寒、表寒里热、表热里寒。可以说程氏的这种分法，伤寒无论千变万化都不会逃出这个范围。程氏研读《伤寒论》后对六经辨证进行了发挥。在论述伤寒六经兼证时，对于各经病证，先列主症，阐明大法，后列主治方药，据主症加以辨析，并与其他经中出现的相同症状加以鉴别，使读者读之一目了然，在对比鉴别中掌握六经主症，对伤寒经腑论证分明，先论经证，后论腑证，更包括兼证用药、合病、并病、直中、三阴、两感，分门别类，有主有次，经纬分明。程氏认为"凡看伤寒，以传经、直中四字为纲领。传经者，由太阳传阳明，由阳明传少阳，由少阳传太阴，由太阴传少阴，由少阴传厥阴，此名循经传也。也有越经传者，如寒邪初客太阳，有不传阳明，而径传少阳者。有不传阳明经，而径入阳明腑者。也有由阳明不传少阳，而径入本腑者。也有少阳不传三阴，而径入胃腑者。也有传一二经而止者。也有始终只在一经者。虽所传各各不同，其为传经则一也。夫直中者，谓不由阳经传入，而径中三阴者也。中太阴则病浅，中少阴则病深，中厥阴则愈深矣。此其所当急温也"。

（四）"火"字论

关于火，《内经》有壮火、少火之名，后人则曰天火、人火、君火、相火、龙火、雷火，而丹溪以虚实二字括之。程氏认为，外火：风、寒、暑、湿、燥、火及伤热饮食，贼火也，贼可驱而不可留。内火：七情色欲，劳役耗神，子火也，子可养而不可害。驱贼火有四法。发：风寒壅闭，火邪内郁，宜升发之，升阳散火汤之类是也。清：内热极盛，宜用寒凉，黄连解毒汤之类。攻：火气郁结，大便不通，法当攻下，承气汤之类。制：热气拂郁，清之不去，攻之不可，此真水有亏，不能制火，当滋其肾，地黄汤之类。养子火也有四法。达：肝气郁结，五郁相因，当顺其性而升之，逍遥散之类。滋：虚火上炎，必滋其水，所谓壮水之主，以镇阳光，六味汤之类。温：劳役神疲，元气受伤，阴火乘其土位，补中益气汤之类。引：肾气虚寒，逼其无根失守之火，浮游于上，当以辛热杂于壮水药中，导之下行，所谓导龙入海，引火归元，八味汤之类。程氏以贼火、子火论火之虚实，可谓形象生动，使千古晦义昭然，而于临证用药之时，确有画龙点睛之妙。尤其是程氏在论述中又指出"邪盛正虚之时，而用攻补兼行之法"，使治火之法更加完备。

（五）教育思想

程氏重视教育，正如他在凡例中所言："爰作是书，以教吾徒，而名之曰《医学心悟》"。程氏主张学习内容上医要"博览群言"，自《灵枢》、《素问》、《难经》入手，之后学《伤寒杂病论》，继而学"四子之书"；学习方法上，他要求坚持"沉思力索"；提出"言传者，下学之要"，注意老师的重要性；学医要德才兼备，理论与实践结合。程氏治学，首倡悟性。认为学医之道，心与神务必两者兼之；在治学的方法上，力走深而不浅，全而不偏的治学之路，打破了中医各持某一学说一统天下的旧俗，除了门户之见。

三、临床特点研究

（一）内科杂证的辨治特点

1. 杂证主治四字论　程氏提出"杂证主治四字论"，根据"气、血、痰、郁"证之虚实、轻重、缓急不同，选不同方以治之。气虚用四君辈，气实用香苏、平胃之类；血虚用四物辈，血实用手拈、失笑之类；寻常之痰用二陈辈，顽痰胶固致胜怪证者，用滚痰丸之类；些小之郁用越鞠、逍遥辈，而五郁相混用神佑、承气之类。程氏在朱丹溪、薛立斋论述的基础上，扩充和完善了内科杂证审因论治的原则和治疗方药，可谓曲尽其妙，为后世医家开拓了辨证诊治思维。

2. 辨证特点 关于中风，有中脏、中腑、中血脉之殊。中脏者，辨寒热，寒风，多见脱证，当温补元气，用理中汤加参两余；热风，多见闭证，先用搐鼻散吹之，次用牛黄丸灌之。中腑者，中在表也，桂枝汤之类是也，治法与伤寒传变无异。中血脉者，中在半表半里也，大秦艽汤主之。偏在左，倍用四物汤；偏在右，佐以四君子汤；左右俱病，佐以八珍汤，并虎骨胶丸。

关于咳嗽，程氏认为肺体属金，譬若钟然，钟非叩不鸣。风、寒、暑、湿、燥、火，六淫之邪，自外击之则鸣，劳欲、情志、饮食、炙煿之火，自内攻之则亦鸣。治法则在止嗽散的基础上，随证加减。如外感咳嗽中，感受风寒，用止嗽散加荆芥、防风、苏叶、生姜以散邪。暑气伤肺咳嗽者，加黄连、黄芩、花粉以直折其火。湿气生痰，加半夏、茯苓、桑白皮、生姜、大枣祛其湿。若燥气焚金，加瓜蒌、贝母、知母、柏子仁以润燥等。在内伤咳嗽中，若七情郁结，郁火上冲者，加香附、贝母、柴胡、黑山栀。劳欲伤肾，阴虚不能制火，朝用地黄丸滋肾水，午用止嗽散去荆芥加知母、贝母开火郁。若内伤饮食咳嗽，止嗽散加连翘、山楂、麦芽、莱菔子。

关于喘证，认为外感之喘，多出于肺；内伤之喘，多出于肾。如风寒外客而喘，散之；直中于寒而喘，温之；热邪传里便秘而喘者，攻之；暑热伤气而喘者，清而补之；痰湿壅结而喘者，消之。七情郁火上冲而喘者，疏而达之，加味逍遥散；肾水虚而火上炎致喘者，壮水制之，知柏八味丸；肾阳不足而火上泛者，引火归根，桂附八味丸；脾虚不生肺而喘者，培土生金，五味异功散加桔梗。

关于吐血，程氏认为，暴吐血，以祛瘀为主，而兼之降火；久吐血，以养阴为主，而兼之理脾。祛瘀降火多用四生丸、十灰散、花蕊石散，养阴理脾多用六味汤、四物汤、四君子汤。

关于心痛，程氏认为有九种，气、血、热、寒、饮、食、虚、虫、疰，气痛用沉香降气散，血痛用手拈散，热痛用清中汤，寒痛用姜附汤加肉桂，饮痛用小半夏加茯苓汤，食痛用保和汤，虚痛用归脾汤，虫痛用化虫丸，疰痛用神术散、葱白酒、生姜汤。

关于痿证，丹溪治法，泻南方，补北方。泻南方，则肺金不受邪，补北方，则心火自下降。程氏认为，治痿取阳明，所以祛其湿也。泻南补北，所以清其热。治痿之法，不外补中祛湿、养阴清热而已，方用五痿汤随症加减治脏热，十全大补汤、虎潜丸治气血虚、肝肾虚热。

关于痹证，痹者，痛也，风、寒、湿三气杂至，合而为痹。治行痹者，散风为主，而以除寒祛湿佐之，大抵参以补血之剂；治痛痹者，散寒为主，而以疏风燥湿佐之，大抵参以补火之剂；治着痹者，燥湿为主，而以祛风散寒佐之，大抵参以补脾之剂。通用蠲痹汤加减主之，痛甚者，佐以松枝酒。

关于三消证治，认为渴而多饮为上消，消谷善饥为中消，口渴小水如膏为下消。三消之证，皆燥热结聚也。大法：治上消者，宜润其肺，兼清其胃，使胃火不得伤肺也，二冬汤主之；治中消者，宜清其胃，兼滋其肾，使相火不得攻胃也，生地八物汤主之；治下消者，宜滋其肾，兼补其肺，滋其上源以生水也，地黄汤、生脉散主之。

关于痰饮，程氏认为，大抵痰有燥湿之分，饮有表里之别。湿痰滑而易出，多生于脾。脾实宜消之，二陈汤，甚则滚痰丸；脾虚宜补之，六君子汤。兼寒、兼热随证加药。燥痰涩而难出，多生于肺。肺燥则润之，贝母瓜蒌散；肺受火刑，不能下降，以致真水上泛，则滋其阴，六味丸。饮在表者，干呕、发热而咳，面目、四肢浮肿，香苏、五皮散。饮在里者，或停心下，或伏两腋，或走肠间，用小半夏加茯苓汤。诸如此类，不一而足。

（二）妇科治疗

1. 重视后天之本，多从脾论治 脾胃为后天之本，气血生化之源，脾主运化、主统血。而妇人以血为本，妇人经、带、胎、产、乳无不与气血相关，故治疗上必重后天之本。比如程氏提出了气血的不足或失调是导致月经病的重要原因，如证见经来量少色淡者，为血虚；经来少腹痛而拒按者，为气滞血凝；经后少腹疼痛而喜按者，为气虚血少；经闭而伴吐衄血者，为经气上逆；经闭而伴头昏目涩，心悸，面黄无华者为血海干枯；崩漏量多，淋滴日久，伴神疲气短，为气虚等等。再如，室女经闭"若其人脾气虚弱，不能消化饮食，血无从生，更佐以五味异功散"或八珍汤治疗。程氏认为"脾气壮旺，则饮食之精华生气血而不生带"；反之脾气虚弱生带而不生气血；故选用五味异功散健脾益气利湿治带下。正因为妇科病多由脾气先损，化源不足，故治疗上程氏主张"须令脾胃健旺，后天根本坚固"。

2. 尊古而不拘泥于古人，尤有创新　经病在病因上前人多强调寒热所致，程氏则认为"方书以趱前为热，退后为寒，其理近似，然亦不可尽拘也"。提出了气血的不足或失调亦是导致月经病的重要原因。程氏同时期医家对"经闭"不分室女和妇人，程氏首先提出室女经闭在血海空虚上与妇人相同，但与妇人相比则多了经脉逆转一证。再比如，程氏认同傅青主"带下俱是湿证"的观点，但又提出"以青、黄、赤、白、黑分属五脏，各立药方，其实不必拘泥"。在治疗上主张健脾祛湿，以五味异动散加扁豆、薏米、山药之类为基本方加味，若带下色白，倍用方中薏苡仁；若带下兼赤，加丹参、当归；若带下兼黄，加石斛、荷叶、陈米；若带下兼黑，加杜仲、续断；若脉数有热，加炒黄柏、莲子心；若脉迟厥冷，加黑姜、大枣。程氏在治疗不孕不育时重视男女同治，重视小产，强调预防等在当时来说都属于创新的一面。

3. 用药慎思利害轻重有度　于产后总体用药，程氏主张"不宜轻投凉剂，又不宜过于辛热。产后气血空虚，用凉剂恐生脏寒；然桂、附、干姜气味辛热，若脏腑无寒，何处消受，理应和平调治，方为合法"。因此，他在产后胞衣不下、产后血晕、产后不语、产后发热、产后癫狂、产后心神惊悸、产后汗多变痉、产后身痛、产后腰痛、恶露不绝、产后心腹诸痛、蓐劳、产后喘促、产后乳疾等十四种疾病治疗中用药和平，从不孟浪，化癖不用大黄、蠮虫；行气不用三棱、莪术；祛寒不用肉桂、附子；清热不用石膏、知母，是书足可为证。

4. 注重调护　在"妇人门"专列"临产将护"和"产后将护"两节。临产将护法有四个方面：一是善养。要求孕妇产前要安神少虑，饮食适当，加强休息，使精神饱满；二是择稳。要求产前思想安定，尤其是初产妇，不必惊慌，消除紧张情绪，选择好产位；三是服药。用于初产妇，因其脏气坚固，胞胎紧实，孕至八月时服保产无忧汤二三剂，临产时再服二三剂，以利顺产；四是吉方。指安排产妇床帐及衣物宜选择月空方位，以图吉利。产后将护法亦是四个方面：一是倚坐。指产毕，令产妇闭目稍坐或上床以被褥靠之，常以手从胃脘抹向脐下，以使癖露下行，另在产房内烧漆器及醋炭，以防血晕；二是择食。即产后不宜进膏粱厚味之品，常先进白粥以养胃气，待胃气健旺再与之，以生血化乳汁；三是避风、养神、慎言。要求产后避风寒，不梳头、洗面足，以免招风受湿，宜静卧、少言以养精神；四是服药。即产后以热童便少许饮之或服用生化汤，以防恶露不下和"儿枕痛"。

5. 注重孕期宜忌 程氏十分注重孕期禁忌，提出的禁忌内容有药忌和食忌。食忌内容有：鸡子、糯米、羊肝、鲤鱼、犬肉、兔肉、鳖肉、鸭肉、螃蟹、雀肉、豆酱、野兽肉、生姜、水鸡、鳝鱼、骡肉、马肉等，这些食物大多性热或寒。程氏还将孕期所忌药物编成歌诀"乌头附子与天雄，牛黄巴豆并桃仁，芒硝大黄牡丹桂，牛膝藜芦茅茜根，槐角红花与皂角，三棱莪术薏苡仁，干漆蒿茹瞿麦穗，半夏南星通草同，干姜大蒜马刀豆，延胡常山麝莫闻，此系妇人胎前忌，常须记念在心胸。"但对于药忌内容，程氏认为在孕妇有病时，需用者仍当用之。

此外，程氏书中以《医中百误歌》从医家误、病家误、旁人误、药中误、煎药误等方面说明医误之害，令人深思。《保生四要》从节饮食、慎风寒、惜精神、戒嗔怒等方面强调养生保健。《外科十法》论述内消法、艾灸法、神火照法、刀针砭石法、围药法、开口除脓法、收口法、总论服药法、复论五善七恶救援法、将息法等外科十种疗法，反映作者外病内治、顾护脾胃、调养为贵、善恶预后的外科学术思想与俱丰的外科临床知识与治疗经验。这些均是程钟龄有别他者、独具特色的闪光点。

四、组方用药特色

自仲景之后，随着对疾病的认识深入，历代医家不断搜集、整理、增辑有效方剂，方剂著作层出不穷。程氏采用由博返约、去芜存菁的方法，从浩瀚的方书中，精选有价值的方剂，分门别类，纳入各种病证之下，理法方药，脉因证治，简便易行。每个病证之下，先列历代医家对该病证病因病机的认识及治则治法，后列程氏自己对该病证的认知及理法方药，既选《伤寒论》、《金匮要略方论》等经方，又载《千金要方》、《太平惠民和剂局方》及河间、东垣、丹溪、从正等名著名医的效方，还录入《肘后方》、《世医得效方》等民间验方，且创立新方。如《伤寒论》的麻黄汤、桂枝汤、小柴胡汤、葛根汤、承气汤、白虎汤、四逆汤、五苓散、茵陈蒿汤、真武汤、半夏泻心汤等；《金匮要略方论》的百合地黄汤、栀子汤、金匮肾气丸等；《太平惠民和剂局方》的逍遥散、四君子汤、二陈汤、神术散、藿香正气散等；《素问病机气宜保命集》三化汤、大秦艽汤等；《内外伤辨惑论》的补中益气汤等。据统计，程氏在《医学心悟》中创立的新方有搐鼻散、冰黄散、百部膏、改容丸、柴葛解肌汤、加味甘桔汤、治疫清凉散、治痢散、淡竹叶汤、茵陈术附汤、神术散、茯苓升麻汤、假苏散、程氏萆薢分清饮、程氏蠲痹汤、启膈散、手拈散、泽兰汤、通经丸、五痿汤、补天大造丸、橘核丸、秘精丸、菟丝子丸、生铁落饮、安神定志丸、二冬汤、月华丸、透脓散、消瘰丸、止嗽散、半夏白术天麻汤、贝母瓜蒌散、加味香苏散等多首。无论是精选效方，还是创立新方，都以简约、易行、实用为宗旨。总结程氏组方用药特色如下：

（一）药味少而精

书中所选方药药味精炼而不庞杂，每位药均列剂量、炮制方法，程氏自创之止嗽散、半夏白术天麻汤即是明例。止嗽散由炒桔梗、荆芥、蒸紫菀、蒸百部、蒸白前各二斤、炒甘草十二两、陈皮（水洗去白）一斤等组成，治诸般咳嗽，无论是外感还是内伤咳嗽，均可在此方基础上进行化裁，药味少而精练，药物剂量、炮制方法明确。

（二）药量适中

程氏所选方中药物剂量适中，无大剂量药物的使用，如其自制的治湿痰壅遏所致眩晕的半夏白术天麻汤，由半夏一钱五分，天麻、茯苓、橘红各一钱，白术三钱，甘草五分，生姜一片，大枣二枚组成，药物剂量适中，配伍精当。

（三）用法讲究

每选之方均注明用法及饮食禁忌，如治虚劳久咳不已的团鱼丸，用法为将贝母、知母、前胡、柴胡、杏仁与大团鱼同煮熟，取肉连汁食之。将药渣焙干为末，用鱼骨煮汁一盏，和药为丸，如桐子大。每服二十丸，麦冬汤下，日三服。

（四）注重化裁

程氏注重在主方所治病证的基础上随症化裁。如用柴胡疏肝散治肝气不和所致胁痛，如唇焦口渴，乍痛乍止者，火也，加山栀、黄芩；肝经一条扛起者，食积也，加青皮、麦芽、山楂；痛有定处而不移，日轻夜重者，瘀血也，加归尾、红花、桃仁、牡丹皮。干咳，咳引胁痛者，停饮也，加半夏、茯苓。喜热畏寒，欲得热手按者，寒气也，加肉桂、吴茱萸。

中篇
屡试屡效方

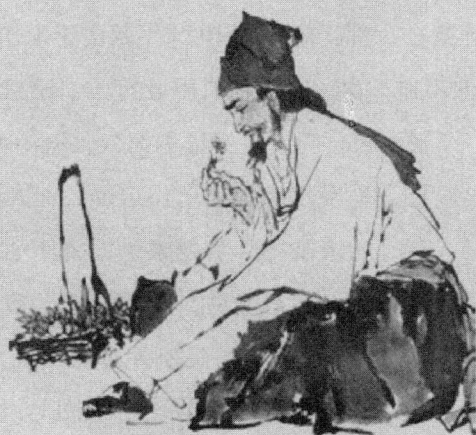

加味归脾汤

【来源】《医学心悟》卷三。

【组成】黄芪一钱五分　人参　白术　茯神　当归　枣仁炒，各一钱 远志去心泡 甘草炙，各七分　丹皮　黑山栀各八分　龙眼肉五枚

【用法】水煎服。

【功效】健脾养心，益气补血，兼清肝热。

【主治】主气血虚弱，心脾郁结。

【方解】本证属于心脾郁结，气血两虚证，故用人参、黄芪、白术、炙甘草益气补脾而鼓动血脉，茯神、远志、酸枣仁、龙眼肉、当归补心养血而宁心安神，丹皮、山栀清热活血。诸药合用，共起补气养血，理气解郁之效。

【验案精选】

（一）胃及十二指肠溃疡

陈某某，男，33岁，干部。病人自1959年起由于工作繁忙，经常发生胃痛。于1961年前大便出血一次，平常伴有呕吐打嗝。最近胃痛时而剧烈，时而隐痛，缠绵不止。经服西药止痛镇痉健胃剂无效，服中药理中、四逆加味，痛反增剧。病人体形瘦长，呈慢性病容，动作迟钝，面色苍黯。心窝部有时剧痛如刺，按之痛缓，有时如饥饿样，嘈杂难堪，粪便如柏油样，并伴有心悸不眠，头晕作痛，怠倦懒言。舌苔淡白，质淡红，尖稍红燥，左脉沉弱无力，右脉大而数，重按乏力。曾经汕头医院钡餐透视诊断为胃十二指肠溃疡。笔者认为本病系由于心血不足，脾阳受伤所致，遂处以加味归脾汤：当归、党参、黄芪各15g，茯神、远志、枣仁、干姜各9g，白术、木香、炙甘草、吴萸各6g，桂圆肉30g。服药后脘痛稍安，仍感饥饿样，心悸跳动，再投以上方

加枳壳6g。以后按照上方加减连服12剂，诸恙基本消失。后注射了鹿茸精注射液2盒，至今未再作痛。[沈兆科.加味归脾汤治疗二例胃溃疡.福建中医药，1964，(6)：37]

(二) 冠心病

陈某某，男，44岁。1972年12月6日入院。代诉：病人发病日久，身肿心悸，食少纳呆，延医无效。今晨忽叫胸闷不舒，心悸气喘，随即汗出昏迷，急令人抬来就医。初诊：病人面色苍白，大汗淋漓，四肢厥冷，全身浮肿，按之凹陷不起，昏迷不醒，脉微欲绝。此为心阳虚衰，阳气暴脱（亡阳）之危候，宜回阳、益气、救脱。急以参附汤（《正体类要方》）救治。处方：人参30g、黑附子60g，水煎频服。

二诊：汗出大减，但仍昏迷，脉弱，再投参附汤一剂治之。

三诊：神志稍清，汗出已止，但仍全身浮肿，心悸气促，不能平卧，面色苍白，形寒肢冷，舌苔淡白，脉细弱。以归脾汤（严用和方）加味治之。处方：黑附子30g，炙潞党参30g，焦白术20g，当归头24g，炙黄芪30g，熟地黄24g，柏子霜20g，炙远志15g，酸枣仁20g，朱茯神24g，莲子肉24g，龙眼肉24g，广木香6g，怀牛膝9g，车前仁6g，炙甘草15g，连服2剂。

四诊：浮肿稍减，小便增长，心悸缓解，但由于气温骤降，不慎感冒风寒，以黄芪建中汤（《金匮要略》方）加减治之。处方：黑附子15g，桂枝9g，杭白芍9g，北黄芪12g，白术9g，云防风9g，白茯苓12g，大腹皮9g，生甘草6g，炮生姜9g，大枣五枚。连服2剂。

五诊：感冒痊愈。继以三诊之加味归脾汤治之，连服5剂。

六诊：浮肿大减，心悸已止，神气稍佳，小便清长，大便正常，但胃纳欠佳。舌苔淡白，脉沉细。于加味归脾汤中加入缩砂仁9g，六神曲9g，连服3剂。

七诊：浮肿全消，食欲转佳，夜寐安宁，舌淡，苔薄黄，脉沉细。用加味归脾汤7剂后，于27日好转出院。[孟友宝，孟端忠.抢救一例心阳虚衰.江苏中医药，1979，(1)：41]

【临证提要】

本方是治疗心脾气血不足的常用方。以心悸失眠，体倦食少，便血崩漏，舌淡，脉细弱为证治要点。临床常用于乙型病毒性肝炎、神经衰弱、顽固性失眠、原发性肾炎尿血、隐匿性肾炎、缺铁性贫血、上消化道出血继发性贫血、再生障碍性贫血、血小板减少性紫癜、甲状腺功能亢进、特发性水肿、冠心病心律失常、心脏神经官能症、崩漏、更年期综合征、视疲劳、皮肤瘙痒症、慢性荨麻疹。

～⌒ 补 阴 丸 ⌒～

【来源】《医学心悟》卷三。

【组成】熟地三两　丹皮　天冬　当归　枸杞子　牛膝　山药　女贞子　茯苓　龟甲　杜仲　续断各一两二钱　人参　黄柏各五钱

【用法】每早淡盐水送下。

【功效】滋肾补肝，强筋壮骨。

【主治】肾气热，腰软无力，骨痿之症。

【方解】本证属于肾气热之骨痿，故重用熟地、龟甲滋阴潜阳，壮水制火，共为君药；当归、天冬、枸杞子、女贞子养阴生津；山药、茯苓、人参补气；黄柏、丹皮苦寒降火，抑阳养阴；牛膝引药下行。诸药合用共奏补肝肾，强筋骨之功。

【验案精选】

骨痿（脊髓蛛网膜炎）

余某某，男，50岁，工人。病人病前即觉下肢无力，继而腰痛，站时下肢抖动，不能控制，进而下肢截瘫，被杭州某某医院诊断为脊髓蛛网膜炎，经治不效回家来院门诊，见其行路之时，行于左而扭于右，行于右而扭于左，询其服过强壮剂如加味金刚丸，亦有以桂枝芍药知母汤、二妙丸作痹证治，配合针灸疗法，均未见效。再观其下肢肌肉趋向萎缩，足膝冰冷，深思良久，认为此证肝肾已亏，下元衰惫，与中医之骨痿相近，选用《医学心悟》之补阴丸意。药用熟地 30g，当归、天冬、麦冬、女贞子、怀牛膝、菟丝饼、川断、石斛、紫河车各 9g，黄柏 12g，丹皮 6g，龟甲 15g。守服 30 余剂，两足已能行走，但足膝冰冷，汗多，遗泄，随证加入龙骨、牡蛎各 20g，水陆二仙丹（芡实、金樱子各 15g），怀山药 9g，熟附子 5g 等，经治 5 个多月已能劳动，尚觉上坡容易下坡难，最后嘱服健步虎潜丸 2 个月（每天 2 次，每次 6g）完全痊愈，后在公司作木工。

按 程钟龄曰："腰痛有风，有寒，有湿，有热……皆标也，肾虚其本也。然肾虚之中又须分辨寒热二证……若脉细数无力，便结溺赤，虚火时炎，此肾气热，髓减骨枯，恐成骨痿，斯为阴虚，须补先天之水，则用六味丸，合补阴丸之类，不可误用热药以灼其阴，治者审之。"《素问·痿论》："肾气热，则腰脊不举，骨枯而髓减，发为骨痿"。《内经》曰：肾主骨，肝主筋。故前医者误作痹证治疗无效。江老认为肝肾已亏，下元衰惫，为骨痿，先以《医学心悟》补阴丸去枸杞、山药、茯苓、杜仲、人参，加菟丝、紫河车补气血、补肝肾、益精髓、坚筋骨，服药月余而能行走。但见足冷、多汗、遗泄未除，再以龙牡、水陆二仙、附子、山药温肾固涩，最后以虎潜丸滋阴清热、补益肝肾、强壮筋骨而收全功。[毛仁涌. 江钟灵医案 4 则. 浙江中医杂志，1998，（8）：363]

【临证提要】

本方是治疗骨痿的常用方剂。临症可加减用于肝肾亏虚的各种病症，若肝肾亏虚日久，可加菟丝子、紫河车；若倦怠懒言、食少纳呆等中气虚症状明显，可加黄芪、白术、炙甘草；若见舌紫暗或有瘀斑者，可加丹参等活血化瘀药物。

∽ 泽兰汤 ∾

【来源】《医学心悟》卷三。

【组成】泽兰二钱　柏子仁　当归　白芍　熟地　牛膝　茺蔚子各一钱五分

【用法】水煎服。

【功效】活血养血，祛瘀安神。

【主治】调经，通血脉，治经闭。

【方解】本证属于血瘀血虚证，故方中用泽兰气味辛香，入肝脾经，活血祛瘀，生肌；当归、白芍、熟地、茺蔚子活血化瘀；牛膝引血下行；柏子仁养血安神。诸药合用共奏活血化瘀，调经通脉之功。

【验案精选】

（一）软组织撞伤

胡某某，女，50岁，1984年8月12初诊。旅行时在火车上被扁担撞击左胸壁乳房下，当时感局部疼痛夜间更甚，不能深呼吸及大声说话，仰卧坐起时需人扶起。在南京某医院检查，口服三七粉及外贴麝香虎骨膏，痛未见减轻。伴轻微咳嗽，食欲减退，精神欠佳。一周后来本院外科就诊，检查左胸壁腋前线6肋骨处有压痛，皮肤无红肿及青紫。X线摄片心肺无异常，排除肋骨骨折。即给予泽兰汤［泽兰叶10g，红花6g，桃仁6g，川断12g，骨碎补12g，乳香10g，没药10g，甘草3g，生地15g、归尾12g，共研细末，用白酒（或醋）调和成糊状］外敷，胸带固定包扎。当夜疼痛大减，睡眠良好。每日换药一次，三日后局部皮肤暗红，觉痒感，压之不痛。换药四次后症状全部消失，恢复工作，随访一年未见复发。

按　以行气活血为主的泽兰汤外敷治疗胸壁软组织撞击伤20例，取得较好的疗效。其法是：将泽兰叶10g，红花6g，桃仁6g，川断12g，骨碎补12g，乳香 10g，没药 10g，甘草 3g，生地 15g，归尾 12g，共研细末，用白酒（或醋）调和成糊状，贴于胸壁患处，用胸带或绷带固定，每日换一次药。如一剂未愈，可取同样剂量二剂或三剂调用，直至症状消失为止。[赵承铮. 泽兰汤治疗胸壁软组织撞击伤. 江西中医药，1987，（2）：27]

（二）脂膜炎

胡某某，男，23 岁，于 1967 年 3 月 1 日就诊。主诉：全身肌肉、关节痛和四肢间歇性发生皮下结节 3 年余。病人于 3 年前经常在潮湿环境下作业，此后渐感到全身肌肉和四肢关节疼痛，尤以两下肢及踝关节为甚；但关节不红肿、不发热，与天气变化亦无明显关系。于同年 7～8 月，四肢发生皮下结节，大如核桃，小如枣核，质硬，与皮肤粘连，不活动，不化脓，数目不定。自觉有僵硬感。每于结节出现前 1 周即感觉全身肌肉、关节疼痛，并伴有头痛、乏力、恶心、纳差等症状；而后即在两上臂屈侧肘关节附近，下肢股、胫外侧出现结节；随着结节的出现，体温可达 39℃ 以上。经对症处理后，体温可下降，上述症状减轻，结节逐渐缩小，持续 2 周左右自行消退，不遗留痕迹。检查：体温 38.6℃，发育正常，营养良好。于两下肢股、胫外侧大约有 4cm×4cm 和 2cm×1.5cm 大小之皮下结节，结节高起皮肤，表面发红，压之略痛。心肺正常。腹平软，肝在肋下 1.5 厘米，质韧，脾未触及。各关节活动自如，无红肿。舌质红，苔白中夹黄，脉滑数。化验：红细胞 $4×10^{12}$/L，血红蛋白 120g/L，白细胞 $8.8×10^9$/L，中性粒细胞 0.70，肝功能正常。于 3 月 4 日取左股部外侧之结节行活体组织检查，病理报告为"脂肪及纤维结缔组织内有较多的组织细胞、单核细胞、浆细胞，并呈灶状浸润，其小血管内膜和外膜均增生，且管壁增厚，管腔变窄，周围胶原纤维呈纤维素样退行性改变"。符合脂膜炎病变。

据以上脉症所见，我们认为本病系内有蕴热，外有风湿所侵袭，以致经络阻隔，痰血凝滞而生。根据唐容川《血证论》："既已成瘀，不论初起、已久，总宜散血，血散瘀祛则寒热、风湿均无遗留之迹点"的记载，治宜祛瘀通络之法，而选此方：泽兰、赤芍、当归、红花、桂枝、青皮、香附、牛膝各9g，炮山甲、地龙、桃仁各6g，三七3g，威灵仙、鸡血藤各15g，丹参18g。水煎二次，去渣取汁，二次分服。

服药6剂后，体温恢复正常，全身肌肉、关节疼痛明显减轻。服完9剂后，舌脉如常，胃纳转佳，精神饱满，结节已趋消散。效不更方，仍守前法，续服21剂，竟收全功。于1967年11月2日至1974年8月6日先后5次追访，病人愈后7年未再复发。

按 本例仅采用了中药治疗而获愈，从治疗中我们初步体会到：本方实属祛邪为主兼及扶正的方法。如方中之泽兰、丹参、赤芍、当归活血养血；山甲、地龙、威灵仙、桂枝、鸡血藤破瘀通络；桃仁、红花、三七祛瘀生新；前人亦认为，一味三七，可代《金匮》之下瘀血汤，而较用下瘀血汤尤为稳妥也。宗"气为血之帅，气行则血行"之意，故加入青皮、香附以行气；牛膝下行引经，以助其血行病散，则瘀结自愈。[王殿祥. 泽兰汤化裁治愈1例脂膜炎. 新医药学杂志，1976，（12）：24]

（三）腰痛

李某，26岁，产后腰痛如刺，转侧不利，日轻夜重，恶露难下，色黑紫，面色晦滞，心烦不宁，舌质深红，脉弦涩有力。处方：当归15g，泽兰15g，川牛膝15g，红花15g，桃仁15g，延胡索15g，寄生15g，防风10g，威灵仙15g，水煎服。仅服4剂腰痛悉已。[李志文. 加味当归泽兰汤治疗产后病举隅. 中医药学报，1987（4）：28]

（四）胁痛

王某，24岁。产后胁痛如刺，活动不便，恶露涩少，色紫暗，头晕心烦，面色不华，舌质红，苔黄燥，脉弦涩有力。处方：当归15g，泽兰15g，延胡索20g，红花15g，桃仁15g，郁金15g，橘络10g，赤芍15g，柴胡10g，水煎服。4剂痛止。[李志文. 加味当归泽兰汤治疗产后病举隅. 中医药学报，1987（4）：28]

（五）恶露不下

王某，26岁。产后恶露涩少难下，色紫暗有块，小腹胀痛，拒按，心烦不宁，面色深红，唇、舌青紫，脉弦涩有力。处方：当归 15g，泽兰 15g，桃仁 15g，红花 15g，延胡索 15g，益母草 15g，川牛膝 15g，水煎服，迭进 4 剂，痊愈。［李志文. 加味当归泽兰汤治疗产后病举隅. 中医药学报，1987（4）：28］

【临证提要】

泽兰汤在古代妇产科多用，但现代临床多用泽兰汤加味治疗妇科、伤科的各种疾病。如治疗软组织挫伤加桃仁、红花、乳香、没药、骨碎补、续断等；治疗痰瘀互结的脂膜炎加桃仁、红花、丹参、三七以增强活血之力，加青皮、香附以增加行气之功，另加穿山甲、地龙、威灵仙、桂枝、鸡血藤破瘀通络；现代妇科应用泽兰汤亦根据临床所见，多有加味。

∽ 当归泽兰汤 ∽

【来源】《医学心悟》卷四。

【组成】 当归　泽兰　白芍_{酒炒}　川芎　大熟地_{九制，各一钱五分}　延胡索_{酒炒}　红花　香附　丹皮_{各五分}　桃仁_{去皮尖及双仁者，炒、研，七粒}

【用法】 水煎，入童便、热酒各半盏，热服。

【功效】 活血养血，清热止痛。

【主治】 瘀血内阻，阴虚内热所致的妇科病、产后病、外伤等症。

【方解】 本证属于瘀血阻络兼阴虚内热证，故方中用当归、泽兰、桃仁、红花活血化瘀，白芍、熟地养血滋阴，香附、川芎行气活血，延胡索通络止痛，丹皮清热凉血活血，川牛膝引药下行，直达病所。诸药合用共奏活血化瘀，清热止痛之功。

【验案精选】

（一）产后呕血

吴某，28 岁。产后恶露涩少，色紫暗，小腹硬痛，拒按，胸脘刺痛，时呕血块，面色紫暗，舌质隐青，脉弦涩有力。处方：当归 15g，泽兰 20g，红花 15g，桃仁 10g，延胡索 15g，赤芍 20g，蒲黄 15g，灵脂 15g，水煎服。2 剂症减，继服 3 剂症除。

按 东垣云："妇人分娩，昏冒瞑目，因阴血暴亡，心神无所余"。本例系气滞血瘀，恶血冲于胃而致，治宜行气破血逐瘀。药用泽兰、红花、桃仁、赤芍破血，延胡索行气，当归养血，蒲黄、灵脂逐瘀。俾恶血得去，神明得安，则诸症悉已。[李志文 . 加味当归泽兰汤治疗产后病举隅 . 中医药学报，1987（4）：28]

（二）产后关节痛

魏某，25 岁。产后关节针刺样疼痛，下肢尤重，日轻夜重，遇寒则甚，得温则减，腰背俯仰不利，面色黯滞，舌质有瘀斑，脉弦。处方：当归 15g，川牛膝 15g，桃仁 10g，红花 10g，桑寄生 15g，桂枝 10g，黄芪 15g，秦艽 15g，防风 10g，水煎服。连服 6 剂后，疼痛遂止。

按 因产后起居不慎，外邪侵于经脉，血行不畅，故见上症。法宜活血通络，扶正祛邪，药用当归、川牛膝、桃仁、红花活血通络，延胡索行气，桂枝温通经络，黄芪培补正气，秦艽、防风散寒祛风，俾血行络通，外邪得去，则疼痛能除。[李志文 . 加味当归泽兰汤治疗产后病举隅 . 中医药学报，1987（4）：28]

（三）产后小便不通

陈某，24 岁。产后小便不利，伴见胸胁胀满，头眩，面色黯滞，舌质隐青，脉弦涩而缓。处方：延胡索 15g，川牛膝 15g，当归 15g，泽兰 10g，赤芍 15g，车前子 15g，茯苓 15g，滑石 30g，甘草 5g，水煎服，日 3 次。连服 5 剂，小便通畅。

按 肝主疏泄，性喜条达，若患怒不解，气机郁滞，则致上症。治宜理气行血，疏肝利尿，药用延胡索疏肝理气，当归、泽兰、赤芍行血，川牛膝引药下行，车前子、茯苓、滑石、甘草通利小便。药证相符，投之辄效。[李志文 . 加味当归泽兰汤治疗产后病举隅 . 中医药学报，1987（4）：28]

（四）胸部外伤

王某某，男，26 岁。1989 年 3 月 6 日初诊。主诉：因 5 天前不慎跌仆，胸部被木料垫伤，引起胸痛、呼吸困难。已外贴麝香镇痛膏和内服跌打丸等未见好转。检查胸部伤处有瘀肿，为瘀血停积皮肤肌肉之间，中医学认为属气瘀互阻证，拟活血散瘀，理气止痛，进泽兰汤〔泽兰叶 16g，当归 16g，赤芍 10g，丹皮 10g，桃仁泥 12g，红花 6g，青木香 6g，三七粉 3g（分吞）〕加穿山甲、柴胡，8 剂痊愈。〔周伯仁．泽兰汤加味内服治疗跌仆伤肿．中国农村医学，1992（2）：27〕

（五）腿部外伤

汤某某，女，35 岁。主诉：左腿被木棍击伤，疼痛，动作困难。检查伤处青紫，肿胀，按痛，击伤部位肌肉丰满，每易导致皮下组织出血而引起瘀血内积，脉络失调。泽兰汤〔泽兰叶 16g，当归 16g，赤芍 10g，丹皮 10g，桃仁泥 12g，红花 6g，青木香 6g，三七粉 3g（分吞）〕加牛膝、木瓜，并用药渣外敷，5 天痊愈。〔周伯仁．泽兰汤加味内服治疗跌仆伤肿．中国农村医学，1992（2）：27〕

【临证提要】

当归泽兰汤治疗跌仆伤肿时，临床可有如下加减：胸闷加桔梗 6g，枳壳 6g；腹胀痛加广木香 6g；头晕加天麻 6g；咳血吐血加白及 10g，茜草根 10g；大便不通加酒大黄 10g；关节受伤加桑枝 16g，秦艽 6g；背部伤加羌活 6g；肋部伤加紫荆皮 6g，地鳖虫 10g；腰部伤加杜仲 10g，川断 6g；上肢伤加桂枝 6g，秦艽 6g；下肢伤加川牛膝 10g，木瓜 10g；心窝受伤加良姜 6g，乳香、没药各 3g。用法：清水和黄酒各半，适量，共煎 3 次，1 日 1 剂，3 次分服。孕妇忌服。据周伯仁的报道：泽兰汤加味内服治疗跌仆伤肿，效果好，无不良反应（除骨折及内脏器官损伤外）。一般跌仆轻证疗程为 3 天，重证为 10 天，治愈或基本治愈。

～∽ 加味香苏散 ∽～

【来源】《医学心悟》卷二。

【组成】紫苏叶一钱五分　陈皮　香附各一钱二分　甘草炙，七分　荆芥　秦艽
防风　蔓荆子各一钱　川芎五分　生姜三片

【用法】上锉一剂，水煎温服，微覆似汗。

【功效】发汗解表，理气活血。

【主治】四时感冒。外感风寒，无论有汗无汗均可。可替代桂枝汤和麻黄汤。

【方解】本证属于风寒外感证，故方中用苏叶、荆芥辛温芳香，发汗解表为君；防风，秦艽、蔓荆子祛风湿，除身痛、头痛为臣；香附、陈皮、川芎理气和血为佐；甘草和中，生姜辛散为使。配合成方，可使外感风寒得散，气血自和，其病自愈。诸药合用共奏发汗解表，理气活血之功。

【验案精选】

产后缺乳

王某某，女，24岁。1992年12月20日初。半月前顺产一子，产后2日，即有乳汁分泌，并且量多而稠。一周前因受凉而感恶寒，鼻塞流涕，咳嗽，胸闷，同时乳汁渐减，不足以哺儿，继而点滴未下，仅靠牛奶喂养婴儿。问其食纳尚可，但大便干燥，恶露量少未尽，舌苔白中部腻，脉浮。遂予益气疏肝，通经下乳方2剂，乳汁仍点滴未下。再详辨其病因，思此由外感所致，风寒闭肺，肺气失宣，乳汁失于宣畅而致乳汁不下，治当宣肺解表通乳，处以《医学心悟》加味香苏散治之。处方：香附、杏仁、桔梗、枳壳、当归、陈皮各12g，川芎、前胡、荆芥、苏叶各10g，通草、炙甘草各6g，生姜3片，大枣6枚。服药2剂，恶寒，咳嗽，鼻塞，流涕等症减轻，大便亦通，

有少量乳汁下，但仍不够喂养。表邪将去，肺气渐通，于上方加王不留行20g，甲珠10g，漏芦30g。继服4剂后，乳汁量多，已不需牛奶喂养。随访半年，乳汁均够喂养。

按 《三因极一病证方论》指出："产妇有二种乳脉不行。有气血盛而壅闭不行者；有血虚气弱，涩而不行者。"可见乳汁缺乏，多因气血虚弱或肝郁气滞所致。本案初起按常法以益气疏肝通乳未效。分析其病因，缺乳由外感所致，并有一派风寒闭肺之证。肺朝百脉，主一身之气，宣发布散全身的气血津液。乳汁为血所化，赖气以行，肺气闭郁，宣降失司，气血壅遏则乳汁不行。故宜宣通肺气法治疗。香苏散中香附配苏叶，既宣肺发表，又行气和血；杏仁、桔梗、枳壳、前胡、荆芥、通草既宣肺止咳，又通行经脉以助下乳，川芎、当归、炙草、大枣行血补气血以助乳汁生化之源；王不留行、甲珠、漏芦通乳力强，在表邪祛后加入使乳汁畅通而获痊愈。[常燕萍.宣通肺气法治产后缺乳.四川中医，1994，（11）：46]

【临证提要】

本方临床加减甚多：若头脑痛甚者，加羌活2.4g、葱白2根；自汗恶风者，加桂枝、白芍各3g；若在春夏之交，恐夹温暑之邪，不便用桂，加白术4.5g；若兼停食，胸膈痞闷，加山楂、麦芽、萝卜子各4.5g；若太阳本证未罢，更兼口渴溺涩者，此为膀胱腑证，加茯苓、木通各4.5g；喘嗽，加桔梗、前胡各4.5g，杏仁7枚；鼻衄或吐血，本方去生姜，加生地、赤芍、丹参、丹皮各4.5g；咽喉肿痛，加桔梗、牛蒡子各4.5g，薄荷1.5g；便秘，加萝卜子、枳壳；若兼四肢厥冷，口鼻气冷，是兼中寒也，加干姜、肉桂之类，虽有表证，其散药只用一二味，不必尽方；若挟暑气，加入知母、黄芩之类；干呕发热而咳，为表有水气，加半夏、茯苓；时行疫疠，加苍术1.2g；梅核气证，喉中如有物，吞不入，吐不出者，加桔梗、苏梗各2.4g；妇人经水适来，加当归、丹参；产后受风寒，加黑姜，当归，其散剂减去大半；若禀质极虚，不任发散者，更用补中兼散之法。

加味清震汤

【来源】《医学心悟》卷三。

【组成】升麻—钱　苍术—钱　青荷叶—个，全用　甘草炙　陈皮各八分　蔓荆子　荆芥各—钱五分　薄荷五分

【用法】水煎服。

【功效】清热燥湿，祛痰升清。

【主治】雷头风等中焦痰火所致诸症。

【方解】本证属于中焦痰火之头风，故方中用苍术燥湿健脾，导浊阴之气下降；升麻、荷叶轻宣通阳，轻扬开窍，引清阳之气上升；陈皮祛痰湿，降逆和胃；蔓荆子入少阳经，散头部风热，治头两侧痛；荆芥发表，祛风，理血；薄荷发散风热，疏肝解郁；炙甘草健脾益气，调和诸药。诸药相合，使脾健肝和，故收效满意。

【验案精选】

（一）脑鸣

纪某，女，23 岁，农民，1989 年 7 月 17 日初诊，自诉 3 个月前遭雨淋后，脑中如雷鸣，不寐。在北京多处医院查脑电图、血压、内耳均未发现异常，久治罔效。余诊脉浮紧，脑鸣，头胀，眩晕，心烦不寐，身热等。诊为湿热内蕴，风寒外束，浊阴不降，清阳不升。法当清营退热、祛风化湿、降浊升清。拟加味清震汤：升麻 9g，苍术 15g，荷叶 15g，连翘 30g，桔梗 12g，天麻 12g，芥穗 12g，豆豉 12g，服药 3 剂。7 月 20 日复诊，诸症瘳仍头晕，续服 3 剂巩固疗效，至 7 月 24 日愈，近访无恙。[侯士林．加味清震汤治疗脑鸣 48 例．湖北中医杂志，1992，14（91）：17]

（二）顽固性咳嗽

一妇人，60 岁，农民。终年咳嗽，痰浊每盈碗而吐。历年数医治疗，总不得改善。偶由人介绍前来求治。叙说：脘腹胀闷，时作恶心，咳嗽，痰多而色白头眩，肢软，纳呆，小便清短，大便常稀，终日沉寐于床。观其形体消瘦，神情困钝，脸色萎黄，四肢软弱，舌质淡胖充口，苔灰而滑，脉濡细。又知其居所倚山傍水，雾多地湿，而乡民早起晚归，田里地头，无不水湿为事。此患者虽见咳嗽、痰多，而根源却在湿浊中阻，中焦不运，清阳不升，痰湿上犯，治当运湿升清，以清震汤化裁。药用：茅苍术 15g，土炒白术 15g，鲜荷梗 1 根，白蔻壳 10g，升麻 10g，白扁豆 15g，泽泻 10g，嘱加姜汁一匙，5 剂。脾胃升降乃脏腑气化功能之枢纽。脾胃运化水湿，又主水湿。湿邪为病，首先干犯的脏腑就是中焦脾胃。脾胃虚弱、水湿不化，则停蓄而为浊，湿邪壅盛，又会阻碍和约束脾胃之运化、中焦之升降。该妇人既有脾胃虚弱，又有湿邪壅盛、阻滞中焦、上犯为患，为满胀、咳吐等症。湿之既成，当化之，而脾胃虚弱，又当健之、运之，浊湿上逆当降之，而中焦清气又当升之、举之。今用茅苍术燥湿运脾，土炒白术健脾化湿，升麻、荷梗气淡升清举阳，举发脾胃清新之气，寓降于升，扁豆、泽泻健脾渗湿、降浊，共助苍白术之功，尚有白蔻壳、姜汁理气醒脾、化湿降浊。诸药合用，使湿得化、脾得健、清得升、浊得降。因湿有难祛之说，故投 5 剂，以观疗效。

二诊、三诊，患者症状逐渐好转。守方出入，调治 20 余天，满胀消，咳吐平，头眩止，胃口大开，精神渐佳，步履轻松。随访 2 年未复发。十数年之宿恙，消遁于便方之中，患者十分高兴。[罗会晏．清震汤变通治湿阻．中医函授通讯，1990，（2）：41]

（三）头痛

1. 风寒挟湿型头痛 卓某某，女，32 岁，工人。于 1974 年 9 月 7 日初诊。患者头痛头晕已数月，受风及气候变化即可发作。始服西药尚可缓解，近日来虽服西药亦不能控制。自述头痛，巅顶及两颞尤甚，头晕伴有颈项拘急感。手按及布裹可减轻，纳差，二便正常。舌淡红，苔白腻，脉弦数略浮。

辨证为风寒挟湿型头痛。处方：升麻9g，苍术9g，荷叶15g，陈皮9g，甘草3g，生姜6g，防风9g，细辛3g，骨碎补9g。两剂而愈。

按 "头为诸阳之会"。风寒湿邪侵袭，循经上犯巅顶，清窍为邪所阻，遏抑清阳之气，其病乃发。寒为阴邪，得温可解。久痛不愈，形体渐虚，湿邪犯脾。证见头痛头晕延绵数月，受冷则发，遇温可缓。畏风，纳差，舌淡，苔白腻，为风寒湿交阻、湿邪犯脾之象。故用清宣升散、燥湿健脾之清震汤加味。证对药验，药到病除。[王卫民．浅谈清震汤的临床应用．人民军医，1975，(11)：67]

2. 气阴虚挟湿型头痛 叶某某，女，38岁，职工。于1974年9月4日初诊。病人头痛、心悸、乏力已年余，近日来头痛加剧，发作频繁。满头闷痛，以前额为甚。伴有头晕目涩，遇劳累及用脑过度后加重发作。纳差少食，疲乏无力，心慌心悸，甚或气急心烦。心肺检查无明显病变，血压正常。症见面色不华，慢性病容。舌淡，苔黄腻，脉沉。辨证为气阴虚挟湿型头痛。处方：苍术9g，升麻9g，荷叶9g，陈皮9g，炙甘草6g，葛根15g，生地15g，白芷9g，川芎9g，黄精9g。服两剂。

1974年9月8日复诊：头痛已减，时有头晕，余症尚存，脉沉，舌淡，苔微黄略干。处方：生地15g，山药12g，女贞子12g，茯苓9g，川芎9g，菟丝子15g，枸杞子12g，菊花15g。三剂，日服一剂，观察两月未见复发。

按 气血不足，阴液亏损，无以上奉于脑，脑失荣养，故症见头痛头晕，劳则更甚。气血不足，形体失养，故面色不华，疲乏无力，动则心慌心悸，舌淡脉沉。投以清震汤加味，头痛头晕有明显好转，复以滋补肝肾的杞菊地黄汤加减，效果显著。[王卫民．浅谈清震汤的临床应用．人民军医，1975，(11)：67]

3. 肝阳头痛 黄某某，男，58岁，干部。于1974年9月11日初诊。病人自述头痛目眩，时发时止，已数年，每遇劳累后及饮酒过量后发作较多。近日发作频繁，疼痛部位不固定，以两颞及枕后居多，严重时有跳动及胀裂感。初服西药可缓解，近日已无效。小便黄赤，大便略干，饮食正常，曾患有"高血压"病史。症见体形健壮，面色红赤，血压150/90mmHg，舌红，苔黄腻，脉弦数。辨证为肝阳头痛。处方：升麻3g，苍术9g，荷叶15g，甘草3g，防风9g，白菊花9g，生地12g，车前子12g，五味子12g。三剂，日服一剂。同时配合西药复方降压片。

1974年9月20日随访：头痛目眩已消失，但血压尚稍高（140/90mmHg）。继服复方降压片以巩固疗效。

按 "诸风掉眩皆属于肝"。头胀痛而目眩，体壮面赤，舌红苔黄，脉弦数，均为肝阳亢盛之象。病人长期嗜酒，内湿久蕴，湿浊化火生痰，更加引动肝火内动，则血压上升。投以清震汤加滋阴泻热之药，病中即止，配合复方降压片稳定血压，则头痛自愈。并嘱咐病人节制饮酒，继服复方降压片以巩固疗效。观察两月未见复发。［王卫民. 浅谈清震汤的临床应用. 人民军医，1975，（11）：67］

4. 脾虚挟湿型头痛 钱某某，女，42岁，职工。于1974年9月13日初诊。病人自述头痛头晕，午后尤甚，已有数月。常伴有胃脘不适胸膈满闷，偶有腹痛肠鸣，大便时干时溏，小便不爽。症见形体消瘦，神乏无力，舌淡，苔白腻，脉沉细。辨证为脾虚挟湿型头痛。处方：升麻9g，苍术9g，荷叶15g，陈皮9g，甘草3g，川芎9g，肉豆蔻9g，木香3g，钩藤9g，骨碎补9g。两剂而愈。

按 脾喜燥恶湿，脾虚不运，水谷不化，痰湿滋生。痰浊上扰，清阳不升，故证见头痛头晕。湿浊不降，则胃脘不适，胸膈满闷，大便时干时溏，小便不利。脾主四肢肌肉，脾失健运，水谷精微不能输布全身，故见形体消瘦，神乏无力。舌淡苔腻，脉沉。投以清宣升散、燥湿健脾之清震汤，加温中燥湿之品，以振脾阳，脾健复运，清阳上升，湿浊下降，则头痛头晕自除，二便正常。［王卫民. 浅谈清震汤的临床应用. 人民军医，1975，（11）：67］

5. 肾虚型头痛 吴某某，女，34岁，工人。1974年9月16日初诊。自述头痛头晕已数月，以右侧尤甚，经常反复发作，伴有耳鸣目眩，腰膝酸软怕冷，小便清长，大便时干时稀，心悸，夜眠多梦。症见面色不华，四肢不温，舌淡少苔，脉沉细。辨证为肾虚型头痛。处方：升麻9g，苍术9g，荷叶15g，陈皮9g，炙甘草6g，白芷9g，葛根9g，生地9g，骨碎补9g。三剂，日服一剂。

1974年9月20日复诊：头痛头晕俱减，余症尚存，舌淡红少苔，脉沉细。处方：熟地12g，山药12g，女贞子12g，茯苓9g，枸杞子9g，炙甘草6g，陈皮9g，薏苡仁9g，钩藤9g。服三剂。

1974年9月24日三诊：诸候再减，偶有轻微头痛，时有恶心。舌淡，苔薄白，脉沉。处方：党参15g，白术9g，茯苓9g，炙甘草6g，陈皮9g，半夏9g，黄精12g，荷叶15g，钩藤9g。三剂。

按 肾藏精，肾精不足则形寒肢冷，腰膝酸软，小便清长，大便时干时稀，舌淡脉沉。初投清震汤加味，头痛头晕俱减。治病必求其本，标候初减，复投滋阴养肝肾之左归饮加味，以治其本。诸候更减，又予六君子汤加味，补气、健脾、养胃、去痰以善其后。［王卫民. 浅谈清震汤的临床应用. 人民军医，1975，（11）：57］

（四）颞动脉炎

某女，53岁，2004年11月10日初诊。突发右颞剧痛、右眼视力下降至失明1月余。1月前出现右颞侧及太阳穴疼痛，搏动性、烧灼感，疼痛剧烈，7天后出现右眼视力下降，直至失明，光感消失，眼底血管造影示：双眼糖尿病视网膜病变（Ⅰ期）并右眼后部缺血性视神经病变。现右颞侧剧痛，连及眼眶，曾用复方樟柳碱注射液、灵光注射液、弥可保、地塞米松等，疗效不明显。糖尿病史10余年，空腹血糖7～8mmol/L，口干，纳眠及二便均可。体力差，胸闷。舌淡红，苔黄腻，脉沉细。右颞动脉搏动消失，触痛明显。血常规、血沉均正常。西医诊断：颞动脉炎。中医诊断：少阳头痛。辨证属湿热夹瘀，阻滞少阳经脉。治当清热化湿，活血通脉。方选清震汤加味，处方：土茯苓90g，升麻15g，荷叶12g，苍术9g，川芎9g，当归18g，天麻15g，浙贝母15g，羚羊粉1g（冲），珍珠粉2g（冲），先煮土茯苓，取其汁代水煎药口服，日1剂。复诊：上药进3剂，右颞部剧痛消失，偶感一丝隐痛，以太阳穴为主，睡眠好转，入睡较迅速，口不干，大便正常。舌红略暗，苔薄黄，脉沉弦细。右颞动脉触痛消失，未扪及搏动。此湿热渐化，而阴亏之象已现，治疗仍当清化湿热、活血通络，兼顾养阴。处方：上方加石斛15g，枸杞15g，煎服法同上。三诊：头痛未作，右眼视力逐渐改善，已能看清对方面孔，并可看到室外较远的树枝。精神好，睡眠佳，大便正常。舌淡红，苔薄白，脉沉弦。右颞动脉无触痛，已能扪及搏动。上方继服12剂。头痛未作，视力明显提高，右眼视物模糊，矫正视力0.4，右颞动脉搏动明显增强。服药18剂后，双眼视物清晰，可看清远处物体，视力基本恢复正常。右颞动脉搏动正常。半年后随访，头痛未再发作，视力正常。

按 颞动脉炎头痛剧烈，可扪及肿胀颞浅动脉，与医籍记载之"雷头风"近似，按经络循行言之，当属少阳头痛。沈金鳌《杂病源流犀烛》曰："更有雷头风者，头痛而成核块，头面肿痛，憎寒壮热……或头中如雷之鸣……宜清震汤。"用升麻、苍术、荷叶各12g，食后服。病虽在少阳，但湿热多源自脾胃受损，运化失司。故治疗虽应疏利少阳经脉，而除湿仍当求之脾胃。拟清震汤加味以清宣升散，除湿化痰，清热解毒。方中升麻味辛微甘，性微寒，归肺、脾、胃、大肠经，功能清热解毒，升举阳气，疏散透达。《名医别录》载之可治"头痛寒热，风肿诸毒"。苍术味辛苦，性温，归脾、胃、肝经，辛香燥烈，苦温燥湿以祛湿浊，辛香健脾以和脾胃。《名医别录》言其"主头痛，消痰水"。荷叶味苦涩，性平，色青气香，其形状如仰盂，其象属震（震仰盂，震为雷），能升助胃中清阳之气上行，配合甘温辛散之药，升发散邪，且能固胃气，使邪不传里。《素问·通评虚实论》曰："头痛耳鸣，九窍不利，肠胃之所生也。"诸药多归脾胃经，燥湿健脾，祛风化痰，通络止痛，善引脾胃清阳之气上升，阳气升则火不郁，头痛自止。重用土茯苓为君药，本品味甘淡，性平，归肝、胃经。长于解毒化湿，善解湿毒、无名毒，可治头风痛、厥头痛。雷头风肿赤是湿热夹毒之表现，治应清解疏利，土茯苓最为对证。现代药理研究亦证实土茯苓有解毒镇痛作用。配合清震汤之清宣疏散为臣，加川芎活血行气、祛风止痛，为治头痛要药，辛散上达巅顶，散邪气，疏经脉，又乃少阳引经之品。以当归活血止痛，《本草纲目》言其："治头痛，心腹诸痛"。天麻乃风药，疏利经络，调理气血，缓急止痛。浙贝母苦泄清热毒，开郁散结。少阳与厥阴为表里，少阳湿热壅滞，肝经气血为之不利，以致痛甚而失明，故用羚羊角粉、珍珠粉冲服以清热解毒、凉肝明目。诸药合用，则湿毒得解，瘀热得化，头痛止而目复明。[黄粤，丁元庆. 颞动脉炎治疗经验. 山东中医杂志，2006，25（1）：33]

（五）小儿痱毒

某男，7岁，患小儿痱毒，初诊，两月前因手挠致感染，头部出现十数个粟子大小的脓疱，流黄色稀薄液体，液体流至颜面、颈部、胸部，渐致溃疡，经某皮肤病研究所治疗无效，后转他医治疗，服用清热解毒之品（银翘散加减）后，头面部痱毒不但不愈，又出现腹泻不止，后改服健脾止泻之薏苡仁、扁豆、山药之类，腹泻明显减轻，但头部痱毒加重，口疮略有好转。舌平，苔薄白，脉细滑。拟以清震汤加味，以升胃阳，和胃气，利湿热。药用：升麻3g，苍术6g，青荷叶一张，滑石15g，防风3g，砂仁3g。水煎一次取250ml，频服。服上方3剂，头面部痱毒明显消退，黄水已止。腹泻，口疮痊愈。前方再进3剂，痱毒全退。[杨守义，张延昌. 清震汤加味治疗头面部疾病的体会. 甘肃中医，1991，4（2）：18]

（六）中耳炎

某女，21岁，患中耳炎，鼓膜穿孔已3年有余，经中西药治疗少效，问之所服中药多系龙胆泻肝汤之类，均为苦寒清胆之品，观其耳部有较多的白色或略见黄色的稀薄脓液流至耳外，甚痒。舌平，苔白黄，脉细弦。证属苦寒伤胃，湿热内蕴，胃阳被遏。治以清湿热，调胃气，升胃阳。方选清震汤加味。升麻6g，苍术18g，清荷叶一张，防风6g，刺蒺藜20g，茵陈20g，葛根10g，白术10g。服上药6剂后，耳内流脓及痒全消。此方继续服用24剂，中耳炎告愈。[杨守义，张延昌. 清震汤加味治疗头面部疾病的体会. 甘肃中医，1991，4（2）：18]

（七）突发性失音（喑哑）

一女歌唱演员，48 岁。因感冒后突然语言障碍，一字不能出，并手示咽部作痒，其他无明显不适（无恶寒，无头痛），病人用文字告曰：明日将去登台演出，甚为着急，请求医治，以解急难。诊其舌平，苔薄白，两脉沉。细辨其证，则为长期歌唱演出，肺胃之气受损，再加外感，邪之内侵，而致突然喑哑。治疗必从肺胃入手，故选用清震汤加麻黄、桔梗等开宣肺气之品。药用：升麻 3g，苍术 10g，清荷叶 1 张，麻黄 6g，杏仁 8g（打），桔梗 10g。上药服 1 剂后，第二天即去登台演出，只是唱高音时略现嘶哑。上方继服 2 剂后，加入藏青果 15g，再服 3 剂，而获痊愈。[杨守义，张延昌．清震汤加味治疗头面部疾病的体会．甘肃中医，1991，4（2）：18]

（八）牙痛

某女，72 岁，患牙痛 3 月，昼轻夜重，经口腔科抗炎治疗无效。诊其舌平，尖略红，苔薄黄。病家牙痛日久，且昼轻夜重。证属胃阳被遏，清气不升，肾阴不足，虚火上炎，以清震汤合滋肾通关丸加味治之。升麻 6g，苍术 12g，清荷叶一张，知母 18g，黄柏 10g，紫油桂 1.5g，细辛 3g，当归 15g。服药 3 剂，夜间牙痛大减，昼日已不痛了。上方加地骨皮 18g，继服 6 剂，以治疗痊愈而告功。[杨守义，张延昌．清震汤加味治疗头面部疾病的体会．甘肃中医，1991，4（2）：18]

（九）过敏性鼻炎（酒渣鼻）

李某，女，24 岁。轻度酒渣鼻，同时患过敏性鼻炎，表现鼻塞不通，流清黄涕。每遇风寒，或闻及异味，则鼻塞流涕加重，并连续打嚏，病程半年。舌质正常，苔薄白，两脉沉。仍投以清震汤加味，以开宣肺胃之气。升麻 6g，苍术 18g，清荷叶一张，苍耳子 30g，白芷 10g，黄芩 6g，麻黄 6g，川芎 6g。服上药 6 剂后，不但鼻塞通，流涕止，而且酒渣鼻也明显减轻。前方再进 6 剂，过敏性鼻炎未再发作，酒渣鼻进一步减轻。后在原方中加赤芍 15g，当归 15g，又服 3 剂，诸症皆愈。[杨守义，张延昌．清震汤加味治疗头面部疾病的体会．甘肃中医，1991，4（2）：18]

【临证提要】

清震汤（升麻汤）原为治雷头风（头痛，头面起疙瘩，或头内如雷鸣，憎寒壮热，状如伤寒）的特效药。现代临床在清震汤基础上加减不仅用于雷头风，还用于中焦痰湿阻滞、头面诸症。如各种头痛、牙痛、中耳炎、过敏性鼻炎、酒渣鼻、颞动脉炎、小儿头面痄毒、喑哑等及胃炎、中焦湿阻证等，本方长于发散中焦湿热或痰火，且可引药达头面部，不失为治疗中焦湿热的又一好方法。

启 膈 散

【来源】《医学心悟》卷三。

【组成】 沙参三钱　丹参三钱　茯苓一钱　川贝母去心，一钱五分　郁金五分　砂仁壳四分　荷叶蒂二个　杵头糠五分

【用法】 水煎服。虚者，加人参。前症若兼虫积，加胡连、芜荑，甚则用河间雄黄散吐之。若兼血积，加桃仁、红花，或另以生韭汁饮之。若兼痰积，加广橘红。若兼食积，加卜子、麦芽。此症有生蛇者，华佗以醋蒜食之，令饱，则吐物而出，真神法也。

【功效】 开郁润燥，化痰活血，清热和胃。

【主治】 通噎膈，为开关之剂，治疗气结津枯之妙方。

【方解】 本证属于气结津枯之证，故方中用丹参、郁金、砂仁壳、杵头糠解郁理气，和胃活血；沙参、川贝母、茯苓养阴生津、化痰散结；荷叶蒂升清降浊。诸药合用共奏开郁润燥，化痰活血，清热健脾之功。该方性味平稳，润而不腻，疏而不峻，用于治疗因肺胃阴伤，痰气交阻胸膈所致的多种病症，常获佳效。

【验案精选】

（一）呃逆

杜某，男，46 岁，农民。1991 年 10 月 11 日初诊。病人于 2 个月前因恼怒引起呃逆不止，不能自制，曾服旋覆代赭汤等药未效。来诊时呃声频作，自述胸胁胀满，有气上冲，胸中窒塞不通，纳食减少，口干咽堵，大便不畅，舌质红苔白，脉弦细。证属郁怒伤肝，肝气挟胃气上逆，肝火灼津，治宜解郁润燥，降逆和胃。方用启膈散加减：郁金、丹参、茯苓、玄参、沙参、枳壳、瓜蒌、威灵仙各 15g，象贝母、荷叶各 10g，砂仁 6g，自备高粱糠（包煎）25g，服药 5 剂，呃逆次数显著减少，继服原方加百合、乌药各 10g，10 剂，呃逆消失，诸症悉平。［周静．启膈散新用举隅．陕西中医 1995，16（1）：36］

（二）呃逆

湛某，男，54 岁，1980 年 10 月 21 日初诊。28 年前因饮酒，进食油腻之品后开始呃逆，时发时止，不伴呕吐、嗳腐吞酸，无腹胀腹痛，后呃逆频繁发作，曾间断就诊于中西医，收效甚微。就诊时呃逆频作，呃声时高时低，胃脘微胀、按之无不适，饮食及二便正常，舌质淡红，舌苔薄白，脉缓。此乃饮食所伤，疏于调治，胃土不润，痰气内结，胃气不降。取启膈散合丁香柿蒂汤意，拟沙参、丹参、茯苓、浙贝母、郁金、柿蒂、白芍药各 10g，砂仁 4g，荷叶 8g，木香 6g，厚朴 7g，稻米 15g。水煎服，日 1 剂。服药 3 剂后呃逆大减，仅偶有发作，无其他不适，续服原方 4 剂后呃逆完全消失。以柴芍六君子汤 5 剂调治，随访 5 年无复发。［刘爱兰，蒋晚清．启膈散加减治疗顽固性呃逆体会．实用中医药杂志，2000，16（9）：38］

（三）呃逆（阵发性膈肌痉挛）

沈某，女，28 岁。1983 年 4 月 5 日诊。劳累后饮过量米酒，夜半咽喉灼热，口舌干燥，速饮凉开水一碗解渴，晨起觉脘腹痞满不适，用手揉摩即发呃呃连声，遂不能自止，必呷冷饮数口方能稍停。确诊为"阵发性膈肌痉挛"。年余四处求治，尚无寸效。刻诊：形体瘦削，呃声频频，咽喉作梗，舌红苔白腻，脉细数。证属肺胃阴伤，痰气冲逆动膈。拟濡养肺胃，化郁平呃法，方用启膈散加柿蒂：沙参、丹参各20g，贝母、茯苓、郁金各10g，砂仁3g，荷叶蒂3个，生谷芽15g，柿蒂7个。服4剂。药后症减过半，继进6剂，呃逆偃息。续以清养肺胃之法再调养月余，病未再发。[黄骏. 启膈散治验四则. 四川中医，1986，（8）：18]

（四）喉痹（慢性咽炎）

黎某，男，38岁。1952年8月3日初诊。嗜好烟酒，常咽干胸闷喜呕。上月因受凉后高热恶寒，咽喉肿痛，咳嗽气急，饮食难下而入院。诊断为慢性咽炎急性发作。西医用抗生素及对症治疗，症状未好转。症见咽喉部及悬雍垂均焮红肿胀，后壁淋巴滤泡及颌下淋巴结也明显肿大，体温39.5℃，咳痰黄浊，舌绛苔黄燥，脉细数。乃系阴虚痰郁，毒邪入里，结聚咽喉。治拟养阴解毒，清化痰郁。处方：启膈散加金银花：沙参、金银花各30g，郁金、丹参、茯苓、贝母、生谷芽（代杵头糠）各15g，荷叶蒂4个，砂仁壳6g，3剂。频频呷饮，两日服完。体温降至38℃，咽喉红肿痛俱减。再服3剂，体温正常，诸症好转，惟感手足烦热，咽干口苦，原方减金银花，加麦冬15g，服4剂，痊愈上班。[黄骏. 启膈散治验四则. 四川中医，1986，（8）：18]

（五）放射性咽喉炎

于某某，女，74岁，因右胸痛9月加重1月于1997年2月10日入院。入院前在当地医院做纤维支气管镜检查及活检，病理诊断（右上肺）小细胞肺癌。入院时症见右上胸痛，咳嗽，查体，右上肺叩诊浊音，右锁骨上淋巴结肿大约4cm×2cm大小。入院后即行放射治疗，范围包括颈部淋巴结，每次剂量为250CGY。放疗8次后胸痛明显减轻，右锁骨上肿大的淋巴结明显缩小。但开始出现咽部干燥、疼痛，吞咽时加重，且感梗噎。随放疗继续进行，症状渐渐加重，咽痛剧烈，吞咽困难。查体：咽部色红绛而干，乳蛾不大，舌质红略绛，苔黄厚，脉弦。辨证属热毒郁结，痰瘀阻滞，阴液亏损。治以清热解毒，凉血活血，化痰散结，养阴润燥。用启膈散加减：沙参30g，丹参、浙贝母、郁金、茯苓、玄参、赤芍、麦冬、桔梗、生地、连翘各15g，甘草、砂仁各5g。每日1剂煎服。服2剂后症状明显减轻，6剂后咽痛消失，吞咽顺利，仅感咽干不适。以后放疗中坚持服用本方，配合完成整个疗程的放疗。[王鹰. 启膈散临床应用三则. 四川中医，2001，19（9）：76]

（六）慢性咽炎

林某，女，28岁。1990年11月5日诊。半年前受凉后咽部干涩疼痛，吞咽时加重，有异物感、痒感而常咳嗽。病后经多家医院诊断为"慢性咽炎"、"阴虚喉痹"，多次反复服中西药、肌注针药、静脉给药治疗未见效。逐渐病人的发怒、思虑、忧郁也要引起病情加重。口干咽燥，时有恶心呕吐。胸前及两膺有闷塞感觉，两侧颈部（相当于胸锁乳突肌）有牵掣感觉。观：愁眉不展，咳，清嗓动作。咽壁各部充血，呈暗红色。咽后壁增生的淋巴滤泡呈颗粒状突起，如蟾蜍背上皮肤，凸出于黏膜表面，部份呈白色，舌质偏红，苔薄黄，脉弦细而滑。辨证：阴虚咽痒，痰气交阻。治以开郁润燥，化痰畅咽。方以启膈散加减：沙参、丹参、玄参各18g，茯苓、郁金、砂仁壳（后下）、麦冬各6g，川贝母9g（冲服），生地12g，迭进10剂痊愈。[黄一双. 启膈散加减治愈慢性咽炎. 四川中医，1991，（8）：47]

（七）胸痹（冠心病）

李某，男，61岁，1998年4月10日初诊。病人有反复心悸、胸闷、心前区隐痛阵作的病史3年多。常因大怒、劳累等因素复发。在我院门诊治疗，多次查心电图揭示：心肌缺血。血脂升高。西医诊断为"冠心病"。2天前因事与人争吵，大怒后出现心前区疼痛、胸闷、心悸。服用心痛定等药物后症状减轻。现症胸部隐胀痛，胸闷，心悸活动后更甚，咽干，吞咽感梗噎不适，进食后嗳气，腹胀，矢气，乏力肢软，精神较差，形体肥胖。舌淡红略紫黯，苔薄白腻，脉细涩。辨证其证属气机郁结，气滞血瘀，痰浊阻痹，气阴两虚。治当行气解郁，活血化瘀，化痰理气，益气养阴。方用启膈散加减：沙参、党参、黄芪各30g，丹参、茯苓、郁金、当归、赤芍、川芎、红花、法夏、枳实、陈皮、麦冬各15g，砂仁10g。每日1剂，水煎服。

服2剂后症状减轻，继服26剂症状消失。以后多次复发，均用本方加减

而取效。[王鹰. 启膈散临床应用三则. 四川中医，2001，19（9）：76]

（八）哮喘

廖某，男，13 岁。1982 年 10 月 19 日诊。五年前，因误食经农药"敌敌畏"处理过的花生米，中毒而致咳嗽。继后每遇秋冬季节宿疾即发。现已复发 1 月，情势日重。X 线胸透："肺纹理粗大"，余无异常。诊断为支气管哮喘。经用西药平喘、解痉、抗感染等处理，只能暂缓一时。刻诊：胸膈烦闷，痰声辘辘，呼吸急促，张口抬肩，坐以代卧，口干唇绀，舌质红苔白燥，脉象沉细。证属阴虚痰阻，燥气外袭。治以养阴润燥，化痰平喘。处方：启膈散加地龙：沙参、丹参、茯苓、生谷芽、地龙各 10g，贝母、郁金各 8g，砂仁壳 3g，荷叶蒂 3 个。3 剂毕，哮喘十减六七，原方继进 5 剂，诸症悉平。开春随访，一冬平安。[黄骏. 启膈散治验四则. 四川中医，1986，（8）：18]

（九）食道癌

熊某某，男，73 岁。起病一月余，初起咽食时食道梗死不顺，引起噫气和疼痛，到各地治疗，效果不显。心烦口干，体质逐渐消瘦，大便结，苔黄脉细数。某医院 X 线报告，意见：中段食道癌（可能索及上段）。立法：润燥解郁，滋阴养胃。方剂：启膈散加减：北沙参 30g、明百合 30g、川贝母 15g、正怀山 30g、赤丹参 15g、川郁金 9g、金石斛 30g、云茯苓 15g、杭麦冬 15g、（另包）旋覆花 9g、代赭石 15g、蛇舌草 30g、半枝莲 15g。服八剂后，自觉症状好转大半，稍有心烦口干，大便已软，食道梗阻大减，每日可进软食和流质，病人心情愉快要求上班。照原法去旋覆花、代赭石加白扁豆 12g、明玉竹 12g。又服八剂，吞咽较舒适，大便不结，原法剂量减半。再服十剂。数年来，间断在我院门诊就诊，病情稳定，至今已八年健康如常。[杜新麟. 启膈散加减治疗食道癌. 四川中医，2（2）：64]

（十）贲门癌术后吻合口狭窄

赵某某，67 岁，1992 年 10 月 9 日初诊。诊断为胃底贲门癌，于 1992 年 5 月 6 日施行贲门癌根治术。手术 1 周后仍吞咽哽噎，只能吃流食，进食稍快则吐。5 月 18 日 X 线钡剂摄片示：食道中段明显狭窄，钡餐通过吻合口最大径约 1.5cm，钡剂通过缓慢，吻合口上部食道扩张时最大径约 6cm，收缩呈线样，残胃及十二指肠球部形态无特殊，卧位时可见反流征象。住院期间曾给予消炎及支持疗法 1 个月，未获疗效。出院回家后，症状仍无明显改善，遂来我院求治。初诊：吞咽阻塞感，呃逆频作，时时嗳气，呕吐痰涎，胸脘痞闷疼痛，伴灼辣感，口燥咽干，大便干结，面色无华，形体消瘦，舌质暗红，苔白腻，脉弦细涩。治以理气开郁，祛痰化瘀，滋阴润燥，扶正祛邪。方用启膈散加减：沙参 15g，茯苓 12g，丹参 15g，川贝 12g，郁金 12g，砂仁壳 6g，荷叶蒂 2 个，杵头糠 30g，生地 15g，当归 12g。3 剂，水煎日两服。同时兼服五汁饮，方中梨汁、荸荠汁、鲜芦根汁、藕汁、甘蔗汁，不拘多少，各等量和匀，凉服日 3 次。

二诊：呃逆、嗳气及呕吐痰涎较前减轻，灼辣感得减，吃流食较顺畅，口燥咽干大减，胸脘痞闷疼痛未减轻，大便微干，舌暗红，苔白腻，脉弦细涩。上方加枳壳 12g，木香 10g，桃仁 20g，红花 10g，连进 10 剂。药后病情缓解，已能进少量的固体食物，咽食物较前通畅，呃逆、嗳气消失，呕吐痰涎已止，口已不干，舌质偏红，苔薄白，脉弦细略涩。继服上方。

三诊：药后病情基本稳定，食物咽下顺利，普食无阻，吞咽阻塞之症全部消失，惟食纳尚差。二诊方加神曲 10g，麦芽 10g，水煎服 10 剂。药后纳食佳，面色转华，体力增强，能进食固体食物，日主食量增至 350～400g。11 月 7 日经本院 X 线摄片复查见原狭窄处增宽，食道中段吻合口扩张时最大口径约 2cm，钡剂通过无阻。遂停药随访年余，一切如常。［班同君. 启膈散治疗贲门癌术后吻合口狭窄 1 例. 1995，36（5）：269］

（十一）贲门失弛缓症

覃某，女，34 岁，1992 年 2 月 20 日初诊。吞咽困难半年余。1991 年 4 月初因工作紧张，心情不畅而不思饮食，未予治疗。至 1991 年 7 月初渐觉吞咽困难，自觉食物入咽后不能下行。每次进餐需很长时间，稍食则嗳气，脘闷，恶心，不时吐出不消化食物及痰涎，口干，大便干结。在市内某医院诊治，经食道镜检查诊断为贲门失弛缓症。经中西药及针灸治疗半年症状无改善。近来因工作紧张，失眠少寐，心情不畅而症状加重。进食甚少，体重下降近 4.5kg。诊见：面色欠华，形体羸弱，舌苔淡黄，舌质红，脉细弦。中医诊断：噎膈（气郁痰阻，郁热伤津）。治宜开郁化痰，清热润燥，降逆启膈为法。方用启膈散（《医学心悟》）加减：沙参 12g，丹参 15g，川贝母 10g，郁金 12g，大黄 6g，荷叶蒂 4 个，枳实 10g，陈皮 8g，蒲公英 15g，炙甘草 10g，砂仁壳 4g，代赭石 15g。每日 1 剂，水煎服，连服 5 剂。另每日加服蜂蜜 10g，忌食生冷瓜果。

二诊：服上药后自觉吞咽困难减轻，进食时间略有缩短，大便正常，但寐仍差，舌苔白，舌质红，脉细弦。药已中病，守方加减：丹参 15g，沙参 12g，砂仁壳 4g，郁金 12g，半夏 10g，川贝母 10g，陈皮 6g，枳实 10g，荷叶蒂 4 个，代赭石 15g，炙甘草 6g，合欢皮 15g，再服 5 剂，每日同服蜂蜜 50g。

三诊：吞咽情况明显改善，嗳气、呕吐已少，纳增，睡眠亦有好转，舌苔薄黄，舌质红，脉细缓。症已好转，舌苔薄黄为热象未清。守方加蒲公英 15g，服法同前。

四诊：吞咽已基本正常，无呕吐，偶嗳气，饮食基本正常，近来面色较润泽，体重增加 1.5kg，精神好，舌苔白，舌质红，脉细缓。病已向愈，但恐久病脾胃功能未复，改投香砂六君汤加减善后。随访半年未复发。[曾令鉴.启膈散治愈贲门失弛缓症一例. 广西中医药，1995，（2）：29]

（十二）贲门失弛缓症

李某某，女，41 岁，农民，1977 年 7 月 2 日初诊。病人平素情怀抑郁。1976 年春，自觉胸部痞闷，胸骨下如物梗死，时有疼痛，牵引两胁。曾用中药疏肝解郁调治半月而好转。同年 12 月底，因和家人口角，致胸骨下梗死感加重，并逐渐出现进干食时下咽不畅，经南通某医院作上消化道吞钡检查：见食道下段逐渐变细变窄（呈萝卜样改变），钡剂通过受阻，狭窄段管壁光滑，黏膜纹尚清，其上段明显扩张，蠕动微弱，有食物滞留，提示贲门失弛缓症。后又在南通地区肿瘤医院作食道造影、食管拉网涂片检查，排除食道肿瘤，诊断同前。一年多来，四处求医，先后服西药普鲁本辛、胃复安、安定、含服硝基甘油等解痉镇静剂和中药四七汤、四磨汤、开胸顺气汤等理气解郁降逆剂，均无效果。近来，胸部窒塞撑胀，嗳气稍舒，胃脘时感饥嘈，进食下咽受阻，进干食尤觉困难，甚至发生食物反流。形体日渐消瘦，大便干结，5～6日一行，舌红无苔，脉弦而数。此乃气郁日久，耗伤阴津，胃失滋润顺降。治宜养阴润燥，柔肝解郁，益胃降逆。方选清代程钟龄《医学心悟》之启膈散加减，处方：北沙参16g，大丹参15g，玄参15g，川贝母9g，杭白芍9g，佛手片9g，全瓜蒌9g，广郁金6g，荷蒂9g，炙甘草9g，代赭石30g（先煎）。7剂，每日1剂，水煎，分早晚两次服。

7月29日复诊：药后胸部窒塞撑胀及胃部饥嘈感减轻，食后反流减少，大便较前爽利，舌红少苔，脉弦细微数。效不更方，原方加开心果9g，炙黄芪18g。14剂。

药后症情继续好转，但究属久病顽疾，取效甚缓，乃改散剂缓图。散剂方：北沙参、紫丹参、玄参、细生地、生白芍、开心果、何首乌各45g，川贝母、佛手片、广郁金、全瓜蒌、绿萼梅、荷蒂、粉甘草各30g，陈皮24g，竹茹36g，沉香15g。上药共研细末，每服10g，日服2次，粳米汤送下。

另外，每天用黄芪30g、猪食管两根放砂锅内，加水2000ml，文火烧煮1小时，取汤分早、中、晚3次温服。服药期间只进流汁、半流汁饮食，忌食辛辣、蔬菜，忌饮酒。连续服药1个月，症情显著减轻。又服药1个月，症状完全消失，体重增加8斤。食道吞钡检查：钡剂通过顺利。观察2年多，未见复发。［张万能. 启膈散加减治愈贲门失弛缓症. 上海中医药杂志，1983，（4）：35］

（十三）胃脘痛

度某，女，32岁。1982年10月16日诊。胃脘胀痛。时作呕恶，口苦厌食，体重日减，历时二年。胃镜检查：胃体、胃窦及幽门黏膜普遍充血，伴胃窦局部糜烂及渗出液，活检证实为慢性浅表性胃炎，病情加重一月。见其形体消瘦，面黯唇赤，脘部隐隐胀痛，时发呕恶，舌体瘦薄干红无苔，脉细数。乃郁热伤阴，胃络失养，痰浊上逆之故。拟养阴开郁止痛、化痰降逆除呕。启膈散加吴茱萸：沙参、丹参、炒谷芽各15g，郁金、茯苓、贝母各10g，吴茱萸6g，砂仁壳3g，荷叶蒂3个。连服9剂。胀痛、呕恶减轻，舌体活润，脉象有力。以原方加山药继服20剂，病体渐康。又以原方配制蜜丸1料，善后调理2月。1983年3月胃镜复查："病变消失"。[黄骏. 启膈散治验四则. 四川中医，1986，（8）：18]

（十四）胃痛

高某，男，39岁，工人。1992年9月27日初诊。病人半年前因酒食过量引起胃痛，开始绵绵阵作，渐至痛无休止。曾做胃镜示贲门口左侧壁有一片状溃疡面，约0.5cm×0.5cm，呈糜烂、充血、水肿。诊断为贲门口炎，服黄连素、氟哌酸、胃复安、胃舒平等药效果不著。来诊时述心下疼痛，有灼热感，进食前后均痛，口干思饮，纳呆食少，大便溏薄，日渐消瘦，疲乏无力，唇红而干，舌质红苔白微腻，脉弦细。证属胃腑气血失调，结热伤津，脾失健运，络脉失养。治宜调理气血，健脾和胃，清热生津。方用启膈散加减：郁金、沙参、乌药、象贝母、白及、枳壳、白术各10g，丹参、乌贼骨、荷叶、茯苓、延胡索、公英、太子参各15g，砂仁、甘草各6g，服药5剂，疼痛显著减轻，继续服药40剂，疼痛消失，纳食如常人，体重增加，3个月后复查胃镜，贲门口溃疡面已愈合，随访半年未复发。[周静. 启膈散新用举隅. 陕西中医1995，16（1）：36]

（十五）梅核气

刘某，女，56岁，退休教师。1993年3月15日初诊。病人1年前生闷气后感觉咽喉堵闷、似有物梗死、吞吐不得，伴胸胁胀痛，失眠多梦，口干口苦，大便干燥，舌质略红少苔，脉弦。证属七情郁结，津少痰阻。治宜润燥化痰，解郁开结，方用启膈散加减：川贝母粉（冲）3g，玄参、丹参、郁金、茯苓、赤芍、威灵仙、酸枣仁各10g，砂仁6g，服药5剂，症状大减，继服5剂，诸症悉除。[周静. 启膈散新用举隅. 陕西中医1995，16（1）：36]

（十六）郁证

张某某，女，45岁，1995年10月16日初诊。病人1周前因家务事争吵，郁怒悲愤后出现心情抑郁不畅，腹胀，嗳气，胁肋胀痛走窜，咽中不适如物阻，吞咽梗噎，纳食不香，舌质红，苔白略腻，脉弦。查肝功正常，B 超检查肝、胆、脾、胰均无异常发现。行胃镜检查，食道未见异常。综观舌、脉、症，辨证属气机郁结，痰气交阻，气血失和。治当利气解郁，化痰活血，佐以清热润燥。方用启膈散加减：沙参 20g，丹参、茯苓、浙贝母、郁金、当归、白芍、柴胡、合欢、香附、川芎、神曲、栀子各 15g，砂仁 10g。每日 1剂，水煎服。服 4 剂后，除有时感轻微的胁肋胀痛、嗳气外，余症均消失。继之以逍遥散加减善其后，症状消失而痊愈。[王鹰. 启膈散临床应用三则.四川中医，2001，19（9）：76]

【临证提要】

启膈散乃清代程国彭《医学心悟》治疗噎膈、顽固性呃逆的首选方。方中丹参、郁金、砂仁壳化痰解郁，理气和胃；沙参、川贝母、茯苓养阴生津，化痰散结；荷叶蒂、柞头糠升清降浊以和胃气。诸药配伍有开郁润燥、化痰通膈的功效。适用于吞咽困难，胸膈痞满或疼痛，呕吐、呃逆、咽燥便难等表现为痰气交阻、津枯气逆的病症。治疗顽固性呃逆时可酌情合丁香柿蒂汤、橘皮竹茹汤等药物，或根据证候酌加柴胡、芍药、青皮、木香、厚朴、紫苏梗、法半夏、吴茱萸、生姜、大枣、石斛等。呃逆停止后可予香砂六君子汤善后。一般以文火水煎法煎药，每日服药 1 剂，分 2 次于饭前服。治疗期间忌食生冷、滋腻及燥热食物。

启膈散善调理气血，又能健脾和胃，还是治疗胃痛的有效方剂，可加减用于阴虚、气虚、血瘀、气滞等多种胃痛。呃逆病人初为湿热壅滞，病久入络，气阴不足而成为虚实挟杂之候，用启膈散加减攻补兼用，升降并行，气血两调，使邪去正安，故而获效；呃逆系多种原因引起胃失和降，有虚实寒热之分。启膈散用于气滞痰结的呃逆，可润燥化痰，开关通络，使郁结之肝气得以疏散、上逆之胃气得以通降，凝滞之燥痰得以润化，脾升胃降，气机疏利，呃逆自平。

启膈散又可用于梅核气，梅核气多由七情郁结、肺胃宣降失常、气滞痰阻所致，多用半夏厚朴汤治疗，而半夏厚朴汤用药多为温燥之品，易伤津耗液，而启膈散加减治疗本病，既可润燥化痰，又能宣通解郁，且无伤津之弊，实为治疗梅核气的良方。

～◇ 治 痢 散 ◇～

【来源】《医学心悟》卷三。

【组成】葛根　苦参酒炒　陈皮　陈松萝茶各一斤　赤芍酒炒　麦芽炒　山楂炒，各十二两

【用法】上为细末。每服四钱，水煎，连药末服下，小儿减半。忌荤腥、面食、煎炒、闭气、发气诸物。本方加川连四两，尤效。

【功效】清热，利湿，导滞。

【主治】专治痢疾初起之时，不论赤白皆效。

【方解】本证属于痢疾初起之证，故方中用葛根升阳解肌，透疹止泻，除烦止渴；苦参清热燥湿；陈皮行气化痰，降气止逆；陈松萝茶消积滞，祛油腻、清火、下气、降痰；赤芍活血养血；炒麦芽、炒山楂健脾消食。诸药合用，共起清热利湿，健脾消食之功效。

【验案精选】

（一）脏寒肠热型痢疾

张某，男，51岁。痢已5日，赤多于白，前投芩芍、白头翁汤等法，痢下不见轻松。今痢下而不后重，里急反见洞泄之象，是脏之寒也；痢下赤白夹有黑秽，此肠之热也。治热以寒，治寒以热，即仿连理汤法温脏清腑：川雅连10g，炮姜炭6g，淡黄芩12g，赤白芍各8g，焦楂曲各15g，银花炭15g，乌梅肉、广陈皮各6g，赤茯苓10g，炒川柏8g。连服5剂，霍然而愈。[单德成. 周玉麟老中医治痢经验举要. 江苏中医，1993，(9)：5]

（二）湿热疫毒型痢疾

夏某，男，8 岁。初诊：湿温邪热化火，劫烁清津，炼液成痰，上蔽心包，神昏谵妄，壮热无汗。盖热不外达，下注大肠，自痢赤白。口干不多饮，唇焦舌绛，苔色灰黄，脉象洪数。勉以救阴泄热、开窍化痰，以冀弋获。处方：鲜生地 25g，原金斛、益元散（包）各 12g，大麦冬、黑山栀、带心连翘各 10g，广郁金、知母、贝母各 6g，陈胆星 5g，九节菖蒲 3g，淡竹叶 9g，银花露 300ml（兑入）。牛黄清心丸 1 粒（化），蔻仁细末 1.5g，用西瓜汁 5 匙、芦根汁 3 匙，和合调服。2 剂。

二诊：药后病已转机，舌上清津已回，昏睡谵语亦解，痢象已疏。但尚壮热无汗，胸脘窒闷，扬手掷足，舌苔灰红。再宗前法进退：鲜生地 25g，川石斛、生薏仁、益元散（包）各 12g、天花粉、带心连翘、黑山栀各 10g，广郁金 9g，佛手片 5g，广橘红 3g，卷心竹叶 9g，白蔻仁 2.5g（打、后下），鲜芦根 16g。服 3 剂后，症状显著减轻。依照原意增损，继服 3 剂，热退、神清、痢止，调理休养数日后，嬉玩如初。[单德成．周玉麟老中医治痢经验举要．江苏中医，1993，（9）：5]

（三）脾肾阴阳俱虚型痢疾

李某，女，37 岁。初诊：患痢匝月，脾胃阴阳皆伤。脾弱不得散津于肺，小便清长；胃阴内涸，口渴频饮，下泄胨腻。入晚发热，神情烦躁，舌尖红，脉细微。吴鞠通治久痢阴阳两伤，有理阴煎、胃关煎及桃花粥等法；《千金方》治久痢，有羊脂煎之通补并用。仿数方之意，双培阴阳，固其滑脱，举其陷气，望能应手乃幸。处方：炙熟地、川石斛、南沙参、炮姜炭、白蜂蜡各 10g，赤石脂 15g，连皮苓 12g，葛根、野於术各 5g，肉豆蔻 3g，春砂仁、五味子各 2g。5 剂。

二诊：肾为胃关，司下焦而窍于二阴，久痢脾肾阳衰，命火蒸化乏力。津不上承，水直下趋，饮一溲一；大便清泄胨腻，里急污衣。前投壮阳固脱之剂，痢下递减，虚热烦躁渐消，舌苔反见白腻。可见前热属假热，寒乃真寒也。再拟益火生土、引火归元，仍以生津扶土佐之。处方：赤石脂 15g，熟附子 6g，炮姜炭 2g，炙熟地、川石斛、南沙参各 10g，连皮苓 12g，补骨脂 4g，怀山药 9g，生、熟谷芽各 6g，野於术 5g，肉豆蔻 2g。服 5 剂后，症状锐减，效不更方，稍作增减，再服 9 剂，诸恙悉蠲。［单德成. 周玉麟老中医治痢经验举要. 江苏中医，1993，(9)：5］

【临证提要】

本方药性平和，加减后可寒可热，可补可泻。如加炮姜炭用于脏寒的泄泻，加黄连用于热性泄泻，加生地、石斛用于津伤者，加茯苓、山药用于气虚者。

～◈ 和 中 丸 ◈～

【来源】《医学心悟》卷三。

【组成】白术陈土炒，四两　扁豆炒，三两　茯苓一两五钱　枳实面炒，二两　陈皮三两　神曲炒黑　麦芽炒　山楂炒　香附姜汁炒，各二两　砂仁一两五钱　半夏姜汁炒，一两　丹参酒蒸，二两　五谷虫酒拌炒焦黄色，三两　荷叶一枚

【用法】煎水迭为丸。每日上午、下午开水下二钱。若寒气盛，加干姜、吴萸、肉桂。若湿热盛，加黄连、连翘。若大便闭结，先用三黄枳术丸下之，随用本方渐磨之。若兼瘀血，加浓朴、赤芍。若脾气虚弱，用六君子汤吞服此丸，或以补中益气汤送下，此医门之秘法，不可不讲。

【功效】健脾益气，消食破积，疏肝理气。

【主治】肝脾不和，脾虚纳呆，食积，脘腹胀满，两胁胀痛，呃逆吞酸，急躁易怒等症。

【方解】本证属于肝脾不和、有食积之证，故方中用白术、白扁豆、茯苓健脾益气；陈皮、半夏理气化痰；枳实、香附、砂仁善理中焦气机枢纽；神曲、麦芽、山楂健脾消食；丹参活血养血，荷叶清热，诸药合用共奏健运中

焦，理气化痰，消食利水之效。

【验案精选】

肝硬化腹水

何某某，男，58 岁，1982 年 9 月 16 日就诊。患者 1979 年患"慢性肝炎"，1981 年在通城县医院检查，腹水征阳性，诊为"肝硬化腹水"，住院三月余，仍腹胀如鼓，连及两胁胀满，食少，精神疲乏，延余诊治。诊见：面色萎黄，腹胀如鼓，腹壁青筋暴露，气急，精神不振，纳少，小便短少，大便时干时溏，舌质淡，苔薄白，脉弦细缓。初投《金鉴》茯苓导水汤加减五剂，效果不显。乃改投和中丸加茅根。处方：神曲 10g、山楂 10g、陈皮 10g、茯苓 30g、白术 18g、丹参 15g、枳壳 10g、扁豆 15g、香附 6g、麦芽 15g、半夏 6g、茅根 30g、砂仁 2g（泡服）。服上方十七剂后，腹胀满减，精神转佳，纳增，仍以和中丸加茅根、山药。七剂后，仍以此方出入共服二十余剂，腹胀全消。现追访一年多来，康健如常。［周继高，余辉．和中丸治疗肝硬化腹水．四川中医，1984，2（5）：48］

【临证提要】

程氏和中丸善治中焦之滞，临床不仅可以用于脾胃虚弱造成的食积腹胀、痰阻中焦，同时兼治肝经，对于肝气不疏造成的腹水亦有疗效。

～❀ 奔 豚 丸 ❀～

【来源】《医学心悟》卷三。

【组成】 川楝子煨去肉，一两　　茯苓　橘核盐酒炒，各一两五钱　肉桂三钱　附子炮　吴茱萸汤泡七次，各五钱　荔枝子煨，八钱　小茴香　木香各七钱

【用法】 熬砂糖为丸。每服二钱，淡盐汤下。若有热者，去附、桂。

【功效】 温肾阳，理气化痰。

【主治】 肾之积，在脐下，发于小腹，上冲心而痛。

【方解】 本证属于肾阳虚衰、兼有痰滞之证，故方中用肉桂、附子、吴茱萸、小茴香温脾肾之阳，木香、荔枝子、川楝子、橘核理气化痰，茯苓健脾益气，利水安神。诸药合用共奏温肾阳，理气之功，用于治疗肾脏寒气上冲所致的奔豚气。

【验案精选】

淋证（泌尿系感染）

黄某某，女，26岁。于1984年7月22日就诊。患者小便频数涩痛20余日，加重1周。其素有泌尿系感染病史。1周来小便频数涩痛，日达20多次，夜间5～6次，小腹有下坠感，小便色黄时红，曾口服中药、呋喃坦啶、肌注青霉素等，效果不明显，遂来我科就诊。症如前述，检查尿常规正常，舌苔薄黄，脉弦细。辨证为湿热蕴结下焦，治以清热利湿为主，方用八正散加减。服药3剂，小便色由黄红转为淡黄，舌苔由淡黄转为薄白。但小便仍频数涩痛不减。又细问病情，患者说下腹不适，遇冷加重，同时觉有气上冲之感。据此，认为证属阳气虚衰，阴寒内盛，厥气上逆。遂改为奔豚丸加减治之。药用：煨川楝子12g，肉桂6g，盐炒茴香10g，茯苓20g，泽泻10g，吴茱萸10g，盐炒橘核15g，煨荔枝核10g，山药15g，乌药10g。3剂，水煎服，日服二次。

服上药后小便次数明显减少，夜尿仅1～2次，不再有气上冲之感。原方继服5剂，小便色、量、次均正常。

按 我们经过多年的临床观察，发现奔豚丸不仅适用于厥气上逆之奔豚证，而且适用于因阴寒内盛，阳气虚衰所致的其他疾病。本案病机为肾阳不足，兼有膀胱湿热。初用八正散加减清利膀胱湿热，湿热虽除，但本虚未固。因肾阳虚衰，阴寒内盛，不能温煦下焦，故使肝气夹寒上逆。改用祛寒降逆，温阳理气的奔豚丸加减遂得痊愈。[高广君，刘丽洁．奔豚丸治愈淋证．中医杂志，1985，（3）：36]

【临证提要】

程氏奔豚丸善温脾肾之阳，不仅适用于厥气上逆之奔豚证，而且适用于因阴寒内盛，阳气虚衰所致的其他疾病。

加味枳术汤

【来源】《医学心悟》卷四。

【组成】白术二钱　枳实　陈皮　麦芽　山楂　茯苓　神曲　连翘各一钱　茵陈　荷叶各一钱五分　泽泻五分

【用法】水煎服。如兼伤酒，加葛根一钱；若便闭，去白术，加卜子、黄芩。

【功效】健脾益气，疏肝和胃。

【主治】脘腹胀满，纳呆呕恶，急躁易怒，或小便黄，或大便秘。

【方解】本证属于肝郁脾虚兼气虚证，故用白术补气健脾，枳实宽中理气，与白术合用理气导滞，健脾消痞，消补兼施。茯苓补中益气，健脾和胃。陈皮、麦芽、山楂、神曲健脾消食，行气活血，寓补于消；连翘、荷叶清热，开宣肺气，茵陈、泽泻祛湿。诸药合用，虚实兼顾，升降相协，共奏健脾理气、和胃止痛之功。

【验案精选】

慢性萎缩性胃炎

某某，男，48岁，1999年3月16日初诊。患者有胃病史10年，经常胃脘疼痛，嗳气胀闷，每因饮食不节或情志不遂而加重，虽经中西药治疗，但病情仍时有发作，为系统治疗而就诊于中医。症见胃脘疼痛，胀闷不舒，嗳气，纳少，时有便溏，倦怠乏力，面色萎黄，形体消瘦，舌淡，苔薄白，脉沉弦。经纤维胃镜和胃黏膜活组织检查诊断为慢性萎缩性胃炎。四诊合参，中医辨证为胃脘痛，系中虚气滞，胃失和降所致。治宜行气解郁，健脾和胃止痛，予加味枳术汤（枳实 15g，白术 20g，党参 15g，茯苓 15g，陈皮 20g，丹参 15g，川楝子 10g，半夏 15g，鸡内金 15g，甘松 15g，白芍 15g，炙甘草 10g）加防风 15g，佛手 15g。服药 10 剂后，胃痛减轻，胀闷缓解，大便正常。原方去防风再进 15 剂，诸症大减，纳食增加，精神明显好转。又守方 15 剂，诸症悉平。为巩固疗效，上方剂成丸剂，继服 3 个月。半年后复查纤维胃镜：慢性浅表性胃炎；胃黏膜活组织检查未见腺体萎缩。[张丽娜，单进有. 加味枳术汤治疗慢性萎缩性胃炎. 牡丹江医学院学报，2002，23（5）：22]

【临证提要】

程氏加味枳术汤善健脾消食化积，通过健运中焦缓解心下痞，同时疏散体内积热，通过疏肝、开宣肺气清除内热。

～❀ 定 痫 丸 ❀～

【来源】《医学心悟》卷四。

【组成】 明天麻一两　川贝母一两　胆南星九制者，五钱　半夏姜汁炒，一两　陈皮洗去白，七钱　茯苓蒸，一两　茯神去木蒸，一两　丹参酒蒸，二两　麦冬去心，二两　石菖蒲石杵碎取粉，五钱　远志去心，甘草水泡，七钱　全蝎去尾、甘草水洗，五钱　僵蚕甘草水洗，去嘴炒，五钱　真琥珀腐煮灯草研，五钱　辰砂细研，水飞，三钱

【用法】 用竹沥一小碗，姜汁一杯，再用甘草四两熬膏，和药为丸，如弹子大，辰砂为衣，每服一丸，照五痫分引下。犬痫，杏仁五枚，煎汤化下。羊痫，薄荷三分，煎汤化下。马痫，麦冬二钱，煎汤化下。牛痫，大枣二枚，煎汤化下。猪痫，黑料豆三钱，煎汤化下。日再服。

【功效】 息风化痰，宁心安神。

【主治】 男、妇、小儿痫证，并皆治之。凡癫狂证，亦有服此药而愈者。

【方解】本证属于风痰扰心证，故用天麻、川贝母、胆南星、姜半夏、陈皮、竹沥、姜汁、石菖蒲、全蝎、僵蚕息风化痰，以茯神、茯苓、甘草、丹参、远志、琥珀、朱砂宁心安神，配合麦冬养阴，诸药相得益彰，协同奏功。其中石菖蒲辛能开泄，芳香燥散，能振发清阳、化湿邪、祛痰浊、开窍醒神；胆南星清化痰浊，息风定惊；天麻平肝阳、息内风、止惊厥；白僵蚕疏散风热，化痰散结，息风解痉；全蝎善搜风邪而止痉；甘草缓和药性，调和诸药。遵"治风先治血，血行风自灭"之医理，选用丹参活血化瘀通络，并能安神宁心。诸药合用共奏息风化痰，宁心安神之功。

【验案精选】

（一）经期痫证

罗某某，女，21岁。病人月经来时抽搐自1980年春初开始，经新化县医院检查诊断为经期痫证。采用苯妥英钠、定痫丸等药物治疗年余罔效，继则采用息风祛痰安神等中药方100余剂又反复无常，乃四处求医得秘方"尿浸蛋"治疗痫证，每月服7个，连服49个又无效，室女月经来潮抽搐已成定例，其母不敢外出，日夜守床护疾。邻里远亲闻此痼疾皆议论纷纷，不敢求婚，患者隐抑，母女同悲，1984年8月12日，其母带女慕名求诊于吾。初诊：月经初潮，先兆头昏，忽然丧神，倒扑于地，痰声辘辘，口吐白沫，手足拘挛，发作停止后又如常人，面红口渴，牙龈肿痛，舌苔黄干，脉象滑数。乃以养血平肝、息风祛痰为治：当归10g、白芍10g、钩藤20g、天竺10g、法夏6g、胆草10g、全蝎4g、地龙10g、生地10g、甘草6g，水煎3次分服。

二诊：1985年1月24日，患者服上方10剂，月经来潮，抽搐停止，惟头稍昏，神清，喉中有痰自能吐出，乃于原方中加龙骨10g、郁金10g、茯苓10g、僵虫6g，水煎服。

三诊：1985年4月2日，头已不昏，口内无痰，惟心烦口渴，乃于原方中加石膏20g，续服6剂，月经正常，痫证停止。一年后追访病证未发，已结婚，次年并举一男。［曾立昆．妇科疑难病案三则．黑龙江中医药，1988，（1）：31］

（二）癫痫

赵某，男，4 岁，1976 年 6 月 5 日就诊。其父代诉：1974 年仲秋某日，患儿忽然倒地，面色苍白，神志不清，两目横视上窜，牙关紧闭，口流涎沫，喉头有声，四肢抽动，约 20 分钟后逐渐苏醒。醒后，神疲乏力，但饮食如常。此后，每隔月余一发。1976 年以来，病情加重，发作频繁。曾经中西医多方治疗，诸药无效。诊时，巧遇其病大作。症见头颈后仰，角弓反张，脉弦滑，舌质淡红，苔薄白。处以加味定痫丸（胆星 10g、浙贝 15g、天麻 15g、钩藤 12g、茯神 10g、九节菖蒲 6g、远志 8g、朱砂 8g、广陈皮 10g、麦冬 12g、琥珀 15g、半夏 10g、蜈蚣 6 条、僵蚕 10g、全蝎 10g、竹茹 10g、白矾 15g、郁金 12g、香附 15g、广香 10g、甘草 8g、蝉蜕 10g。上药共研为极细末，每服 6g，一日三服，竹沥、姜汁各 20ml 兑白开水送下），嘱其归家服用。后得患者信告，自服该方，病未再发。前后用药 6 剂，顽疾告愈。随访九年，未见复发，且智力良好。［杨介宾，褚成炎．羊痫风治验．四川中医，1985，（7）：35］

（三）羊痫风

游某某，男，20 岁。1978 年 3 月来院求治。自诉患"羊痫风"已八年，多因外感发热或情志刺激诱发。发病时面色青紫，牙齿紧叩，口角流涎，手足强硬抽搐。约十分钟后复苏。醒后浑身无力，精神疲惫，不欲饮食。近期病情加重，由原来几月一发，转为月作数次。诊见面色青白，语音低微，舌淡苔白，脉细沉无力，拟加味定痫丸（胆星 10g、浙贝 15g、天麻 15g、钩藤 12g、茯神 10g、九节菖蒲 6g、远志 8g、朱砂 8g、广陈皮 10g、麦冬 12g、琥珀 15g、半夏 10g、蜈蚣 6 条、僵蚕 10g、全蝎 10g、竹茹 10g、白矾 15g、郁金 12g、香附 15g、广香 10g、甘草 8g、蝉蜕 10g。上药共研为极细末，每服 6g，一日三服，竹沥、姜汁各 20ml 兑白开水送下），加人参 15g。服法如前。三剂后，发作减少，症状轻微。五剂后，病未再发。随访至今，安然无恙。［杨介宾，褚成炎．羊痫风治验．四川中医，1985，（7）：35］

（四）癫痫（黎明发作）

某某，女，20岁，1979年3月4日初诊。10余年来反复发作昏厥抽搐，多发于黎明之时，发时突然昏仆，伴有肢体抽搐，口吐白沫，咬破舌肌等症，发后昏睡，醒如常人。多家医院诊断为癫痫，但服苯妥英钠等抗癫痫药不能控制。平素常苦头角昏痛，口干喜饮，纳可，二便正常。舌苔薄，舌质红，脉细弦兼数。病属痫厥无疑，证属风痰内闭，心肝火盛，肝肾阴伤。治以化痰息风，清心平肝，滋养肝肾。处方：钩藤15g，紫贝齿（先煎）30g，蝉蜕5g，僵蚕10g，胆南星5g，生地黄15g，白芍12g，炒黄芩10g，阿胶（烊冲）10g，丹参12g。7剂，常法煎服。另：定痫丸，每次5g，每日2次，口服。

3月16日二诊：药后昏厥抽搐发作减少，仅于3月10日卧时发作一次，自觉心慌，内热，舌苔薄，舌质偏红，脉细滑。药已中的，原意再进，佐清虚火。原方加白薇12g，7剂，继续口服定痫丸，每次5g，每日2次。

其后患者未再来复诊。2000年11月2日，因介绍其他患癫痫病亲友前来求诊，其家属将以前所诊病历带来，转诉服上药后至今20余年癫痫未作。[周仲瑛．癫痫效案二则．环球中医药，2011，4（2）：131]

（五）癫痫（寐中发作）

某某，男，14岁，2008年4月12日初诊。癫痫二年，查见脑电图异常，发无定时，旬前发作频多，曾见日发7次，每次约70~80秒，多作于夜寐之中，抽搐，啼叫有声，咬牙吐沫，近周发作2次，发后精神萎靡，头昏，食纳不馨，大便溏烂，日2~3次，面黄欠华，舌苔淡黄薄腻，质暗，脉细弦滑。风痰内闭，土不栽木，瘀阻清空，治予祛风化痰，培土栽木，化瘀通络。处方：天麻10g，白蒺藜10g，钩藤（后下）15g，炙全蝎5g，广地龙10g，炙僵蚕10g，制南星10g，法半夏10g，炙远志5g，川芎10g，广郁金10g，丹参10g，党参10g，炒白术10g，生黄芪15g，石菖蒲10g。药服两周，癫痫未作，此后守法守方，随症加减，预防复发，服药观察，至今3年。[周仲瑛．癫痫效案二则．环球中医药，2011，4（2）：131]

（六）小儿痫证

胡某，男，3岁。反复无热性抽搐3月余。于1989年12月5日惊叫后突然抽搐，双目上翻，四肢强直抽搐，面肌抽动，口吐泡沫约1分钟左右后缓解入睡。诉每日大发作在3次左右，平时伴有眼睑或前额的小抽动，1～2分钟1次，持续1分钟后缓解。脑电图示重度脑电图异常，诊为癫痫。脉滑弦，舌淡红，苔白腻。证属风痰上扰，蒙闭清窍。治以豁痰息风。处方：天麻20g，石菖蒲、胆南星各10g，全蝎5g，白芍15g，酸枣仁12g，甘草6g。

二诊：服上方20剂后发作次数减少，双眼睑抽动约半小时1次，病情趋稳，遂加参麦注射液，1ml/天，以扶正祛邪。

三诊：服上方30剂后，小发作及双眼抽动停止，如同常人，停用参麦注射液，出院后单服中药。

四诊：服上方3个月后复查脑电图基本正常，停药1年未再复发。[毕道才，张霞，韩金秀．定痫丸加减治疗小儿痫证．湖北中医杂志，2000，22（8）：32]

（七）偏寒型癫痫

梁某某，男，52岁。1980年1月2日初诊。1978年秋后，外出积肥，因连日阴雨，气候寒冷，淋雨冒寒后突然昏仆。肌肤冰凉，四肢抽搐，项强目直，口吐白沫，约十几分钟后缓解，被人送回家中。自觉头晕头痛、骨节酸痛，2天后好转。到神经科作脑电图诊为癫痫。给服苯妥英钠，鲁米那治疗，症状基本稳定。1979年上半年间断性发作6次，十月迄今，发作频繁，前天连发2次。现在症：面容憔悴，神疲气短，畏寒肢冷，食欲不振，舌苔白，质淡润，脉沉细。辨证：素体虚弱，复感寒邪，伤及脾阳，健运失职，故痰从中生，阻塞经络，内扰神明，以致引动肝风。治则：温阳健脾，化痰止痉。处方：定痫汤加减。制附子5g，干姜5g，黄芪30g，党参20g，白术15g，嫩勾藤16g，天麻12g，陈皮15g，半夏10g，云苓15g，僵蚕12g，石菖蒲12g，全虫6g，郁金12g，胆星12g，石决明20g，甘草6g，6剂，水煎服。

2月5日复诊：服上药后，两周未犯，畏寒消失，四肢转温，食欲好转，精神佳。效不更方，照原方继服 10 剂再诊。

2 月 26 日三诊：药后未犯病，患者要求服中成药。改用涤痰宣窍散（朱砂 15g，琥珀 15g，郁金 20g，石菖蒲 20g，白矾 30g，蜈蚣 5 条，全虫 10g，僵蚕 15g，上药共为细面备用），每日 3 次，每次 5g。

3 月 14 日四诊：服散剂 10 天后，诸症皆除，为巩固疗效，继服散剂月余。1980 年底随访，未再发。[和贵章，刘秉昭．和协华老中医治癫痫经验．中原医刊，1982（5）：233]

（八）偏热型癫痫

张某某，女，11 岁，1976 年 5 月 31 日初诊。癫痫 2 年余，1975 年 2 月作脑电图呈棘——慢波癫痫样改变。服抗痫药能控制发作，但药停即复发。前天又突然发作，昏仆倒地，抽搐吐涎，两目上视，约半小时后苏醒。现在症：头痛身热烦躁，口干喜饮，大便干，尿黄，舌质红有朱点，苔黄、脉弦数。辨证：风阳暴盛，痰热上扰，心神被蒙，引动肝风。治则：清火化痰，平肝息风。处方：宗定痫汤方意化裁。嫩双钩 9g，天麻 9g，黄芪 9g，焦栀子 10g，生大黄 5g，郁金 6g，麦冬 10g，胆星 5g，甘草 3g，天竺黄 6g，6 剂，水煎服。

6 月 17 日复诊：服上药后，头痛身热减轻，口干便燥好转，昏仆抽搐未再复发。脉、舌大致同前，按原方继服 3 剂，嘱服汤药毕，另服涤痰宣窍散（朱砂 15g，琥珀 15g，郁金 20g，石菖蒲 20g，白矾 30g，蜈蚣 5 条，全虫 10g，僵蚕 15g，上药共为细面备用），每日 3 次，每服 1g。共服一周。

7 月 24 日三诊：服上药以后，诸症消失，仍按涤痰宣窍散方配三料，服 3 个多月，随访 4 年未犯。[和贵章，刘秉昭．和协华老中医治癫痫经验．中原医刊，1982（5）：233]

（九）虚证型癫痫

李某某，女，14 岁。1979 年 12 月 10 日初诊。因惊吓发癫痫 2 年余，1978 年 1 月至今发作频繁，作脑电图呈平顶波癫痫样改变。8 日下午突然心悸、头晕、目瞪、手搐、腿颤、项强、呼之不应，二三分钟后渐渐苏醒。现在症：触事易惊、心悸眩晕，面色㿠白，苔白、微腻、质稍淡，脉律不齐。辨证：惊则心胆俱伤，气机逆乱，津气结聚成痰，蒙闭清窍，而发惊痫。治则：镇惊养心，息风降痰定痫。处方：定痫汤加减。嫩双钩15g，天麻10g，川贝9g，党参9g，黄芪9g，柏子仁10g，茯苓10g，麦冬10g，半夏10g，菖蒲10g，胆星10g，远志10g，磁石10g，龙齿10g，6剂。水煎服。又给涤痰宣窍散（朱砂15g，琥珀15g，郁金20g，石菖蒲20g，白矾30g，蜈蚣5条，全虫10g，僵蚕15g，上药共为细面备用）一料，一日3次，每次2g。

12月24日复诊：用药后1天小发作一次，近来未发，停服汤药，再用涤痰宣窍散加磁石30g，按上法服3料。1980年底随访未再复发。[和贵章，刘秉昭．和协华老中医治癫痫经验．中原医刊，1982（5）：233]

（十）实证型癫痫

张某某，男，10岁，1978年10月6日初诊。癫痫小发作年余，初则突发头摇、面部抽动，短暂即止。继而逐渐加重，10月4日大发作，手足抽搐，目直项强，呕哕馈饭，倒地无知，喉中痰鸣，四五分钟症状缓解。现在症：腹胀满，食欲不振，舌苔微黄腻，质红，脉象弦滑。辨证：食积内停，湿痰壅塞清窍。治则：消食导滞，豁痰开窍。处方：定痫汤加减。嫩双钩9g，天麻9g，陈皮6g，半夏12g，甘草6g，山楂肉15g，枳实12g，全虫4.5g，僵蚕6g，石菖蒲9g，胆星6g，石决明15g，焦三仙各10g，9剂，水煎服。

1979年4月复诊。1978年10月服药9剂后情况很好，一直未发病。今年1月初，突然3天内发作8次，患儿腹部发热作胀，有时呕哕黏条，不思饮食，察舌苔黄厚、质红、有朱点，脉沉实。仍服原方加厚朴12g，槟榔10g，共9剂，并配涤痰宣窍散（朱砂15g，琥珀15g，郁金20g，石菖蒲20g，白矾30g，蜈蚣5条，全虫10g，僵蚕15g，上药共为细面备用）四料，随访一年未再发。[和贵章，刘秉昭．和协华老中医治癫痫经验．中原医刊，1982（5）：233]

（十一）虚实夹杂型癫痫

荆某某，女，27岁，1980年4月2日初诊。患痫12年，加重3年。开始时，每年二三发，曾作脑电图呈癫痫样放电。近几年发作次数频增，每发病时常不自觉尿裤。现气逆打嗳，脘腹痞满，纳差，面萎黄，精神痴呆，舌淡、苔白厚，脉弦无力。辨证：气滞肝郁，脾肾双亏，痰浊上扰所致。治则：疏肝解郁，益脾补肾，豁痰通窍。处方：定痫汤加减。香附 20g，木香 20g，郁金 12g，炒山药 30g，焦白术 10g，益智仁 15g，嫩双钩 15g，天麻 12g，石决明 20g，当归 15g，炒白芍 20g，胆星 10g，菖蒲 12g，全虫 6g，陈皮 15g，半夏 15g，云苓 15g，僵蚕 15g，8 剂，水煎服。

4月9日复诊：服上药后发病 2 次。按上方去石决明、胆星、广木香，加党参 20g，黄芪 30g，槟榔 15g，枳实 20g，益气健脾。

4月23日三诊：上药服 9 剂后，未再犯病，腹满等诸症亦减，继服上方3 剂。

4月26日四诊：又服 3 剂，打嗝嗳气已止，食欲明显好转，前天月经来潮，小腹隐痛，余无不适，宗上方再服 3 剂。

4月29日五诊：又服药 3 剂后，精神舒适，头晕止，身觉轻快，能坐下做针线活。带涤痰宣窍散（朱砂 15g，琥珀 15g，郁金 20g，石菖蒲 20g，白矾 30g，蜈蚣 5 条，全虫 10g，僵蚕 15g，上药共为细面备用）四料返回。每日早晚各服 4～5g，共服散药 3 月。信访年余未发。［和贵章，刘秉昭．和协华老中医治癫痫经验．中原医刊，1982（5）：233］

【临证提要】

痫病虽因精神、饮食、先天等因素造成脏腑功能失调，阴阳紊乱，阳升风动，痰阻清窍而成，但总应责之风痰作祟。因此，其治疗以治痰为主。程氏定痫丸方用当归、白芍、生地养血凉血；钩藤、胆草、地龙平肝息风镇痉，天麻、法夏、全蝎豁痰开窍安神，甘草调和诸药，使血热祛，肝风熄，痰自消，病自愈。本方实为定痫丸合白金丸（白矾、郁金）加味而成。

～∾ 虎 潜 丸 ∾～

【来源】《医学心悟》卷三。

【组成】龟甲四两　杜仲　熟地各三两　黄柏炒褐色　知母各五钱　牛膝　白芍药　虎骨酒炙酥　当归各二两　陈皮四钱　干姜二钱

【用法】为末，酒糊丸。每服二钱，淡盐水下。加人参一两，尤妙。

【功效】养血荣筋，强筋壮骨。

【主治】肝肾不足，阴虚内热之痿证。腰膝酸软，筋骨痿弱，腿足消瘦，步履乏力，或眩晕，耳鸣，遗精，遗尿，舌红少苔，脉细弱。

【方解】本证属于肝肾不足，阴虚内热之痿证，故方中用熟地、龟甲、黄柏、知母滋补肝肾之阴，起清降虚火之功，用于肝肾阴虚火旺证；虎骨、白芍、干姜、陈皮补血养肝之力较佳，并有很好的强筋壮骨作用，且补而不滞；牛膝引药下行，诸药合用共奏养血荣筋，强筋壮骨之功，本方为治痿证的常用方。

【验案精选】

（一）肌无力

王某，男，41岁，农民。初诊于1977年5月，素体羸瘦，挑煤月余，生活不济，饮水充饥，渐至乏力，仍坚持下重体力，直至双腿不能行走，到县医院检查，无任何病理指征，住院三个月无效。延余诊治，双腿不能站立，不痛不痒、不麻木，知觉正常，肌肉与未病前无异，舌红无苔，脉细无力。诊断为"肌无力"，拟虎潜丸加味三剂。

二诊，症状如前，舌红少苔，脉细缓，用虎潜丸原方加枸杞子、当归、牛膝、山药。

三诊，足能履地，挂拐能慢步，药已对症，上方加减调理半年余，已康

复，随访 30 余年无复发。［朱平东，刘小春．虎潜丸临床新用．光明中医，2014，29（9）：1991］

（二）肌萎缩

张某，男，30 岁，农民，2010 年 8 月初诊。唯足小腿、大腿肌瘦削，膝关节无力、冷厥，站立时不能屈，屈则不能站立，饮食不佳。舌光无苔，脉细缓无力。自述：父母系近亲结婚，兄姐皆为"肌萎缩"，不能行走、全身消瘦、智力低下。患者本人 26 岁发病，足乏力、消瘦、平素饮食味重，在北京、深圳等地求医，诊断为"肌萎缩"进行性加重。证属肝肾脾阴阳俱虚，阳虚偏重，拟虎潜丸去黄柏，加山药、白蔹、鸡矢藤，10 剂。

二诊：饮食增加，舌有薄苔，脉细缓，药对症；仍用前方加紫河车、五味子、菟丝子、鹿角，该方加减治疗一年，腿肌肉丰满，强劲有力，体重由治疗前45kg，到治疗后63kg，恢复正常，随访 3 年未复发。［朱平东，刘小春．虎潜丸临床新用．光明中医，2014，29（9）：1991］

（三）强直性脊柱炎

潘某，女，26 岁，干部，2011 年 4 月 5 日初诊。在县医院剖宫产，两日后突然腰痛，痛如刀割，日夜呻吟，活动受限，动则晕厥，经检查为"强直性脊柱炎"，治疗无效，转西南医院治疗半月无效，劝导出院。延吾诊治，患者半躺卧，不能动，动则痛剧、呈持续性，双下肢知觉不敏感，脊柱关节僵直，饮食少量流食，舌淡苔薄，脉弦浮。用中西结合治疗，静脉滴注：头孢呋辛钠、赖氨匹林、奥美拉唑；口服西药：吲哚美辛、雷公藤多甙片、西咪替丁胶囊；方用蠲痹汤煎服，虎潜丸晚吞服，穴位注射"消风液"，连续治疗 10 天，疼痛减轻，能起床下地，扶墙行走，改用蠲痹汤煎服，虎潜丸晚吞服，治疗 8 个月，随访 3 年无复发。［朱平东，刘小春．虎潜丸临床新用．光明中医，2014，29（9）：1991］

（四）脊髓内出血性痿证

袁某某，男，56 岁。于 1987 年 1 月 5 日住院。两小时前，骑自行车时突感双下肢麻木，行走不知深浅，欲扑，腰背部有触电感，急诊住院。查一般状况尚好，第四胸椎以下呈传导束型感觉障碍，双下肢腱反射亢进，巴宾斯基征（+），哈医大脑脊液报告：外观无色透明，蛋白（+），红细胞 300 个／mm³，白细胞（-），糖 30mg 以上，确诊为脊髓内出血，内科按脊髓内出血治疗。

1987 年 12 月 2 日中医诊断：面色萎黄，口苦，双下肢麻木，足不任身，脉洪，舌苔黄厚。为肝肾亏损，湿热浸淫之痿证。治则：滋阴清火，祛湿健脾，强筋壮骨。处方：黄柏 30g，熟地 25g，知母、龟甲、牛膝、炒杜仲、川断、菟丝子各 15g，锁阳、白芍、当归各 20g，虎骨、白术、陈皮、炙甘草各 10g。服药 6 剂后，自述麻木由胸乳下降到膝部，双下肢麻木已退，胸椎 4～6 感觉障碍平面下降到膝关节以下，能自主伸屈膝关节，搀扶可立行，舌紫。此因内有血瘀。上方加丹参、鸡血藤、红花，以活血化瘀。服散剂两个月余，稍加搀扶即能行走，感觉障碍平面由膝下降到踝关节，双膝痛甚，双足底麻木。加木瓜益肝肾舒筋脉，加天麻祛风活络，加干姜温中。服药 12 剂后，膝痛消失，拄单拐能独立行走。于 1988 年 8 月 25 日出院，双下肢肌力恢复正常，双足底浅感觉减退。随访五个月，离拐能上下楼、上街。［郭希岩，孙丽．虎潜丸加减治疗脊髓内出血性痿证．四川中医，1989，（7）：37］

（五）格林巴利综合征

某女，38 岁。因双下肢乏力 3 个月就诊，曾住院治疗，经脑脊液、脊髓 MRI 等检查诊断为格林巴利综合征，予以激素、丙种球蛋白、神经生长因子等治疗后病情稳定，但双下肢行走不利，足背不能屈伸，全身易出汗，腹中肠鸣，舌红苔薄。辨证为肝肾阴虚。方用虎潜丸加减，药物组成：牛膝 15g，熟地黄 15g，山茱萸 12g，肉苁蓉 12g，狗骨 30g，锁阳 12g，木瓜 15g，龟甲 15g，地龙 10g，杜仲 12g，豨莶草 30g，槲寄生 12g，续断 12g，当归 12g，鹿角霜 9g，知母 12g，伸筋草 15g。水煎服，日 1 剂，7 剂。

二诊时患者乏力好转，失眠易惊，足背稍能曲，舌淡苔薄脉弦，去续断、伸筋草，加乌药 6g，夜交藤 30g，炒酸枣仁 30g，服药 2 个月症状明显好转，足能背屈，出汗明显减少，激素逐渐减量至停药。［张丽萍，黄晓明．虎潜丸治疗神经系统疾病四则．山东中医杂志，2012，31（1）：68］

（六）运动神经元病

某某，女，54岁。诊断为运动神经元病肌萎缩侧索硬化1年余，症见言语含糊，四肢抽动，肢体乏力，肌肉萎缩，吞咽尚可，饮水呛咳，舌肌萎缩、纤颤，大小鱼际肌萎缩明显，舌红苔薄，脉弦。方用虎潜丸加减，药物组成：知母12g，黄柏12g，熟地黄15g，砂仁（后下）6g，狗骨30g，锁阳12g，肉苁蓉12g，石菖蒲15g，陈皮9g，附子6g，干姜6g，石斛12g，厚朴12g，山茱萸12g，全蝎6g，乌梢蛇12g，木瓜12g，桂枝6g，淫羊藿15g。水煎服，7剂。药后四肢抽动好转，饮水仍呛咳，舌肌萎缩、纤颤，上方去木瓜，加制天南星12g，加强化痰之功，服药3个月，症状稳定。[张丽萍，黄晓明．虎潜丸治疗神经系统疾病四则．山东中医杂志，2012，31（1）：68]

（七）帕金森病

某某，女，83岁，走路不稳1年余。四肢震颤，尿失禁，走路前冲，四肢僵直，双上肢、口周抖动明显，舌红苔薄，脉弦细。拟滋补肝肾、舒筋活络之法。方用虎潜丸加减，药物组成：生地黄、熟地黄各15g，知母15g，黄柏12g，龟甲12g，石斛12g，山茱萸12g，生白芍30g，狗骨30g，锁阳12g，肉苁蓉15g，陈皮9g，当归12g，女贞子15g，木瓜15g，川牛膝15g，瓜蒌15g，生何首乌15g，火麻仁30g。随症加减，长期治疗，诸症好转。[张丽萍，黄晓明．虎潜丸治疗神经系统疾病四则．山东中医杂志，2012，31（1）：68]

（八）中风后遗症

某某，男，62岁。4周前突然出现动作不协调，写字、夹菜困难，走路歪斜、不稳。检查：四肢肌力对称，右指鼻试验（+），闭目直立差，直线行走不能。头颅CT示：小脑梗死。经治疗后，仍有动作不灵活、走路歪斜，舌偏红苔薄，脉弦细。治拟滋补肝肾，息风通络。方用虎潜丸加减，药物组成：狗骨30g，知母12g，黄柏12g，生地黄15g，熟地黄15g，白芍20g，陈皮6g，龟甲15g，决明子30g，紫贝齿30g，怀牛膝12g，生牡蛎30g，天麻9g，钩藤9g（后下），蒺藜15g，全蝎6g。水煎服，日1剂。7剂后症状改善，诉便干困难，舌脉如前，前方再进14剂，诸症好转。[张丽萍，黄晓明．虎潜丸治

疗神经系统疾病四则. 山东中医杂志，2012，31（1）：68]

【临证提要】

临床医生所说虎潜丸多指《丹溪心法》中的虎潜丸，其方由黄柏、龟甲、知母、熟地黄、陈皮、白芍、锁阳、虎骨、干姜9味药物组成。程氏虎潜丸较丹溪加了杜仲、牛膝、当归三味药，减去锁阳，增强了养血活血、引血下行之力，减轻了方子的热性，更加突出了滋阴降火、强筋健骨之法，因此是治疗"肝肾阴虚，筋骨痿弱"的常用方，可用于不同病种、性别、年龄、致病原因所致的痿证。

临床常虎潜丸和蠲痹汤配合使用，以达祛风除湿，理气活血之效，且温而不燥，通而不伤。另外，痿证多迁延日久，有的患者病程长达30余年，临床辨证施治正确后要注意守方，这样才能收到良效。

～✦～ 加味八珍汤 ～✦～

【来源】《医学心悟》卷四。

【组成】 人参八分虚者一钱二分，俗见不用人参，恐胎气上逆也，不知当归数倍于人参，则不能上逆，只可助药力下行耳，且用之浆水已行时，尤为稳当　白术陈土炒，一钱　茯苓八分　当归五钱　炙甘草三分　川芎一钱五分　白芍酒炒，一钱　大熟地一钱五分　明乳香五分　丹参酒炒，三钱　益母草二钱。

【用法】 水煎服。冬月天寒，加黑姜五分。服药而呕，加生姜二片，砂仁五分。

【功效】 补养气血，保产顺生。

【主治】 临产误自惊惶，用力太早，致浆水去多，干涩难生者。

【方解】 本证属于气血两虚证，故用人参、熟地相配，益气养血，共为君；白术、茯苓健脾渗湿，当归、白芍养血和营，均为臣；佐以川芎活血行气，使之补而不滞。炙甘草益气和中，调和诸药，为使。诸药合用，共起补养气血以助其力，保产顺生之效。

【临床应用】

（一）卵巢早衰

总有效率86.7%。药物：柴胡、当归、川芎、白芍、熟地、党参、白术、茯苓、甘草、阿胶、怀牛膝、香附。煎药取汁200ml，每日2次，连续服用3个月。［李琼，杨玉彬，陈妮师纯. 加味八珍汤对卵巢早衰的影响. 中药材，2012，35（9）：1539-1540］

（二）心悸

总有效率96%。药物：当归、川芎、白芍、熟地、党参、白术、茯苓、甘草。阴虚火旺型的患者，加用麦门冬、玄参、黄连、酸枣仁治疗，以达到滋阴清火、安神、调理气血目的；血虚型的患者，以补血益气，加用阿胶、黄芪治疗，以达到调理气血的目的；心阳不振型患者，加用桂枝、肉桂、三七、红花、丹参治疗，以达通络化瘀，调理气血的目的。1剂／天，水煎至150ml，分早晚2次服用。疗程1个月。［刘德芬. 加味八珍汤治疗心悸80例. 辽宁中医学院学报，2001，（2）：111］

（三）人流术后月经量少

总有效率90%。药物：当归15g，川芎10g，生地15g，熟地10g，白芍10g，党参15g，白术10g，茯苓10g，甘草6g，大枣6g，干姜6g，女贞子10g，旱莲草10g，菟丝子15g，槲寄生10g，续断10g，何首乌10g。行经期加丹参15g，益母草10g。全部病例于月经周期的第5天开始服用加味八珍汤。［刘晓莹，李莹. 加味八珍汤治疗人流术后月经量少的临床观察. 四川中医，2013，31（3）：98］

（四）低血压

总有效率96%。药物：川芎30g，茯苓、熟地20g，人参、白术、当归、白芍15g，炙甘草10g。将上述药物用清水煎煮，去渣取汁300ml，分早晚服用，每天服 1 剂，连续治疗 3 天为 1 个疗程。如果患者存在明显气虚的症状，则需在八珍汤的药方中加入黄芪 30g，柴胡 20g。如果患者存在寒象，则需在八珍汤的药方中加入吴茱萸 15g，桂枝 10g。如果患者存在明显的阳虚之象，则需在八珍汤的药方中加入阿胶 15g，鸡血藤 10g。如果病人存在明显的肾虚之象，则需在八珍汤的药方中加入川断 10g，杜仲 15g。在治疗期间，医护人员需定期为患者测量血压，最好每两天测量 1 次。[李正方. 八珍汤在低血压治疗中的应用效果.《求医问药》下半月刊，2013，11（3）：164]

（五）中老年慢性粒细胞白血病

总有效率 93.3%。药物：党参 15g，白术 12g，茯苓 15g，甘草 6g，熟地 9g，当归 9g，川芎 9g，白芍 12g。随症加减：肝脾肿大明显加丹皮 9g，炙鳖甲 12g；腹胀、纳呆、便溏、胸满、舌淡苔白腻加半夏、竹茹各 9g，川朴花 5g；皮肤紫癜、鼻衄、齿衄加紫草、仙鹤草各 30g，大小蓟各 15g；关节疼痛加木瓜、丝瓜络各 12g，海风藤 15g，羌活 9g；低热、盗汗、羸瘦、口干、潮热、舌红少苔、脉细加麦冬、五味子、丹皮各 9g，生地 12g。1 剂/天，水煎分 2 次温服，服药期间忌烟酒及辛辣之品。[林丹，周郁鸿，史亦谦. 八珍汤联合羟基脲治疗中老年慢性粒细胞白血病的临床疗效观察. 浙江中医药大学学报，2012，36（12）：1260-1261]

（六）稳定型劳力性心绞痛

总有效率 88.89%。药物：党参、黄芪、葛根各 30g，白术、云苓各 20g，当归、白芍、川芎、生地黄、麦冬、延胡索、丹参各 15g，红花、水蛭各 10g，甘草 6g。每天 1 剂，水煎 2 次，取汁 400ml，多次频服。4 周为 1 疗程。1 疗程后评定疗效。[王振生. 八珍汤加味治疗稳定型劳力性心绞痛的临床观察. 四川中医，2012，30（11）：100-101]

（七）放化疗引起的白细胞减少症

总有效率 90.07%。药物：人参 30g，白术 30g，白茯苓 30g，当归 30g，川芎 30g，白芍药 30g，熟地黄 30g，炙甘草 30g，辩证加减：如气虚者加黄芪，枸杞子，大枣；肾虚者加龟甲、牛膝、山茱萸、菟丝子等；阳虚者加附子、肉桂；脾阴虚者加女贞子，白芍；血瘀者加丹参、桃仁、赤芍。四周为一疗程；每周一复查血象，重点分析白细胞计数。[韩清泉.八珍汤加减治疗放化疗引起的白细胞减少症疗效分析.中国实用医药，2013，8（12）：173-174]

（八）恶性肿瘤放、化疗后骨髓抑制

总有效率90%。药物：党参30g，白术15g，茯苓15g，甘草6g，熟地15g，当归10g，白芍药15g，川芎10g。气虚甚者加黄芪30g；血虚加阿胶10g（烊化）；阴虚加枸杞15g；阳虚加菟丝子15g；纳差加焦山楂、焦神曲、焦麦芽各15g；失眠加酸枣仁15g；腰酸加杜仲15g。每天1剂，早晚分服，共14剂。[张弦.八珍汤治疗恶性肿瘤放、化疗后骨髓抑制30例临床观察.湖南中医杂志，2013，29（4）：51-52]

（九）老年缺铁性贫血

总有效率96.9%。药物：炙甘草6g，当归、白芍、熟地黄、党参、川芎、白术、茯苓各10g，生姜1片，大枣4枚组成。有肝火旺者加用菊花、夏枯草、黄芩、柴胡；有脾虚痰湿者加用陈皮、苍术；有肾阳不足者加用怀牛膝、菟丝子、仙灵脾、山茱萸；有肾精不足者加用熟地、何首乌、女贞子、枸杞。水煎服，1剂/天。第1个月，每周5剂。第2个月，每周3剂，第3～4个月，每周2剂。补铁丸由：禹余粮、白术、绿矾、红参、山楂等制成蜜丸，每丸9g，每次1丸，3餐/天，饭后服用。两组均连续治疗6个月。[段兆洁，卞海明.八珍汤联合补铁丸治疗老年缺铁性贫血64例临床分析.航空航天医学杂志，2013，24（4）：485]

（十）慢性鼻-鼻窦炎

总有效率90.57%。药物：当归12g，赤芍12g，川芎9g，生地12g，党参9g，茯苓12g，桃仁9g，红花9g，黄芪15g，甘草3g。临证加味法：胆腑郁热型选加黄芩10g、柴胡6g、山栀9g；脾胃湿热型选加黄芩12g、细辛3g、苍耳子6g；肺脾虚寒型选加白术6g、陈皮6g、半夏6g。每日1剂，早晚分服。中药于术前3天开始服用，共4周。[张珺珺，忻耀杰，滕磊，等.鼻内镜手术结合"加减八珍汤"治疗慢性鼻-鼻窦炎53例临床观察.江苏中医药，2012，

44（8）：41-42］

（十一）颤证

总有效率100%。药物：人参9g，白术、茯苓、白芍、当归、川芎、鸡血藤、熟地、天麻各10g，黄芪20g，钩藤15g（后下），羚羊角3g（冲）。［栾泰平，郝有孝.辨证分型治疗颤证40例.陕西中医，2012，33（10）1302-1303］

（十二）下肢静脉曲张性溃疡

总有效率95.6%。药物：当归10g，川芎5g，白芍8g，熟地15g，党参9g，白术10g，茯苓8g，炙甘草5g为基础方加减：肢凉畏寒加附子，干姜；肢体水肿加猪苓，木瓜；疼痛明显加乳香，没药。治疗时间持续6个月，期间每月检查肝、肾功能及凝血功能，并在治疗前及治疗第2周、1个月、4个月、6个月记录症状评分及不良反应。［李红，唐燕笑，刁仕华，等.下肢静脉曲张性溃疡23例综合治疗疗效分析.实用皮肤病学杂志，2012，5（4）：231-232］

（十三）带状疱疹后遗神经痛

总有效率78%。药物：生地黄、炙黄芪、鸡血藤各30g，白芍、延胡索各15g，当归、党参、白术、茯苓各10g，川芎、五灵脂、香附各9g，炙甘草6g。［张鹤明.八珍汤治疗带状疱疹后遗神经痛的疗效观察.湖北中医杂志，2011，33（7）：56］

（十四）无排卵性不孕症

总有效率94%。药物：菟丝子、太子参、白术、熟地各15g，肉苁蓉、川断、补骨脂、茯苓、当归、芍药各10g，川芎6g，炙甘草5g，连服7天。经B超监测，卵泡≥18mm时，服用自拟促排卵方（基础方：石菖蒲、丹皮、桃仁、红花、仙灵脾各10g；炮山甲6g，肉桂5g），连服5天。卵泡出现破裂后，在补肾八珍汤基础上加枸杞子和巴戟天各10g，连服7天。［肖红玲.自拟方联合克罗米芬治疗无排卵性不孕症的效果分析.中国社区医师（医学专

业），2012，22：239-240〕

【临证提要】

本方是治疗心脾气血不足的常用方。以心悸失眠，体倦食少，便血，舌淡，脉细弱为证治要点。临床常用于乙型病毒性肝炎、神经衰弱、顽固性失眠、原发性肾炎尿血、隐匿性肾炎、缺铁性贫血、上消化道出血继发性贫血、再生障碍性贫血、血小板减少性紫癜、甲状腺功能亢进、特发性水肿、冠心病心律失常、心脏神经官能症、崩漏、更年期综合征、视疲劳、皮肤瘙痒症、慢性荨麻疹。

半夏白术天麻汤

【来源】《医学心悟》卷三。

【组成】半夏一钱五分　白术　天麻　陈皮　茯苓各一钱　甘草炙五分　生姜2片大枣3个　蔓荆子一钱

【用法】水煎服。

【功效】燥湿化痰，平肝息风。

【主治】痰饮上逆，痰厥头痛者，胸膈多痰，动则眩晕，恶心呕吐。

【方解】本证属于风痰上扰证，故用半夏燥湿化痰，降逆止呕，天麻平肝息风，而止头眩，两者合用，为治疗风痰眩晕的要药；臣以白术健脾燥湿；佐以茯苓健脾渗湿，橘红理气化痰；甘草调中和药，煎加姜枣以调和脾胃，诸药合用，共起燥湿化痰，平肝息风之效。

【验案精选】

（一）高血压病

某某，男，26岁。初诊日期：2011年2月8日。病人头痛头晕反复发作，每于饮酒、劳累、熬夜之后加重，但患者一直未加重视，刻下症见：体形肥胖，肤色偏黑，体质量 100kg 左右，目内眦鲜红，晨起口苦，口干，刷牙恶心，饮食、睡眠尚可，二便正常，下肢酸，按之略有凹陷，舌质偏红，舌苔薄白，脉弦滑。血压：156/100mmHg。西医诊断：高血压病；中医诊断：眩晕、头痛；辨证：肝火、胃火夹痰饮上扰清窍，兼见湿热下注。治法：平肝降火，祛痰化饮，清热燥湿。拟半夏白术天麻汤合二妙散加减，处方：制半夏 10g，炒苍术 15g，天麻 20g，陈皮 10g，茯苓 30g，生甘草 6g，生石膏 30g，黄柏 10g，川芎 20g，菊花 30g，生姜 3 厚片，红枣（切开）5 枚。5 剂，水煎服，每日 1 剂。嘱咐病人查血生化全项，低盐饮食，注意休息，适当运动，暂时不用西药口服降压。二诊（2011 年 2 月 14 日）：患者告知血生化中血脂均接近正常值的高限，5 剂药后头痛头晕消失，下肢酸、水肿、口干口苦等均减轻，血压 130/86mmHg。嘱咐患者处方不变，继续服用 15 剂以巩固疗效。随访至今，患者血压一直稳定，未服西药，未见不适主诉。[熊兴江，王阶.论半夏白术天麻汤在高血压病中的运用.中华中医药杂志，2012，27（11）：2862-2864]

（二）高血压病、颈椎病

某某，男，46 岁。初诊日期：2010 年 10 月 5 日。病人头痛头晕 3 年，颈项酸痛 2 年余。患者 3 年前因出现剧烈头痛头晕发现血压偏高，最高达 166/110mmHg，多次调整西药降压方案，现在在服非洛地平缓释片（波依定）、马来酸依那普利（依苏）降压，规律服药，但血压控制不理想，血压波动明显；2 年前因颈项酸痛于医院就诊，经摄片等检查，诊断"颈椎病"。刻下症见：形体肥胖壮实，肤色偏黄，头晕头沉，劳累、饮酒后加重，颈项酸痛，受凉后尤为明显，无口干口苦，胃纳可，睡眠好，下肢酸沉较明显，容易小腿抽筋，按之凹陷明显，大便稀溏，每日一行，舌质淡红，苔腻，根部明显，脉沉，重按方得。西医诊断：高血压病；中医诊断：眩晕、头痛、项强痛；辨证：肝火夹痰饮上扰清窍，兼见水湿下注。治法：平肝降火，祛痰利湿。拟半夏白术天麻汤加减，处方：半夏 15g，天麻 20g，陈皮 10g，川、怀牛膝各 30g，炒白术 30g，茯苓 30g，生甘草 6g，葛根 30g，生姜 3 片，大枣（切开）

5 枚。5 剂，水煎服，每日 1 剂。嘱咐病人降压西药正常服用，适当运动。二诊（2010 年 10 月 12 日）：病人服药 5 剂后头痛头晕未作，颈项强痛消失，下肢水肿减轻，嘱咐病人原方药味不变，再服 15 剂。半年后病人告知断续服用汤药 30 余剂，血压基本正常，当日血压 130/80mmHg，小腿抽筋消失，复因小腿和脚面水肿，下肢沉重，夜汗多，晨起腰酸，前来索方，笔者改拟天麻钩藤地黄汤继续治疗。[熊兴江，王阶. 论半夏白术天麻汤在高血压病中的运用. 中华中医药杂志，2012，27（11）：2862-2864]

（三）高血压肾病

王某，女，34 岁，2011 年 11 月 24 日初诊。既往高血压病史 2 年，血压最高达 170/100mmHg（1mmHg = 0.133kPa），间断不规则服用降压药，平日未监测血压。近日感觉腰酸痛，腿肿，遂来我院就诊。门诊查尿常规示：尿蛋白（＋＋＋）、尿潜血（＋＋），24 小时尿蛋白定量为 1.58g，肾功能在正常范围，血压 150/90mmHg。患者症见头晕，头沉，有时头痛，腰酸痛，胸闷，时恶心呕吐，心烦，纳呆，夜寐差，双下肢水肿（＋＋），眼肿，舌胖苔腻，脉弦滑。张宗礼教授认为此为痰湿阻滞，脾虚水停。治宜健脾固肾、利尿消肿为主。方用半夏白术天麻汤合防己黄芪汤加减。方药：半夏 30g，白术 30g，天麻 20g，生黄芪 30g，防己 20g，芡实 20g，荔枝核 20g，茯苓皮 20g，大腹皮 20g，桑白皮 20g，萹蓄 20g，石韦 20g。药进 7 剂后，头晕、水肿明显减轻。24 小时尿蛋白定量减为 1.08g。用上方加减再服 2 个月，症状基本消失，尿蛋白转阴，至今未复发。[张英杰，张宗礼. 半夏白术天麻汤加减治疗高血压肾病经验 2 则. 河南中医，2013，33（9）：1565]

按 方中生黄芪、白术健脾祛湿，防己利尿消肿，三者均有明显的降压作用。防己、黄芪二药合用益气利水相得益彰，芡实、荔枝核固肾强壮腰膝，茯苓皮、大腹皮、桑白皮行气利水，萹蓄、石韦利尿消肿，全方共奏补肾健脾、利尿消肿之功药进 7 剂后，头晕、水肿明显减轻，24 小时尿蛋白定量减为 1.08g，用上方加减再服 2 个月，症状基本消失，尿蛋白转阴，至今未复发。

（四）中风不语

男性，68 岁，退休干部，2009 年 11 月 16 日来院就诊，病人平素身体健康，近十天来出现头晕，四肢乏力，昨晚十点钟，临睡前，突然发现语言謇涩，舌强不语，口眼歪斜，口角流涎，伴左上肢乏力，行走不便，症见形体肥胖，神识清楚，右侧口角向下歪斜，舌暗苔黄腻脉弦滑，证属肝郁脾虚，虚风挟痰，壅塞经络，治以半夏白术天麻汤加减。处方：半夏、白术、陈皮、麦芽、神曲各 10g，天麻、钩藤各 15g，黄芪、茯苓各 10g，川芎、丹参各 12g，甘草 6g，每天一剂，水煎服，同时配合针刺迎香，地仓，颊车，曲池，内关，合谷诸穴，每日一次，每次 15 分钟，5 天后语言明显清晰流利，五官端正，左手肌力增加，二诊见舌质红，苔薄黄，脉弦，仍守原方加黄芩、黄芪各 10g，又服药 15 天，诸症消失，谈吐自如四肢活动正常。［张世峰．半夏白术天麻汤的应用．中国医药指南，2013，11（10）：664-665］

按 脾喜燥而恶湿，患者平素多食肥甘厚味，损伤脾胃，聚湿生痰，再加肝肾亏损，精血不足，络脉空虚，虚风挟痰，壅塞经络，故出现中风不语，口角歪斜，肢麻乏力，方中半夏燥湿化痰而降逆，天麻、勾藤活血祛风而除眩，陈皮、白术、茯苓健脾化湿而降痰，黄芪、甘草补中气，麦芽、神曲消食助胃，黄芩、黄柏能清热化湿，除心肾之热，川芎、丹参清肝疏肝而又有活血通络之效。诸药合用，共奏疏肝健脾，祛风化痰，活血通络之效。

（五）神经性耳鸣

女性，36 岁，系纺织厂工人，症见耳鸣如蝉，眩晕。每逢夜班及劳累后加重，甚则呕吐，经西医检查为神经性耳鸣，曾服西比灵，维生素 B_1，维生素 B_6 等，效果不佳，邀余诊治，见其神疲气短乏力懒言，恶心呕吐，舌淡苔白腻，脉弦滑，证属脾肾阳虚，痰浊上扰，方用：半夏白术天麻汤加减，药用半夏 10g，陈皮 15g，神曲 15g，麦芽 15g，天麻 15g，枸杞 15g，菊花 12g，钩藤 15g，石决明 15g，沙苑子 15g，甘草 6g，五剂水煎服，服上药后，耳鸣减，眩晕止，守上方续服五剂，诸症好转。[张世峰.半夏白术天麻汤的应用.中国医药指南 2013，11（10）：664-665]

按 患者久居噪音干扰之地，精神紧张，再加上夜班较多，而导致脾肾两虚，痰浊上扰清空，故见诸症，方用半夏、陈皮、神曲、麦芽健脾和胃化痰，天麻、钩藤、石决明平肝潜阳，枸杞、沙苑子补肾填精，诸药合用共奏健脾、化痰、益肾填精之功，故治之。

【临床应用】

（一）脑梗死急性期

总有效率 97.43%。药物：半夏 10g，白术 10g，天麻 10g，丹参 15g，地龙 12g，陈皮 10g，枳实 10g，僵蚕 10g，甘草 5g。病人属气虚血瘀型加黄芪 30g，红花 5g，川芎 10g；属痰热腑实证，加胆南星 10g；属风痰阻络型加石决明 30g，菊花 12g，钩藤 12g。1 剂/天，煎水 400ml，分 2 次口服，7 天为 1 个疗程，共 2 个疗程。[陈永炎.半夏白术天麻汤加减联合西药治疗脑梗死急性期临床疗效观察.中医临床研究，2013，5（12）：11-12]

（二）原发性高血压

总有效率 89.13%。药物：半夏 9g、天麻 6g、茯苓 6g、陈皮 6g、白术 15g、甘草 5g、当归 10g、白芍 10g、荷叶 15g、泽泻 15g。日 1 剂水煎 300ml 早晚分服。[赵彦霞.半夏白术天麻汤加减治疗原发性高血压的疗效研究.北方药学，2013，10（8）：52]

（三）后循环缺血性眩晕

总有效率 91.7%。药物：半夏 9g，白术 12g，天麻 9g，茯苓 12g，陈皮 9g，川芎 9g，丹参 15g，葛根 15g，黄芪 15g。若脘腹痞满者加厚朴 10g；恶心呕吐甚者加竹茹 12g，旋覆花 10g；耳鸣、耳聋者加磁石 30g；肝热者加黄芩 10g，龙胆草 12g；饮食不化者加生山楂 15g，炒麦芽、炒谷芽各 15g，鸡内金 20g；目赤有热者加菊花 12g。每日 1 剂，分 2 次温服。对呕吐频繁者可采取多次、少量服用的方法。[葛青，陈怀珍，徐国存，等.半夏白术天麻汤联合前列地尔治疗后循环缺血性眩晕疗效观察.中医药临床杂志，2013，25（3）：

211-212]

(四)椎基底动脉供血不足

总有效率96.7%。药物：炙半夏10g，白术15g，茯苓20g，天麻、橘红各10g。加味：若眩晕较甚，呕吐频作，则加代赭石30g，旋覆花15g，胆南星、竹茹各10g；若脘闷不食加焦三仙（焦山楂、焦麦芽、焦神曲）、砂仁各10g；若兼耳鸣重听，则加石菖蒲、远志各12g。每天1剂，水煎服。[罗琦.半夏白术天麻汤加味治疗椎基底动脉供血不足30例.中医药临床杂志，2013，25（4）：327-328]

(五)椎动脉型颈椎病

总有效率为88.46%。药物：半夏15g，白术、天麻、陈皮、茯苓、炙甘草各10g，生姜2片，大枣3枚。若眩晕较甚者加胆南星加强化痰息风之功；头痛较甚者加蔓荆子或白蒺藜以祛风止痛；呕吐较甚者加代赭石或旋覆花以镇逆止呕；伴气虚者加党参、生黄芪以益气。两组均以7天为1疗程，共治疗2个疗程。同时两组治疗期间均嘱病人低枕卧位，多休息，避免体力劳动，使用颈托，清淡饮食，忌过度思虑。[范大鹏，孙波.半夏白术天麻汤加减治疗椎动脉型颈椎病78例.湖南中医杂志，2013，29（2）：64]

(六) H 型高血压病

总有效率96.67%。药物：天麻、姜半夏、葛根各10g，白术、茯苓各15g，泽泻20g，陈皮、川芎、甘草各6g，山楂12g。每天1剂，水煎分2次服，每次200ml。治疗4周，结束后判定疗效。[庞英华.半夏白术天麻汤加减治疗 H 型高血压病疗效观察.新中医，2013，45（6）：16-18]

(七)梅尼埃病

总有效率100% 药物：口服倍他司汀6mg，每日3次。半夏白术天麻汤（半夏10g，炒白术30g，天麻10g，茯苓10g，甘草6g，陈皮10g）少量频服，每日1剂，待患者呕吐好转，改为每日1剂，分2次服，23例6小时症状减轻，6例在12小时内症状减轻；症状消除后，停倍他司汀（一般服用3天），半夏白术天麻汤每日1剂，服15天。在治疗期间，所有病人未出现药物的毒副作用及不良反应，所有病例随访1年。[周道春．半夏白术天麻汤合倍他司汀治疗梅尼埃病29例．中医药临床杂志，2012，24（9）：844]

（八）冠心病心绞痛

总有效率95%。药物：制半夏、炒白术、天麻、茯苓、陈皮、甘草等。加生姜3片、大枣7枚，水煎取汁后分早晚2次温服，1剂/天。连续治疗4周。[谢奕群．半夏白术天麻汤治疗冠心病心绞痛疗效观察．现代中西医结合杂志，2013，22（8）：867-869]

（九）皮层下动脉硬化性脑病

总有效率95%。药物：半夏10g，白术10g，陈皮10g，茯苓10g，菖蒲10g，天麻10g，白蔻仁（后下）6g，葛根10g，丹参15g，牛膝10g，钩藤（后下）12g，丝瓜络10g，水煎至300ml，早晚分服和丹红注射液（20ml入5%葡萄糖注射液100ml静脉滴注，1次/天）治疗，对照组给予吡拉西坦片（东北制药总厂生产，国药准字：H21021775），每次1.6g，3次/天，饭后温开水送服。[霍永生，王菲，李巧兰．半夏白术天麻汤和丹红注射液治疗皮层下动脉硬化性脑病36例．现代中医药，2013，33（4）：16-17]

【临证提要】

本方是治疗风痰上扰证的常用方。以胸膈多痰，动则眩晕头痛，恶心呕吐，舌淡苔白腻，脉弦滑为证治要点。临床常用于高血压病、颈椎病、高血压肾病、中风、神经性耳鸣、冠心病心绞痛。

加味甘桔汤

【来源】《医学心悟》卷四。

【组成】甘草三钱炙　桔梗　荆芥　牛蒡子炒　贝母各一钱五分　薄荷三分

73

【用法】水煎服。

【功效】祛风宣肺，清热解毒。

【主治】缠喉风，咽喉肿痛胀塞，红丝绕缠，口吐涎沫，食物难入，甚则肿达于外；走马喉风，喉舌之间，暴发暴肿，转肿转大；缠舌喉风，舌硬，根两旁烂；悬痈，生于上腭，形如紫李者。

【方解】本证属于风热上攻咽喉证，故用荆芥、薄荷、牛蒡子透发风热疫毒；甘草、桔梗宣肺气，利咽喉。诸药合用，共起祛风宣肺，清热解毒之效。

【验案精选】

急性喉炎

患儿肖某，男，6岁2个月，因发热、咳嗽1天，于2010年11月03日入院。症见：精神可，发热，咳嗽，咽痒，无寒战、呕吐、腹泻、喘息、气促、惊厥等症。纳可，二便调。舌红苔黄，脉浮数。查体：体温37.4℃，脉搏80次/分，呼吸26次/分。颈部可扪及淋巴结，质软，活动，边界清楚。口唇红，唇周无绀，咽部充血明显，扁桃体Ⅰ～Ⅱ度肿大，无脓点及异常分泌物。双肺呼吸音粗，未闻及干湿啰音。辅助检查：白细胞$7.89×10^9$/L，中性粒细胞0.545，淋巴细胞0.298。中医入院诊断：乳蛾、风热搏结咽喉。西医诊断：急性扁桃体炎。入院后查体温38℃，咳嗽，咳声呈犬吠样，咽痒，声音不扬，舌红苔薄黄，脉滑数。双肺呼吸音粗，未闻及干湿啰音。予头孢西丁钠抗感染，喜炎平清热解毒，中医予咽扁贴天突穴外用，口服柴芩颗粒清热解毒。因患儿家属不同意服用中药，故暂未予中药。二诊：2010年11月04日。患儿发热，体温37.4℃，咳嗽，咳声呈犬吠样，咽痒，声音不扬，舌红苔薄黄，脉滑数。查体同前，中医修正诊断：喉喑、风热犯肺。西医诊断：急性喉炎。先后予布地奈德、沙丁胺醇、双黄连、地塞米松雾化，川芎嗪以改善肺部血液循环，促进炎症吸收，治疗5天，患儿症状无明显缓解，予牛蒡甘桔汤加减治疗：川芎、焦栀子、辛夷、牛蒡子、川射干、桔梗、枳壳、玄参各10g，芦竹根30g，板蓝根、夏枯草、蒲公英各15g，蝉蜕、胖大海各

6g，甘草5g。每日1剂，水煎服，每日3～4次，每次80ml。1天后患儿热退，体温36.8℃，咳嗽较前明显缓解，未闻及犬吠样咳嗽，余无其他不适，咽微红，扁桃体Ⅰ度，双肺（－），舌红苔腻，脉细数，复查血常规：白细胞5.0×10^9/L，中性粒细胞0.339，淋巴细胞0.561，C反应蛋白（－），予敷胸散敷背，上方加前胡10g，服法同前。三诊：2010年11月20日。患儿无发热，体温正常，无咳嗽，无其他不适，咽微红，扁桃体Ⅰ度，双肺（－）。中医药治疗3天痊愈出院。[汪雅，詹萍，刘翔，等.牛蒡甘桔汤治疗急性喉炎1例.中国中西医结合儿科学.2011，3（6）：575]

【临床应用】

口咽部黏膜放射性损伤

总有效率100%。药物：甘草、桔梗、金银花、荆芥、牛蒡子、贝母、薄荷，1剂/天，水煎分2次服。[张达人，赵安兰.甘桔汤加味治疗口咽部黏膜放射性损伤.湖北中医杂志，2001，23（7）：34]

【临证提要】

本方是治疗风热上攻咽喉的常用方。以咽喉肿痛胀塞，舌红苔黄，脉滑数为证治要点。临床常用于急性喉炎、急慢性咽炎、急性扁桃体炎、咳嗽变异性哮喘、口腔黏膜溃疡、鼻窦炎、口咽部黏膜放射性损伤。

～ 加味七神丸 ～

【来源】《医学心悟》卷三。

【组成】肉豆蔻面裹煨，一两　吴茱萸去梗，汤泡七次，一两　广木香一两　补骨脂盐酒炒，二两　白术陈土炒，四两　茯苓蒸，二两　车前子去壳，蒸，二两

【用法】每服3钱，开水送下。

【功效】清肺火，补肾水，纳气藏源，引火归源。

【主治】肾泻。

【方解】本证属于肾泻证，故用补骨脂辛苦大温，能补相火以通君火，火旺乃能生土，故以为君；肉豆蔻辛温，能行气消食，暖胃固肠；吴萸辛热，除湿燥脾，能入少阴厥阴气分而补火；白术、茯苓苦甘补土；木香辛苦，功专调气散滞；车前子味甘渗湿治泻。盖久泻皆由肾命火衰，不能专责脾胃，故大补下焦元阳，使火旺土强，则能制水而不复妄行矣。诸药合用，共起清肺火，补肾水，纳气藏源，引火归元之效。

【临床应用】

糖尿病腹泻

总有效率为 93.33%。方药组成：煨肉豆蔻 10g，吴茱萸 10g，煨木香 10g，补骨脂 20g（盐酒炒），焦白术 40g，茯苓 20g，车前子 20g（包）。随症加减：脾肾阳虚症状明显者，酌加肉桂 10g、熟地黄炭 20g、炒山药 20g、薏苡仁 30g、炒白扁豆 10g；泄泻不止者，可加醋罂粟壳 3~10g、诃子 10g；腹痛者加延胡索 20g、白芍药 15g、茜草炭 15g。每日 1 剂，水煎服。[贾爱明. 加味七神丸治疗糖尿病腹泻 30 例. 河北中医，2001，23（5）：359]

【临证提要】本方是治疗肾泻的常用方。由于命门火衰，不能温运脾胃。本方临床多用于糖尿病腹泻，多见于老年人，病久。由于肾阳不足多见腰酸、怕冷、慢性腹泻。

〜❀ 六君子汤 ❀〜

【来源】《医学心悟》卷三·类中风。

【组成】人参　茯苓　白术陈土炒　陈皮去白　甘草炙　半夏汤泡七次，各一钱
生姜五分　大枣二枚

【用法】上为细末，作一服，加大枣二枚，生姜三片，新汲水煎服。

【功效】益气健脾，燥湿化痰。

【主治】脾胃气虚兼痰湿证。食少便溏，胸脘痞闷，呕逆等。

【方解】本证属于脾胃气虚兼痰湿证，故用人参、茯苓、白术益气补中，健脾化湿。陈皮、半夏益气健脾，燥湿化痰。甘草、生姜益气化痰，行气温中。诸药合用，共起益气健脾，燥湿化痰之效。

【验案精选】

顽固性癫痫

孙某某，女，42岁，2006年3月2日初诊。癫痫反复发作六年多，服药效果不佳，致病情逐渐加重，近两个月来发作更频，每2～3天发作一次，发作时神志不清，四肢抽搐，角弓反张，两目上视，面色发青，口吐白沫，喉间痰声辘辘，数分钟后始醒，醒后精神萎靡，面色无华，头晕，心悸，痰多，食欲不振，舌淡苔白腻，脉细滑。中医辨证：心脾两虚，气血不足，风痰上扰。治拟补养精气，健脾化痰。处方：党参12g，白术12g，云苓8g，半夏9g，陈皮9g，当归12g，熟地24g，制南星6g，石菖蒲5g，远志6g，炙甘草6g，生姜3g，大枣9g，辰砂末1g（分两次冲服）。服用15剂，病人癫痫发作延长至4～5日一次，饮食好转。上方去辰砂末1g，再服三十剂，患者面色转华，病情得以控制，随诊十个月未见复发。[王国富. 六君子汤加减治疗顽固性癫痫. 大家健康，2013，7（2）：35]

【临床应用】

（一）反应性精神病

总有效率91%。柴胡15g，白芍18g，人参15g（或党参30g），茯苓、茯神各20g，白术15g，陈皮15g，石菖蒲18g，远志18g，姜半夏15g，胆南星6g，附子6g，炙甘草10g。临证加减：呕吐痰涎者加炒莱菔子30g，白矾5g，皂角刺15g，白芥子15g；烦躁失眠者加磁石30g，龙骨、牡蛎各30g，生铁落30g；呃逆呕吐频繁者加代赭石20g，砂仁10g，檀香10g；多笑多言者加朱砂3g，灯心草6g；胁痛叹息者加制香附15g，青皮15g，合欢皮30g；便秘腹痛者加大黄10g，芒硝10g；不思饮食者加焦三仙各20g。日1剂，水煎服，10

剂为 1 个疗程。[刘兴旺，刘芳琴．补气消痰汤合六君子汤加味治疗反应性精神病 100 例．中国民间疗法，2013，21（2）：37-38]

（二）痰饮久泻

痊愈率 92.3%。党参 15g，炒白扁豆 15g，茯苓 15g，半夏 9g，陈皮 9g，炙甘草 9g，炒白术 15g，煨诃子 9g，肉豆蔻 9g，干姜 9g，补骨脂 9g，炙罂粟壳 9g，禹余粮 50g。浓煎，分 3 次温服，10 剂 1 疗程，病愈即停药，不必尽剂。病愈停服加味六君子汤后，予黄芪苡仁粥：黄芪 30g 煎煮除渣取汁后，加薏苡仁 15g，粳米 50g 煮粥食用，每日服用 1 次，食用 1 周以巩固疗效。2 疗程后进行疗效观察。[李鸿霞．加味六君子汤合黄芪粥治疗痰饮久泻 13 例．吉林中医药，2012，32（5）：481]

（三）高脂血症

总有效率 85%。药物组成：陈皮 10g，法半夏 10g，党参 15g，茯苓 15g，白术 15g，炙甘草 6g，葛根 15g，山楂 15g，丹参 20g，黄精 15g，首乌 15g，荷叶 10g。水煎取药液 200ml，分 2 次服。[刘淦新，邓裕辉，潘国清．加味六君子汤治疗高脂血症 40 例．光明中医，2013，28（9）：1860-1861]

（四）妊娠剧吐

总有效率 94%。人参 6g，白术 9g，茯苓 9g，炙甘草 6g，生姜 10g，陈皮 9g，半夏 6g，砂仁 9g，木香 9g，吴茱萸 2～3g，大枣 6 枚。加减：呕吐酸水、胸满肋痛、嗳气、头胀痛者加黄芪 10g，柴胡 10g，竹茹 9g，乌梅 9g；呕吐伤津、口干眼窝凹陷者加五味子 10g，麦门冬 10g，生地 25g，石斛 20g，水煎服，每日 1 剂，少量多次频服，呕吐好转后，改为每日 2 次口服，7～15 天为 1 疗程。重症患者参照实验室检查，给予静脉补液 2000～3000ml，同时纠正电解质紊乱、酸中毒等。并嘱充分休息，以少量多餐清淡饮食为宜，适当心理治疗，解除其思想顾虑。[李红瑜，姚青峰．加味六君子汤治疗妊娠剧吐 39 例体会．中国民康医学，2013，25（1）：105-106]

（五）2 型糖尿病胃轻瘫

总有效率 90.32%。药物组成：广木香 8g，砂仁 8g，清半夏 12g，陈皮

10g，生晒参 10g，炒白术 15g，茯苓 20g，紫苏 10g，炒莱菔子 10g，鸡内金 15g，甘草 10g。加减：气虚重，加黄芪 30g、山药 30g；兼痰热，加黄连 6g、竹茹 15g；阴虚，加生山药 30～60g、北沙参 30g、麦冬 15g；腹胀重，加炒莱菔子 15g、玫瑰花 15g；阳虚，去清半夏，加干姜 8g、炮附子 10g，或合理中丸。每日 1 剂，将药物用水浸泡 1 小时，武火煎沸，文火煮 30 分钟，取药汁 200ml，二煎再取药汁 200ml，两煎混合，分早晚 2 次温服。两组均以 10 天为 1 个疗程，连续治疗 3 个疗程。[赵毅鹏. 加味香砂六君子汤治疗 2 型糖尿病胃轻瘫 62 例. 中医研究，2013，26（8）：20-21]

（六）慢性阻塞性肺疾病稳定期

总有效率为 94%。药物：党参 12g，茯苓 12g，白术 10g，黄芪 10g，丹参 10g，法半夏 8g，麦冬 8g，人参 8g，五味子 5g，陈皮 8g，防风 6g，炙甘草 5g。每天 1 剂，水煎分 2 次温服，连续治疗 2 个月后评定疗效。[杨昕，黄建乐，封文军，等. 六君子汤合生脉散加减治疗慢性阻塞性肺疾病稳定期 50 例. 湖南中医杂志，2013，29（6）：31-32]

（七）眩晕

总有效率为 88%。药物：党参 15g，白术 15g，茯苓 12g，炙甘草 8g，陈皮 10g，法半夏 8g。水煎服，每日 1 剂，分 2 次口服。身热无汗、头痛身痛者加防风 15g，羌活 10g；伴头重胀痛、心烦、口渴、胸闷、小便短赤者，加滑石 10g，香薷 10g，藿香 8g；伴腰痛酸软、神疲乏力、遗精带下、耳鸣少寐者加熟地黄 10g，杜仲 10g，山茱萸 10g；伴心烦易怒、夜寐不宁，或兼胁痛者加天麻 10g，钩藤 10g，栀子 10g；若呕吐频作者，加竹茹 10g，代赭石 8g，生姜 10g。[赵琴兰. 六君子汤加减治疗眩晕 75 例. 中国民间疗法，2013，21（7）：41-42]

（八）功能性消化不良

总有效率 95.8%。药物：党参 15g、白术 10g、山药 10g、茯苓 10g、枳壳 10g、白芍 10g、陈皮 10g、木香 10g、砂仁 10g、枳实 10g、乌梅 15g、半夏 10g、山楂 10g、神曲 10g、炙甘草 6g，水煎服，1 剂/天。两组患者治疗疗程均为30天。[杨庚秀.六君子汤联合西药治疗功能性消化不良随机对照临床研究.现代诊断与治疗,2013,24(11):2455]

(九) 中晚期肺癌

有效率85%。药物:党参20g,白术、茯苓、清半夏、莱菔子、苏子、川芎、鸡内金各15g,陈皮12g,生黄芪、半枝莲、郁金各30g,白芥子、山豆根各10g为主方,根据辨证分型适当加减。有胸水的加葶苈子15g,大枣10g;胸背疼痛的加延胡索15g,全蝎10g等;咳嗽明显的加前胡15g,川贝母10g,咯痰不利的加浙贝母10g;咯血加侧柏炭30g,茜草15g,三七粉10g;乏力加仙鹤草30g,党参加至30g或换用红参10g;食欲差加焦三仙各15g;大便秘结加麻子仁15g,肉苁蓉30g。每日1剂,水煎取汁400ml,分早晚两次温服。连服3月以上。[董明娥.六君子汤三子养亲汤联合介入治疗中晚期肺癌60例.陕西中医,2013,34(6):705-706]

(十) 小儿咳嗽变异型哮喘

有效率88.57%。药物:甘草、陈皮、炙麻黄各3～5g,白术7～12g,五指毛桃、茯苓各10～15g,北杏仁、法半夏、苍耳子、僵蚕、款冬花、紫菀各5～10g,1剂/天,水煎250ml,3次/天,温服。[黎家楼.三拗汤合六君子汤治疗小儿咳嗽变异型哮喘70例临床观察.实用中医内科杂志,2013,(9):76]

(十一) 消化性溃疡

总有效率为93.5%。药物:党参20g、炒白术12g、茯苓12g、炙甘草6g、陈皮10g、姜半夏12g、黄连3g、吴茱萸3g、厚朴12g、海螵蛸20g、瓦楞子20g。随证加减:脾胃虚寒者,见面色少华,纳少乏力,呕吐清水,便溏,舌质胖,边有齿痕,苔白,脉缓或濡弱,加苍术15g,米仁20g,桂枝10g,干姜10g;肝胃郁热者,症见胃脘灼痛,口干口苦,舌红苔黄,脉弦,改黄连5g,吴茱萸1.5g,加焦栀子10g;伴阴虚者,去党参,改用太子参15g,加麦冬15g,川石斛15g。上方每剂加水500ml,浓煎至每剂200～300ml,每日1剂,分上下午服,2周为1疗程,连服2～3个疗程。全部病例随访1～2个

月。［徐欣欣．加味六君子汤治疗消化性溃疡 46 例．中国民族民间医药，2013，18：89］

（十二）慢性结肠炎

总有效率 97.5%。药物：党参 15g、炒白术 12g、茯苓 12g、炒白芍 24g、厚朴 10g、藿香 10g、苍术 10g、当归 20g、陈皮 10g、半夏 10g、炙甘草 6g。随证加减：里急后重明显者，可加木香 10g、槟榔 6g，行气导滞以除后重；脓血便明显去苍术、茯苓加大黄 10g；腹痛甚者去苍术加延胡索 15g、川楝子 6g。用法：每日 1 剂，水煎后早晚服，14 天为 1 疗程。灌肠法如下：黄芩 30g、黄连 15g、黄柏 15g、石榴皮 15g。用法：水煎浓缩 100ml 加地塞米松 5mg 于每晚睡前保留灌肠。［郭耀东．六君子汤内服加芩连煎灌肠治疗慢性结肠炎 40 例．基层医学论坛，2012，16（17）：2247-2248］

（十三）脾虚肝亢型多发性抽动症

总有效率 95%。药物：柴胡 6～12g，白芍 10～20g，炒枳实 6g，制甘草 6g，陈皮 6g，法半夏 9g，茯苓 12g，党参 10g，炒白术 10g，肝旺者加钩藤 15g，龙骨 20g，项背动者加葛根 15g，肢体动者加鸡血藤 15g，伸筋草 10g，冲动执拗者可酌加夏枯草 10g，炒栀子 10g，心气虚者可合甘麦大枣汤，日一剂，分 3 次服用。3 个月为一疗程。［韩雪．四逆散合六君子汤加减治疗脾虚肝亢型多发性抽动症 20 例疗效观察．第二十九次全国中医儿科学术大会"小儿感染性疾病的中医药预防"培训班论文汇编．223-224］

【临证提要】

本方是治疗脾胃气虚兼痰湿的常用方。以食少便溏，胸脘痞闷，呕逆，舌淡苔白腻，脉细滑为证治要点。临床常用于久泻、顽固性癫痫、反应性精神病、高脂血症、妊娠剧吐、糖尿病胃轻瘫、慢性阻塞性肺疾病稳定期、眩晕、功能性消化不良、中晚期肺癌、咳嗽变异型哮喘、消化性溃疡、慢性结肠炎、抽动症。

～ 牛 膝 散 ～

【来源】《医学心悟》卷四＼胞衣不下。

【组成】牛膝　川芎　蒲黄微炒　丹皮各二两　当归一两五钱　桂心四钱共为末

【用法】每服五钱，水煎服。

【功效】治胎衣不下，腹中胀急，此药腐化而下，缓则不救。

【主治】产后遍身青肿疼痛，及众疾。

【方解】本证属于下焦瘀血证，故用当归、川芎、蒲黄、丹皮，四药和血，桂心辛温以行之，牛膝下走以引之。诸药合用，共起活血化瘀、温通经脉之效。

【验案精选】

（一）痛经

王某某，18 岁，学生，1990 年 9 月 15 日初诊。自述 14 岁月经初潮，1988 年 10 月 12 日正值月经将来之时，与家人生气，之后每次逢月经来潮前 2～3 天小腹即发生疼痛，拒按，大汗淋漓，甚则晕厥。经行量少，色黯有血块，伴乳房作胀，舌质紫黯，脉弦涩。证属气滞血瘀，冲任瘀阻。治以牛膝散化裁。处方：牛膝、当归、蒲黄、乌药、香附、丹皮各 10g，川芎、桂枝各 6g，枳壳 6g。每日 1 剂，水煎服，嘱其月经前 1～2 天开始服，6 剂尽，排出瘀血数块，腹痛顿止，余症皆减。再服 3 剂，诸症皆无，病告痊愈。[詹瑞林.牛膝散新用.新中医，1995，（3）：57-58]

按 本例为经前伤于情志，致肝气拂郁，气滞血瘀，冲任阻塞，血海气机不利，经血运行不畅，故发痛经。方中枳壳、乌药、香附疏肝理气，当归、川芎、蒲黄、丹皮活血化瘀，少佐桂枝辛温以助活血，牛膝引诸药下行，直达病所。诸药共达行气活血、化瘀止痛之功。药中病机，故病愈。

（二）闭经

张某某，25岁，1990年3月10日初诊。自述1988年7月12日月经来潮之际，涉水淋雨而患感冒，痊愈之后即发闭经，月经数月不至，已逾半年。患者舌淡、苔白腻，脉沉弦。证属寒凝胞宫，瘀血内阻。治宜温经散寒，活血化瘀。治以牛膝散化裁。处方：牛膝、桂枝、川芎、艾叶、香附、乌药、吴茱萸各10g，当归、蒲黄、枳壳各15g，炮姜6g。每天1剂，水煎服，经前1～2天开始服。服药20余剂，次月有少量月经来潮，遵上方递进30余剂，月经恢复正常，病告痊愈。嘱其避免受寒及饮食生冷。[詹瑞林．牛膝散新用．新中医，1995，（3）：57-58]

按 月经期间，血室正开，此时冒雨涉水，感受风寒之邪，血为寒凝而拘，必致气滞血瘀。冲任瘀阻，胞宫被寒邪闭塞，经水阻隔不行，故经闭。方中用桂枝温经散寒，炮姜、艾叶温肾暖宫，牛膝、当归、川芎、蒲黄活血化瘀，枳壳、乌药、香附疏肝理气，牛膝兼引诸药下行，直达病所。诸药相伍，共达行气活血、温经止痛之功，故病健。

（三）产后腹痛

陈某某，26岁，1987年12月18日初诊。自述产后因用凉水洗尿布而致小腹部疼痛，呈阵发性发作，难以忍受。恶露量少有块，面色晦黯，舌紫，脉弦涩。证属寒凝经脉，气滞血瘀。治以牛膝散化裁。处方：制附子6g，桂枝、牛膝、乌药、蒲黄、川芎各10g，当归、香附各15g，益母草30g。每日1剂，水煎服。服完3剂，自述恶露较前增多，腹痛减轻，继服原方7剂，诸症痊，病告痊愈。[詹瑞林．牛膝散新用．新中医，1995，（3）：57-58]

按 产后正气较虚，又复感受寒邪，寒邪必乘血虚入胞宫而致血瘀，又恶露当下不下，积于体内，二者相合，必致腹痛。故方中用制附子、桂枝温经暖宫，通脉止痛，牛膝、川芎、当归、益母草、蒲黄活血化瘀以泄恶露，推陈出新，香附、乌药行气止痛，诸药相配，共达温养胞宫、活血止痛之功，故病愈。

【临床应用】

原发性痛经

总有效率为 88.6%，以酒洗牛膝为主药，辅以桂心、赤芍、桃仁、延胡索、当归、木香、牡丹皮，主药与各辅药量之比为 3∶1，以上各药均研为细末备用。每次用 9g，温酒或温开水送服，局部热敷 30 分钟。[缪锋. 牛膝散治疗原发性痛经 36 例临床观察. 浙江中医学院学报，2001，25（1）：29-30]

【临证提要】

本方是治疗下焦瘀血证的常用方。以腹中胀急疼痛，产后遍身青肿疼痛，舌质紫黯，脉弦涩为证治要点。临床常用于痛经、闭经、产后腹痛。

～ 三 化 汤 ～

【来源】《医学心悟》卷三。

【组成】厚朴姜汁炒　大黄酒蒸　枳实面炒　羌活各一钱五分

【用法】上药锉碎。每服 9g，用水 600ml，煎至 300ml，分二次服之，不拘时候。以微利为度。水煎二次作二次服，一日服 2 剂，以便行为度。

【功效】祛风清热、通腑导滞。

【主治】治中风入脏，热势极盛，闭结不通，便溺阻隔不行，乃风火相搏而为热风者。

【方解】本证属于外感风邪，内有积滞证，故用羌活以化风，厚朴以化滞，枳实以化痰，故曰三化。诸药合用，共起祛风清热、通腑导滞之效。

【验案精选】

（一）中风急性期

王某，男，75 岁，1998 年 5 月 7 日中午入院。入院时神识恍惚，右侧肢体不遂 2 小时，经头部 CT 检查确诊为左壳核出血约 24ml，舌质红，苔薄白，脉弦滑有力。入院时热象并不明显，当天早晨患者曾大便 1 次，故未予通腑中药，而是给予对症治疗。可是，次日晨起患者体温已达 39℃，神昏，气息急促，口鼻干燥，大便未行，舌质深红，舌苔黄厚而干燥，脉弦滑大数，与入院时相比，病情迅速恶化。辨证以痰热腑实为主，急煎三化汤不拘时鼻饲，药用大黄 10g（后下），枳实 10g，厚朴 10g，羌活 10g。至夜仍未大便，又予前方 1 剂加芒硝 10g 冲服。服药 2 小时后，患者大便 1 次，初为燥粪，异常臭秽，继之稀便，此后热势渐退，继续以三化汤口服，维持每日通便 1～2 次，以大便稍稀为准，48 小时后患者神志转清，头痛减轻，病情逐渐好转，调治 2 周后，复查头部 CT 显示出血已吸收一半。[赵德喜，姚金文．三化汤在中风病急性期的应用．长春中医药大学学报，2006，22（4）：23]

（二）中风中经络

郭某，女，76 岁，1996 年 5 月 3 日初诊。患者近 1 个月来，常出现一过性右侧肢体麻木无力。初未介意，后日渐加重，每天发作数次，每次持续 3～5 分钟。诊为脑血管痉挛。经降颅压、扩血管及脑细胞活化剂治疗半月无效，求治于中医。诊见：除上述见症外，伴头昏目朦，食欲不佳，大便 4～5 天一行，较干，BP136/98mmHg。舌黯淡、苔厚稍腻，脉弦滑有力。西医诊为脑血管痉挛。中医诊为中风中经络，证属腑气不通，痰瘀阻络，拟三化汤加味。处方：大黄、枳实、厚朴、羌活、桃仁、红花、地龙、竹茹、僵蚕各 10g。每天 1 剂，水煎服。3 剂，大便通下，量多。肢体麻木除。继服 3 剂，诸症均减，唯感疲乏无力，睡意频频，此为腑气得通，阳气未复，遂于上方加桂枝 10g，继服 3 剂，诸症消失。停药观察 1 年，未见复发。[朱树宽，郭月红．三化汤治疗中风举隅．新中医．2000，32：（3）：51-52]

（三）中风中腑

杨某，男，64 岁，1995 年 3 月 1 日初诊。7 天前患者早晨起床时，出现言语欠流利，右侧肢体瘫痪，急赴医院诊治。CT 示：左侧脑梗死。经脱水、扩血管等治疗 1 周，疗效不佳，遂转中医治疗。诊见：形体肥胖，言语不利，右侧肢体瘫痪，大便 7 天未行。舌淡胖、苔滑稍腻而厚，脉沉滑有力。诊为中风中腑。证属腑气不通，清窍被蒙，痰瘀阻滞，拟三化汤加味。处方：大黄（后下）、枳实、厚朴、羌活、桃仁、石菖蒲、远志、郁金各10g，钩藤、桑枝各30g。水煎服。服1剂，泻下黑硬便，量多奇臭。继服5剂，下肢可轻微上抬；继服20余剂，可缓慢行走，上肢可抬至肩，言语较流利。续服20剂，病渐向愈。随访1年，未再复发。[朱树宽，郭月红．三化汤治疗中风举隅．新中医．2000，32：（3）：51-52]

（四）中风中脏

汪某，男，65岁，1997年2月1日初诊。患高血压病20余年，半月前打麻将时突感剧烈头痛，随即昏仆于地，不省人事，口眼斜，右侧肢体瘫痪。CT示：左侧脑出血并破入脑室，经颅脑外科手术引流后，渐趋好转，但体温仍高，意识不清，不能言语，右侧肢体瘫痪，大便10余天未解，血压158/112mmHg，舌红、苔黄厚腻，脉沉实有力。诊为中风中脏，证属痰热上蒙，清窍不利，脉络不通，拟三化汤加味。处方：大黄（后下）、钩藤各30g，枳实、厚朴、羌活、竹茹、黄芩、菊花各10g。水煎鼻饲送服安宫牛黄丸。服1剂，大便通畅。继服5剂，意识渐清，虽不能说话，但能听懂意思，右下肢可抬离床面。守方去安宫牛黄丸，大黄减为10g，加桑枝30g，牛膝15g，继服20余剂，意识清楚，能进行简短对话，继服20余剂，病渐向愈。[朱树宽，郭月红．三化汤治疗中风举隅．新中医．2000，32：（3）：51-52]

（五）半身不遂（中风后遗症）

徐某，女，56岁，1994年12月15日初诊。因患脑梗死，住院治疗月余，渐趋好转，但遗右半身不遂，久治无效。曾服补阳还五汤无效；又予桃红四物汤合温胆汤仍无效。诊见：患者右侧肢体瘫痪，血压136/90mmHg，纳可眠安，大便不实，舌体淡胖、苔中部腻，脉沉细。诊为中风后遗症，证属痰浊阻滞，脉络不通，拟三化汤加味。处方：酒大黄3g，枳实6g，桑枝30g，厚朴、羌活、桃仁、地龙各10g。水煎服。服7剂，下肢可轻微上抬；继服7剂，右下肢可抬离床面，右上肢可轻微上抬。效不更方，继服30余剂，可扶杖慢行。1年后随访，基本康复。[朱树宽，郭月红．三化汤治疗中风举隅．

新中医．2000，32：（3）：51-52］

按 中风证，多为痰瘀阻滞清窍，脉络不通。现代医学研究证实，中风发作期出于应激，胃肠蠕动受到抑制，肠内容物积留，肠源性内毒素加剧了脑血液循环障碍。因此，清除肠道积滞，改善血液循环，从而降低颅内压，减轻脑水肿，确是治疗脑血管病不可缺少的重要一环。考三化汤，功善通腑泄浊，借助中焦胃腑下降之势，使上逆之气火痰浊随之而降，并使气血得以正常运行敷布，故疗效卓著。然三化汤治疗中风的关键，在于方中大黄的灵活运用。治疗脑血管痉挛（中经络），大黄10g与诸药同煎，取其味薄而通，气薄而泄，通下以缓上，从而解除脑血管痉挛。治疗脑梗死（中腑），大黄10～20g（后下），取其味厚而泄，气浊而通，直降下行，走而不守，可去除肠道积滞，解除脑水肿。治疗脑出血（中脏），大黄30～60g（后下）浓煎，取其量大力宏，气味雄烈，使上逆之气火迅速下降，从而降低颅内压，改善脑组织的缺血缺氧，把后遗症降到最低限度。治疗脑血管后遗症，大黄3～6g酒制同煎，取其升清降浊、活血行滞，促进功能的恢复，并可降低血脂、胆固醇，防止疾病的复发。值得注重的是，三化汤并非仅用于中风伴有便秘者，即使大便通畅，投以三化汤，并灵活掌握大黄的用量，可使清升浊降、气血和调，从而促进机体的迅速康复。

（六）脑栓塞

张某，女，23岁。1984年1月30日入院。产后汗出当风，一日突然眩晕头痛，恶心呕吐，肢麻萎软，活动欠灵，经医罔效，遂急诊入院。症见头痛眩晕，烦躁谵妄，肢体拘挛，麻木不仁，胸腹胀满，呕吐频作，痰涌涎溢。口腻干苦，不欲饮食，吞咽困难，便干溺黄。血压120/80mmHg。神呆痴笑，面色㿠白，两颧潮红，口眼㖞斜，唇暗舌淡，苔白滑腻，语言謇涩，气息重浊，脉沉细无力，肌肤欠温，四肢逆冷，左侧肢体瘫软（上肢肌力0级，下肢2～3级）。脑血流图检查：两侧脑血流量降低。诊断：脑栓塞。辨证：产后气血亏虚，卫阳失固，风袭寒凝，痰浊瘀阻，脑脉羁塞。治法：化痰开窍，降逆泄浊，温经散寒，益气养营，通脉活血。处方：羌活、枳实、厚朴、菖蒲、附子各 12g，桂枝、大黄、通草各 10g，半夏、当归各 15g，细辛 6g，黄芪、丹参、白芍、鸡血藤各 30g。日两剂，水煎 800ml，每 4～6 小时灌服 100～200ml。另丹参注射 20ml 加入 10% 葡萄糖 500ml 静滴，日一次。5 天后中药改为日一剂。3 月 10 日诊：诸症悉除，已下床活动，生活自理（左侧上肢肌力 3～4 级，下肢 4 级以上）。守上方去羌活、大黄，细辛减为 4g，加巴戟天、地龙等调扶证治，各项检查均恢复正常。于 4 月 4 日病痊出院。[王治强. 三化汤在治疗脑血管疾病中的应用. 陕西中医，1985，6（10）：455-456]

（七）脑血管痉挛

李某，男，60 岁。1982 年 10 月 22 日入院。突然头痛眩晕，胸闷烦乱，恶心呕吐，因急诊入院。症见头痛眩晕，心烦不安，胸满腹胀，呕恶不食，口苦咽干，痰涎涌溢，肢麻不仁，酸楚困痛，大便干结，小便短赤。血压 130/90mmHg。形高体盛，面赤气粗，舌质鲜红、苔黄厚腻，脉弦滑数。既往有高血压病史。诊断：脑血管痉挛。辨证：痰热上扰，蒙窍犯首，气血逆窜，脑脉迫塞，血管挛急。治法：通泄浊热，化痰开窍，活血通络，镇逆止痉。处方：羌活、菖蒲、远志各 10g，大黄、厚朴、枳实、钩藤、僵蚕各 15g，半夏、白芍各 12g，竹茹、丹参、夏枯草、牛膝各 30g，菊花 20g。日一剂，水煎服。11 月 11 日诊：诸恙若失，拟杞菊地黄丸调理善后，痊愈出院。[王治强. 三化汤在治疗脑血管疾病中的应用. 陕西中医，1985，6（10）：455-456]

（八）高血压危象

崔某，男，71 岁。1983 年 2 月 24 日入院。秉性刚烈，易恼多怒。因纠纷突然眩晕头痛，疼如刀劈，烦乱如妄，坐卧不宁，乏呕吞酸，口腻干苦，纳谷不馨，脘腹胀满，便干溺赤，虽医疗效甚微，因而住院治疗。血压 180/120mmHg，神清烦躁，面目俱赤，唇舌干红，苔黄黑腻，声高息粗，脉弦滑数。诊断：高血压危象。辨证：肝阳暴张，气血上逆，痰火壅盛，迫阻滞脑。治法：平冲降逆，镇肝潜阳，清热泄火，化痰开窍，活血通络。处方：大黄、枳实、厚朴、羌活各 10g，半夏 12g，竹茹、钩藤、生龙牡各 30g，赤白芍、丹参各 15g。日一剂，水煎服。迭进 8 剂，诸症均除，血压降至 140/90mmHg。于 3 月 5 日痊愈出院。［王治强. 三化汤在治疗脑血管疾病中的应用. 陕西中医，1985，6（10）：455-456］

按 头为"清灵之府"。倘若气机逆乱，血气失和，血随气逆，痰火浊瘀挟持逆菀，上干头脑，其清旷之区，灵明之府，必为诸邪弥漫，闭阻窍络，清气不升，浊气不降，以致发生眩晕头痛，甚则倾仆卒中等之脑血管疾病。刘完素认为，眩晕头痛或卒仆中风，缘由风火挟痰而"多滞九窍"，见"内有便溺之阻格"，"故以大药和治之"，"宜以三化汤通其滞"，但得诸窍爽利，血气和平，其病"能自愈也"。

三化汤为小承气加羌活，乃变通之法。羌活在这里不独具祛风，重则是升举清气，宣郁开窍，疏通经络，其与小承气汤配伍，具有一升一降，一开一通，调和血气的特殊作用，小承气汤不仅清热泄火，宽中行气，而更具有降泄痰浊，通瘀导滞的奇异功能。因此，用治脑血管疾病急性期，可使诸窍畅利，清升浊降，气顺血和而病趋愈。临床还证实，本方具有明显降压作用，这是由于它的升降协调气机功能作用于降低颅内压增高的缘故。

【临床应用】

中风

总有效率 93.3%。药物：大黄 12g、枳实 9g、厚朴 6g、羌活 9g、瓜蒌 30g、胆南星 10g。失语或语言不利者加石菖蒲、郁金，面色潮红、急躁易怒者加生龙骨、生牡蛎、玄参，舌质黯淡、苔薄白，伴心慌、气短、自汗者加黄芪、人参、炙甘草等。［李霞，窦逾常. 三化汤加味治疗中风 60 例. 吉林中医药，2008，28（5）：337］

【临证提要】

本方是治疗中风急性期，半身不遂（中风后遗症），脑栓塞，脑血管痉挛，高血压危象的常用方。以大便闭结不通，热势极盛为主症。证属外感风邪，内有积滞，故用羌活以化风，厚朴以化滞，枳实以化痰。

～ 升麻葛根汤 ～

【来源】《医学心悟》卷四。

【组成】 升麻一两　芍药一两　炙甘草一两　葛根一两五钱

【用法】 上为粗末。每服三钱〔9g，用水一盏半，煎取一中盏，去滓，稍热服，不拘时候，一日二三次。以病气去，身清凉为度（现代用法：作汤剂，水煎服，用量按原方比例酌减）〕。

【功效】 解肌透疹。

【主治】 麻疹初起。疹发不出，身热头痛，咳嗽，目赤流泪，口渴，舌红，苔薄而干，脉浮数，流行性感冒，急性扁桃体炎。（本方除用治麻疹外，亦治带状疱疹、单纯性疱疹、水痘、腹泻、急性细菌性痢疾等属邪郁肌表，肺胃有热者）。

【方解】 麻疹之疾，是由小儿肺胃蕴热，又感麻毒时疫之邪所致。若麻疹初起，又遇外邪袭表，抑遏疹毒外达之机，以致疹发不出，或疹出不畅。麻毒、外邪犯肺，邪正相争，清肃失调，故初起可见身热头痛、咳嗽、脉浮数等肺卫症状；风邪疹毒上攻头面，故目赤流泪；热灼津伤，则口渴、舌红苔干。治当辛凉解肌，透疹解毒。方中升麻辛甘性寒，入肺、胃经，解肌透疹，清热解毒为君药。葛根味辛甘性凉，入胃经，解肌透疹，生津除热为臣药。二药相配，轻扬升散，通行肌表内外，对疹毒欲透未透，病势向外者，能因势利导，故为透达疹毒的常用组合。方中芍药当用赤芍，味苦性寒而入血分，清热凉血之中兼能活血，用以解血络热毒，为佐药。使以炙甘草调和药性。四药配伍，共奏解肌透疹之功。

【验案精选】

（一）带状疱疹后遗神经痛

刘某，女，60岁，2003年7月15日初诊，3个月前右侧胁肋部皮肤出现许多疱疹，小水疱沿皮神经分布呈带状排列，局部灼热刺痛，经当地医院皮肤科诊断为带状疱疹，经西药治疗后，7天疱疹消退，但患部仍灼热刺痛，其间经中西医治疗无效。诊见：患者痛苦面容，右胁肋有排列成带状的色素脱失斑，拒触摸，舌红，口干，脉弦数。证属：余毒未尽，气阴不足，气血瘀滞。治以清热解毒，活血化瘀，益气养阴，解肌，通络止痛。处方：升麻10g，葛根20g，白芍30g，甘草10g，紫草30g，水煎服，每天1剂，分3次服用。药进6剂后，疼痛明显减轻，效不更方，继服6剂后，随访诸症尽消。

按　带状疱疹的病因是热、湿、毒三种病邪所造成的，经过适当治疗后，疱疹消退，但热毒未清，湿热未尽而滞留肌肤，则遗痛不止。其次，患者多为老年，脏腑之气已衰，带状疱疹属热病，热毒最易损伤阴血，长期热郁，阴津渐耗，导致阴虚血少，肌肤失养，造成"不荣则痛"。此外，老年患者或长期慢性病患者，脏腑气衰，肝的疏泄功能亦减，本病素体肝火旺盛，复感湿热毒邪，阻滞肝经，蕴结肌肤，虽经治疗，肝经湿热已除，所引起的肝气郁结，更易导致血瘀，造成气血凝滞，"不通则痛"。总之，带状疱疹后遗神经痛多由于热毒郁火未净，气阴不足，肝郁气滞三种原因所造成的局部气血凝滞，痹阻经络，以致经络挛急而引起的"不通则痛"和局部肌肤失养所致的"不荣则痛"。本方中的升麻具有解肌透疹而清解热毒的作用，葛根具有解肌透疹、解热生津的作用，紫草具有凉血活血、解毒透疹的作用。三药配伍，不但增强辛凉解肌之力，而且加强解毒之力。白芍具补血和血、柔肝止痛、清解血络热毒之功，甘草具有益气补中、清热解毒、缓急止痛、调和诸药的作用。且白芍、甘草配伍增强缓急止痛之功。诸药合用，以开启腠理、发散郁热、活血化瘀、凉血解毒、通络止痛为主，急则治其标，毒解络通，疼痛自止；养阴益气为辅，兼顾其本，阴复气增，脏腑功能恢复，疾病自愈。此乃虚实同治，标本兼顾之法，故能取效速捷。笔者在治疗过程中，未发现任何不良反应，临床应用有效、安全、经济。值得推广应用。[董德翠，王璐瑜.升麻葛根汤加味治疗带状疱疹后遗神经痛26例疗效观察.中国民族民间医药，2009，18（5）：103-104]

（二）鼻渊

张某，女，20 岁，2003 年 10 月 8 日初诊。反复鼻塞，涕黄，头痛 1 年，时轻时重，每逢外感加剧，近日受冷空气影响又发鼻塞，流浊涕，前额胀痛，CT 检查为"额窦慢性炎症病变"。诊见鼻塞、流黄涕，前额疼痛且上午重、下午轻，伴头昏，记忆力下降，咽干，微咳，痰多黄稠，苔薄黄、舌质红、脉滑。用升麻葛根汤加味。升麻、葛根、赤芍各 15g，苍耳子、黄芩各 12g，银花、连翘各 20g，白芷、生甘草各 10g。水煎 2 次，分服，每日 1 剂。加减共服 30 剂，鼻塞流涕除，头昏头痛消，继以玉屏风胶囊合通窍鼻炎片巩固疗效。随访半年，偶有鼻塞，但无浊涕。

按 本例系肺中热盛，上熏鼻窍，窍脉被壅故用清肺解毒，清热化痰药佐以疏风通鼻窍药物，以升麻葛根汤为载体直达鼻窍，使肺热清，痰浊化，鼻窍通而鼻渊除。［郑通美．升麻葛根汤治疗头面部疾病体会．实用中医药杂志，2004，20（12）：709］

（三）皮肤粟疹

林某，女，37 岁，2003 年 5 月 20 日初诊。2 天前感脸部微痒，翌日出现粉红色皮疹。诊见颜面散在皮疹，呈粟米大小、色红、抚之碍手、略痒，伴目赤头痛，咽干喜冷饮，大便干结，溲黄，舌尖红，苔黄，脉滑数。用升麻葛根汤加味。升麻、葛根、赤芍各 15g，生甘草、桑叶各 12g，蝉蜕、丹皮各 10g，野菊花 20g。3 剂，水煎服，日 1 剂。嘱忌食辛辣刺激食物。服药后症减大半，效不更方，原方续服 3 剂，疹消颜净，随访 3 个月，粟疹未发。

按 本例乃风热上犯，热毒壅阻于面部肌腠而成，病位在上在外，病性属风热热毒。升麻葛根汤方中升麻、葛根上行头面外达肌表腠理、散热解毒、疏风透疹，赤芍、丹皮凉血散壅，蝉蜕、桑叶疏风清热、透疹止痒，野菊花、生甘草清热解毒。诸药共奏清热、祛风、消壅之功，使肌腠舒而颜面粟疹愈。［郑通美．升麻葛根汤治疗头面部疾病体会．实用中医药杂志，2004，20（12）：709］

（四）眩晕

陈某，男，60 岁，2003 年 8 月 2 日初诊。2 年前起病，反复而作，常自购补品食后诸症稍减，近日遇劳后眩晕又作，经查血压、血常规、心电图均正常，多普勒检查报告为"椎–基底动脉供血不良"，曾用尼莫地平等扩张大脑血管药效果欠佳。症见眩晕，视物旋转，平卧稍轻，步履不稳，伴耳鸣重听，两肩沉胀，纳谷尚可，二便调，舌质淡红，苔薄白，脉细。用升麻葛根汤加味。升麻 6g，葛根 10g，党参、炙黄芪、酒白芍、熟地各 20g，炙甘草12g，5 剂，水煎服，每日 1 剂。服药后诸症略减轻，再服原方 5 剂后眩晕大减，步履已稳健。再服 5 剂，诸症基本未发，后以补中益气丸合六味地黄丸善后，随访半年，眩晕偶作。

按 本例积劳成疾，损元伤气，又值花甲之年，精髓渐亏，脑海不足之头部虚弱性疾病。升麻葛根汤升阳，携益气填髓药物至大脑，使髓海满盈，脑窍清灵，故眩晕少发。［郑通美．升麻葛根汤治疗头面部疾病体会．实用中医药杂志，2004，20（12）：709］

（五）水痘

袁某，女，20 月。1988 年 3 月 10 日，以发热 2 天，出疹 1 天之代诉（其母）就诊。患儿 2 天前发热、咳嗽、流涕，家人以为感冒，自服小儿感冒冲剂 3 包，热未退，次日面部及手足背上首先出现大小不等、散在的疱疹，中心有细小水疱，渐至全身出现，以胸背较多，双上肢及胸前搔抓破溃有浆液渗出，伴面目红赤，烦躁哭闹，舌质红、苔薄黄，脉数指纹色紫。血常规检验：WBC 8.8×10^9/L，N 0.56，L 0.44，诊为水痘。系感受时邪，口鼻而入，蕴郁脾肺，外发肌表。治宜透邪解毒，清热利湿，以升麻葛根汤加味：葛根、滑石、藿香各 6g，薄荷（后下）、升麻、赤芍、黄芩、竹叶各 3g，蒲公英 9g，生甘草 2g。水煎取汁 150ml，4～6 次/天服完，服 1 剂后热即退，全身出现较密集的小丘疹，散在少数水疱，原方再服 2 剂后，皮疹消退，水疱结痂，遂以饮食调养而愈。［邓芝厚．升麻葛根汤在儿科出疹性疾病中的应用．陕西中医，1992，13（7）：321–322］

(六) 风疹

赵某，女，1.5 岁。1986 年 12 月 18 日，以发热 2 天，出疹 1 天之代诉（其母）就诊。患儿 2 天前发热，T39.2℃，咳嗽，曾在村卫生所按感冒治疗，热不退，面部、胸前出现细小红疹，渐增多融合、瘙痒，耳后、项后发际上有膺核肿大，便秘尿赤，舌质红、苔薄黄，脉数，指纹色紫。血常规检验：WBC9.8×10^9/L，N 0.46，L 0.54。证属风疹，因感受时邪，口鼻而入，郁于肺卫，蕴于肌腠，搏于气血，发于皮肤。治宜清热疏表解毒，以升麻葛根汤加味：葛根、薄荷、赤芍、牛蒡子、蝉蜕各 5g，连翘 9g，荆芥、升麻各 3g，板蓝根 10g，生甘草 2g。每日 1 剂，水煎取汁 150ml，频频饮服。服 3 剂后，体温正常，皮疹消退，诸症消失而愈。[邓芝厚. 升麻葛根汤在儿科出疹性疾病中的应用. 陕西中医，1992，13（7）：321-322]

(七) 幼儿急疹

焦某，男，10 月。1988 年 5 月 24 日，以发热 2 天，出疹半天之代诉（其母）就诊。患儿 2 天前发热，服退热药未退，于 1 天前肌肉注射退热药 1 支，体温骤降，次日晨起发现全身有玫瑰色红丘疹，臀部较密集，耳后膺核稍肿，又发热，T38.2℃，伴烦躁哭闹不宁，小便少，舌质红、苔薄，脉数，指纹沉紫达气关。血常规检验：WBC 11.0×10^9/L，N 0.64，L 0.36。证属奶疹。因外感热邪，郁于皮肤，发于肌表而致。治宜透邪解毒，用升麻葛根汤加味：处方：升麻、赤芍各 3g，葛根、玄参各 5g，连翘、花粉、蒲公英各 6g，生甘草 2g。日服 1 剂，水煎取汁 100ml，频频喂服，服 2 剂后，体温正常，皮疹消退而愈。[邓芝厚. 升麻葛根汤在儿科出疹性疾病中的应用. 陕西中医，1992，13（7）：321-322]

(八) 皮肤黏膜淋巴结综合征

郑某，女，3 岁。1989 年 1 月 8 日，以发热 10 天，出疹 3 天之代诉（其母）就诊。患儿近 10 天来发热，T39～40℃间，伴咳嗽、恶心，曾在某院儿科住院，用氨苄青霉素、先锋霉素、输血、补液支持疗法，热不退。近 3 天见面部、双上肢有形状不一、大小不等红色斑疹，手足心红肿，皮肤变厚变硬，结膜、口腔黏膜充血，咽红，双侧扁桃体Ⅰ度肿大，全身浅表淋巴结肿大，血常规检验：Hb 86g/L，RBC：$3.5×10^{12}$/L，WBC：$12×10^9$/L，N 0.72，L 0.24，M0.04，ESR3mm/1小时末，ASO（－），肥巴达反应（－），诊断为皮肤黏膜淋巴结综合征。因无特殊治疗方法，要求服中药治疗。刻诊：壮热烦躁，面红目赤，唇舌干燥，便秘尿赤，全身散在皮疹，色红，手足心红肿，耳、颌下、腋窝、腹股沟瘰核肿大如杏核，舌红绛、苔薄微黄，脉细数，指纹紫，达气关之上。证属温病发斑，为感受热毒，内迫气营，外犯肌腠而致。治宜解肌透邪，清营泄热，用升麻葛根汤合清营汤加减：生地、连壳、板蓝根、玄参各10g，红花、竹叶、升麻各5g，葛根、花粉、赤芍各6g，生甘草3g。每剂水煎取汁200ml，4～6次/天服完。服3剂后热退，皮肤斑疹渐退，原方去竹叶，加紫草10g，再服3剂。皮肤斑疹消失，手足心皮肤呈片状脱落，继以沙参麦冬汤加蝉蜕、紫草、红花，连服10剂，手足心红肿消退，皮肤无脱屑，ECG检查未见异常改变。[邓芝厚．升麻葛根汤在儿科出疹性疾病中的应用．陕西中医，1992，13（7）：321-322]

按 肺主皮毛，脾主肌肉。疹是发于皮肤肌肉之间的疾病，究其因当为脾肺郁热所致。故选升麻葛根汤为主方，以升麻升散疏皮毛，发表透疹，清热解毒；葛根轻扬开腠理，解肌透疹，生津除热，配赤芍凉血和营，泄血中热毒；甘草益气解毒。四药组方，共奏解肌透疹之效，使皮毛开疏，腠理开畅，毒邪外泄，疹疾乃除。临证灵活变通，酌加清热解毒，清营凉血，生津利湿等药物，治疗各种小儿出疹性疾病，皆可获效。

（九）带状疱疹

张某，女，44岁，已婚，工人。2001年4月12日初诊。述右腰部皮肤出现疱疹，呈带状，局部灼热疼痛已6天，曾治未效。今诊，尚见微寒微热，欲汗不得，因痛而不能入寐，苔薄黄，脉浮稍数。此乃热毒犯及腰部皮肤，欲从外解而不得之候，当透发毒邪。方用升麻9g，葛根18g，白芍12g，紫草15g，甘草6g，水煎，分3次服。2剂而汗出寒热止，5剂而疱疹大部分结痂，8剂而愈。

按 此案为邪毒犯及腰部皮肤。其所以用升麻葛根汤加紫草者，以患者有寒热欲得汗解而不能也，故用上方解毒、发散，令邪外出而愈。[陈国华．升麻葛根汤发挥．中国中医药报，2005，(03)，31]

（十）风热感冒

刘某，男，56岁，工人。2001年12月21日初诊。10天前，突然发生恶寒发热，咽干，微渴，微咳，咳则汗出，周身不适。次日，又见咯吐黄痰。他处求治，前医予麻杏石甘汤、桑菊饮加减，数剂未效。今诊，仍发热，但不恶寒，且见咽喉作痛，苔薄黄，舌质红，脉浮数。此乃风热犯及肺卫，当辛凉解表，清宣肺热。药用升麻9g，葛根18g，白芍、牛蒡子、桔梗各12g，甘草6g。2剂而热退，余症皆轻，4剂而愈。

按 微寒发热，或但热不寒，汗出，周身不适者，风热在卫也；咳咯黄痰，咽喉干痛者，风热犯肺，并上灼咽喉也；微渴者，胃有微热。苔黄舌红，脉浮数者，风热之象也。故用上方疏风散热，清宣肺热而收捷效。[陈国华．升麻葛根汤发挥．中国中医药报，2005，(03)，31]

（十一）喉痹

姚某，女，45岁，农民。1994年5月23日初诊。述咽喉肿痛，吞咽则剧已半月。初起即见咽喉肿痛，并有恶寒发热，微汗，头昏而痛。前医予银翘散加减，并配合冰硼散吹喉，数日不效；又予银翘马勃散合玄麦甘桔汤化裁，并加用青霉素肌注，5日后，仍无显效。今诊，咽喉肿痛，但热不寒，微汗，口渴饮多，苔薄黄，脉洪数。遂辨为喉痹，乃阳明经热邪不得外透。宜清解阳明。药用升麻9g，葛根18g，白芍、知母各12g，生石膏30g，1剂而汗出热退，口渴大减，3剂而诸症除，继用竹叶石膏汤加减善后。

按 此例咽喉肿痛，由风热所致，治而不解者，邪热入里，犯及阳明经而不得外出之故。用升麻葛根汤加石膏、知母清解阳明，令邪热外透则收满意之效。[陈国华．升麻葛根汤发挥．中国中医药报，2005，(03)，31]

（十二）口疮

朱某，男，16岁，中学生。1999年10月15日初诊，述9月13日发生腹泻，日 3～5 次，伴腹痛肠鸣，食少乏味。经用西药治愈后，不到 1 周，即出现口疮（舌尖、舌左右侧各 1 个），局部灼热疼痛，不能进食热、硬、咸、辣之物，只能进食微温稀粥。经服用多种维生素片、维生素 B_{12} 半月，仍未效。加服中药清胃散或竹叶石膏汤化裁治之，其病依然如故。今诊，下唇内侧又见两个口疮，项背有拘急感，微微恶风，苔黄，脉稍数。遂辨为胃热挟太阳经腧不利之证。宜清胃解肌。药用升麻 9g，葛根 15g，白芍、黄连各 12g，甘草 6g，水煎，分 3 次服。6 剂而诸症尽去，继用四君子汤加味调理，2 剂告愈。

按 口疮灼热而痛，进热食或咸或辣之物即剧者，胃经实火也；项背拘急恶风者，太阳表证致经腧不利也，故用升麻葛根汤加重黄连，既解太阳，又清胃火而获非常之效。[陈国华．升麻葛根汤发挥．中国中医药报，2005，（03），31]

（十三）前额作痛

余某，女，46 岁，商人。1994 年 10 月 28 日初诊。述前额部疼痛已 3 月余。曾经西医多次检查，均诊断为"神经血管性头痛"。发病第二天即开始治疗，但用西药或中药皆只能暂缓一时之痛而已。今诊，患者前额胀痛，上午较重，下午较轻，此外，胃脘部有灼热感，口干饮少，倦怠乏力，劳则气短，舌质鲜红，苔少，脉细数。此乃胃中气液不足之征。当补益胃中气液，升提胃气。药用升麻 6g，葛根、石斛各 15g，人参、白芷各 12g，甘草 3g，水煎，分 3 次服。2 剂知，5 剂已。继用六君子汤加山药、石斛、葛根调理，数日而愈。

按 胃脘灼热，口干饮少者，为胃中津液虚乏表现；倦怠乏力，劳则气短者，中气亏损也。胃中气液亏损，不得上头，故前额胀痛。舌红苔少，脉细数者，气液不足之征兆。故用上方补气液、升胃气而获治愈。[陈国华．升麻葛根汤发挥．中国中医药报，2005，（03），31]

（十四）破伤风

童某，男，28 岁，农民。1964 年 5 月 11 日初诊。患者于二十多天前，因耕田失慎，右脚小趾破伤出血，自己用土法处理后感染溃脓。三日后突然高热寒战，全身关节疼痛，不能饮食，并逐日加重。继而四肢抽搐掣痛（右侧明显），角弓反张，牙关紧闭，不能起坐。经某医院确诊为破伤风，连续治疗，证未得减。诊得舌淡苔微燥，脉弦数。拟升麻葛根合三木汤加味：葛根、白芍、钩藤、独活各 15g，木瓜、木通、牛膝各 12g，全虫、木香各 9g，蜈蚣 3 条，升麻、甘草各 6g。浓煎取汁，每 3 小时灌喂 1 次。二诊：上方服 8 次后，解黏液便 3 次，头及右侧手足掣痛大减，略能起坐，开始进食。予前方加防风、蝉蜕各 12g。三诊：头项痛除，四肢已能动弹，但欠灵活。前方去防风、蝉蜕，加当归、姜黄各 12g。四诊：四肢挛痛、角弓反张基本痊愈，已能自己来诊。拟方善后：生地、白芍、玉竹、天麻、首乌各 12g，牛膝、石斛、秦艽、续断各 10g。连服数剂而瘥。

按 本病由于外伤小趾，风湿邪毒乘隙侵入，循少阳经上扰，侵犯厥阴与肝风相合，故现四肢抽搐掣痛，角弓反张，牙关紧闭等症。方中升麻、葛根分入太阳、阳明二经以解肌透邪；白芍柔肝息风，钩藤、蜈蚣、独活祛风除湿止痉；木瓜、木香、木通清利郁热、疏达气机，后投养血益阴、祛风活络之品以善其后，故能短期治愈，至今未发。[罗再生．罗绍景运用升麻葛根汤治疗疑难杂症经验．江苏中医杂志，1987，（4）：7-8]

（十五）喉风重症

陈某某，女，46 岁，居民。1967 年 1 月 4 日初诊：患者寒热，头身疼痛，咳嗽 4 天。经中西医结合治疗后头痛好转，继见左侧扁桃体肿大疼痛，张口困难，饮食难进，颈项强硬，夜晚发热，舌红苔黄，脉浮缓无力。细究本病乃属风寒外束、郁热内蕴之喉风重症。治拟升麻葛根汤加味：葛根、白蒺藜、牛蒡子、玄参、怀牛膝各 12g，薄荷、僵蚕、桔梗、赤芍、丹皮各 9g，荆芥、升麻各 6g，甘草 3g。二诊：咽喉肿痛、咳嗽、项强均减大半。热退，口张复原，食欲已旺，苔薄白，脉细缓。拟麦门冬汤加味：沙参、怀山药各 15g，玄参、麦冬各 12g，桔梗、连翘各 10g，姜半夏 9g，甘草 5g。连服二剂而安。

按 手阳明、手太阴循经皆过颈侧。今由于外感风寒之邪，首犯肺卫，循经传于相表里的大肠经，与阳明郁热合邪上扰咽喉，更兼前医温燥太过，致阴伤而血络受损，故见咽喉红肿疼痛及颈项强痛等症。拟升麻葛根汤加味，旨在解表透邪，散热解毒，更佐以玄参、牛蒡子、薄荷、桔梗、僵蚕、赤芍、丹皮、荆芥等祛风利咽活血之品共奏殊功。[罗再生．罗绍景运用升麻葛根汤治疗疑难杂症经验. 江苏中医杂志，1987，（4）：7-8]

（十六）口眼㖞斜

罗某某，女，32 岁，居民。1969 年 11 月 30 日初诊。患者口眼向右侧㖞斜，右眼红赤涩胀 3 天。舌淡白，脉弦缓。审系血虚生风，阳热上冲所致。拟升麻葛根汤合四物汤加味：升麻、防风、僵蚕各 9g，葛根、白芍、生地、钩藤各 12g，当归 10g，川芎 7g，怀牛膝 6g，全虫、甘草各 3g。三剂。二诊：口眼㖞斜转正，目赤涩胀全退。拟方善后：当归、藁本、白芷、威灵仙、陈皮各 9g，白芍、蔓荆子、桔梗各 10g，川芎 7g，钩藤 12g，生地 15g，怀牛膝 6g，甘草 3g。连服四剂而瘳。

按 口唇之病与足阳明胃脉有着密切关系。由于患者平素脾胃功能低下，气血衰少，肝木失养，血虚生风，而见口眼㖞斜，阳明郁热上冲，故现右眼红赤涩胀之症。方中以升麻葛根汤升散阳明郁热，配四物汤等药以养血活血，息风止痉，取"治风先治血，血行风自灭"之意，药证相合，故收显效。[罗再生．罗绍景运用升麻葛根汤治疗疑难杂症经验. 江苏中医杂志，1987，（4）：7-8]

（十七）口肌板滞

熊某，男，37 岁。1969 年 3 月 17 日初诊。患者十年前发生说话与进食时口肌板滞不灵活，伴见下眼睑作胀，经多方治疗，时作时止。近来前病加重，口肌板滞犹如黏胶已一周，经治鲜效，故转来诊。查其苔中淡黄，脉弦缓。系阳明郁热所致。拟用养血活血祛风为治，取升麻葛根汤合四物汤加味：升麻、当归、防风各 10g，葛根、白芍、生地、钩藤各 12g，川芎、威灵仙各 10g，怀牛膝 6g，甘草 3g。三剂。二诊：口滞消，睑胀退。时觉头晕，欲吐，食少，肢软，苔淡白，脉细缓。为中气未复之故。故用归芍六君子汤合温胆汤加姜、枣、防风、钩藤调理而愈。

按 《内经》："脾开窍于口，脾和则口能知五味矣。"又说："胃足阳明之脉，挟口交人中。"说明口唇不仅是脾的外窍，同时又为胃和大肠经脉所绕，下眼睑也属于脾胃经络所分布。本案由于血虚生风，肠胃郁热上冲，影响面部血液循环，而呈现出口肌板滞如胶黏之证。故方以升散阳明郁热之品为主，养血活血，祛风活络之品为辅，服后初见显效，继以补中健脾，除热化痰之品。扶正除邪，标本兼顾，于是药到症除，获得痊愈。[罗再生. 罗绍景运用升麻葛根汤治疗疑难杂症经验. 江苏中医杂志，1987，(4)：7-8]

（十八）副鼻窦炎

李某某，男，23岁，学生，1998年3月6日初诊。头痛、鼻阻，流脓性浊涕3天，舌淡红略胖，苔薄黄，脉略数。检查：鼻黏膜充血、肿胀，两侧中鼻道积脓，双上颌窦区压痛明显。经本院X线拍片诊为"双侧上颌窦炎"。辨证为清气不升，邪热壅上。治以升清疏表，清热解毒。处方：升麻10g，葛根10g，赤芍10g，蒲公英20g，鱼腥草20g，黄芩10g，银花20g，桑皮10g，桔梗10g，白芷10g，川芎10g，甘草6g。局部点1%呋麻液。服药4剂后，症状基本消失，检查鼻黏膜充血减退。再服4剂巩固疗效，至今2年多未复发。[王本祥，刘媛. 升麻葛根汤在耳鼻喉科的运用. 四川中医，2002，20（1）：70]

（十九）急性卡他性中耳炎

逄某某，男，36岁，1998年6月7日初诊。因感冒后耳闭3天，听力减退，两侧鼻黏膜轻度充血，下鼻甲稍大，鼻道无积脓，双外耳道通畅，两侧鼓膜轻度内陷，垂骨柄轻度充血，听力检查为传导性耳聋。诊断为急性卡他性中耳炎。辨证：风寒余邪，闭阻清窍。治以升清疏邪，通经宣窍。处方：升麻10g，葛根10g，白芍10g，白术10g，黄芪15g，菖蒲10g，柴胡10g，川芎10g，香附10g，白芷10g，甘草10g。嘱自行捏鼻鼓气数次，并行鼓膜按摩，日数次。服药4剂后，自觉症状消失，查鼻腔黏膜充血已退，下鼻甲不大，捏鼻鼓气法，咽鼓管通畅，鼓膜充血消失，听力正常。[王本祥，刘媛.升麻葛根汤在耳鼻喉科的运用.四川中医，2002，20（1）：70]

（二十）慢性咽炎

周某某，女，46岁，1999年8月9日初诊。咽部不适，干，隐痛，异物感2年，纳差，舌淡胖，苔薄，脉细缓。咽部视诊：咽部广泛轻微充血，咽后壁淋巴滤泡大而扁平，色淡红。诊断为：慢性咽炎。辨证属清气不升，咽门失养。治以升清益气，清润咽喉。处方：升麻10g，葛根10g，黄芪15g，党参10g，白术10g，陈皮10g，当归10g，麦冬10g，玄参10g，五味子10g，甘草10g，知母10g。服药4剂后，症状消失，复查咽部正常，至今2年未复发。[王本祥，刘媛.升麻葛根汤在耳鼻喉科的运用.四川中医，2002，20（1）：70]

按　升麻葛根汤加味，在耳鼻喉科中的清气不升、邪热壅上、邪阻清窍等治疗中，均收到满意的疗效。祖国医学认为：耳鼻皆称清窍，清气升于巅顶，则诸窍通利，咽部属肺、胃之关，大气水谷出入吐纳之道，可称为清道，清气不升，则窍道失于濡养，容易感受六淫之邪，而产生耳鼻喉各科炎性疾病，常用药物有升麻、葛根、甘草、黄芪、党参、白术、柴胡、白芍、白芷、菖蒲、桑皮等，又气为血帅，气停则血停，而清气不升往往兼有血滞，需加理气活血之品，如知母、川芎、青皮、枳壳等味。另外，补益肺气常加麦冬、五味，补益脾胃常加蔻仁、神曲、麦芽、陈皮，补益肾气常加益智仁、枸杞子、菟丝子、淫羊藿，祛风加羌活、防风、薄荷，祛寒加荆芥、细辛，祛湿加苍耳、苍术、车前子、薏苡仁，祛火加黄芩、栀子、黄柏、知母，清热解毒加银花、连翘、蒲公英、鱼腥草、夏枯草等。[王本祥，刘媛.升麻葛根汤在耳鼻喉科的运用.四川中医，2002，20（1）：70]

（二十一）肤轻松皮炎

董某某，女，47岁，1983年12月来诊。始因于田野间劳作，风砂扑面，面部不适，人告常抹肤轻松软膏可解。连抹四十余日，来诊时面部毛细血管扩张，色油亮，自觉局部拘急如有物箍，并似辣椒搓于其上。诊为肤轻松皮炎，即投加味升麻葛根汤（升麻 10g、葛根 2g、甘草 10g、白芷 15g、蝉蜕 4.5g、僵蚕 10g），连服九剂而愈。时过不久，不相信肤轻松软膏会酿成此患，更一抹之，前证又作。再投上方六剂而愈。

按 升麻葛根汤乃宋代钱乙所立之方，仅升葛芍草四味，清代医家汪昂将其收入《汤头歌诀》，谓有"阳明升散"之功。经络学说认为，面部乃是阳明胃经独过之处（即所谓"面主阳明"），患者宿有风热邪，循经上行于面，遇肤轻松软膏长期涂抹，外邪引动内邪，诸症随现。本方升而兼散，再加白芷以祛风散湿，加蝉蜕以祛皮肤疮疡风热，加僵蚕以去皮肤间诸风，三药皆清轻上行，与原方协同，共奏清热、除风、散邪之效。［王旭．加味升麻葛根汤治疗面部肤轻松皮炎．黑龙江中医药，1985，（1）：29］

（二十二）面神经炎

某女，26 岁，2011 年 1 月 26 日初诊。患者 3 天前因受风引起左侧眼睑闭合不全，迎风流泪，抬眉不利，鼓腮漏气，前额皱纹消失，鼻唇沟变浅、口角下垂，露齿时口角向右侧偏歪。平素喜食辛辣，口干，晨起口苦，小便发黄，大便偏干。舌质红，苔薄黄，脉浮数。处以升麻葛根汤合升降散加减。药用：升麻 30g，葛根 30g，白芍 15g，甘草 6g，僵蚕 12g，蝉蜕 12g，大黄 6g，片姜黄 9g，浮萍 12g，生麻黄 9g，生石膏 24g，生白术 15g。水煎服，日 1 剂。服 7 剂，诸症悉减。加用当归 12g、川芎 12g，继服 14 剂，症状基本消失。嘱患者避风寒，注意饮食营养和休息，以免复发。

按 本证当属中医寒包火之面瘫，患者平素喜辣食，伏火内蕴，加之外感风寒，形成此证。阳明经主面，足阳明之脉，抵目挟鼻，故当从阳明论治。方中升麻葛根汤升散阳明之邪毒，发散风寒，解毒，调和营卫。《医方集解》云："此足阳明药也，阳明多气多血，寒邪伤人，则血气之壅滞，辛能达表，轻可去实，故以升葛辛轻之品，发散阳明表邪。阳邪盛则阴气虚，故用芍药敛阴和血，又用甘草调其卫气也。"且升麻入阳明经，重用至 30g，有解毒之功效。合用甘草，升阳解毒。升降散升清降浊，调畅气机。僵蚕、蝉蜕升阳中之清阳，姜黄、大黄降阴中之浊阴。生麻黄、生石膏、生白术宗越婢加术汤之意，散表寒，清里热。浮萍为笔者治疗头面部疾病常用药，具有发汗、祛风、行水、清热、解毒的作用。

（二十三）耳后神经痛

某女，68 岁，2011 年 3 月 12 日初诊。患者 20 天前因生气引起左侧牙龈肿痛，自服消炎药及牛黄上清丸等药治疗后，牙龈肿痛缓解。现疼痛转移至左耳后，以及左侧颞部连及太阳穴处疼痛，呈跳痛，时发时止，口渴，口臭，纳可。舌质红，苔黄厚腻，脉弦细。处以升麻葛根汤合升降散加减。药用：升麻 30g，葛根 24g，白芍 15g，甘草 6g，僵蚕 12g，蝉蜕 12g，大黄 6g，片姜黄 9g，夏枯草 15g，浙贝母 10g，连翘 30g，牡丹皮 12g，蔓荆子 30g。水煎服，日 1 剂。服 7 剂，诸症悉减，耳后疼痛大为减轻。效不更方，继服 15 剂，诸症悉除。

按 本证乃阳明郁热合少阳胆经郁火之证，患者平素胃火盛，阳明经郁热，以致牙痛，治疗不当，邪气入里，传至少阳胆经，形成此证。故使用升麻葛根汤发散阳明郁热。柯韵伯《古今名医方论》："升麻、葛根提胃脘之阳，散肌肉之浮热；芍药、甘草泻肝胆之火，以解胃腑之实热，有汗则发，无汗则止。葛根禀性甘凉，可以散表实，协升麻以上升，则使清阳达上，而浊阴降下可知。"升降散中僵蚕、蝉蜕升阳中之清阳，姜黄、大黄降阴中之浊阴，四药辛开苦降，寒温并用，升清降浊，故能疏转少阳枢机。加用夏枯草、牡丹皮活血化瘀、清肝降火。浙贝母、连翘清热散结，"解散浮游之火"。此方重用蔓荆子 30g，取其疏散风热、清利头目、散阳明郁火的作用。《本草纲目》云："蔓荆实，气轻味辛，体轻而浮，上行而散，故所主者皆头面风虚之症。"《本草新编》曰："蔓荆子，佐补中药以治头痛最效，因其体轻力薄，藉之易于上升也，倘单恃一味，欲取胜于俄顷，则不能。"《名医别录》云："其主坚齿者，齿虽属肾，而床属阳明，阳明客风热，则上攻牙齿，为动摇肿痛，散阳明之风热，则齿自坚矣。"药证相合，自然收效甚著。

笔者认为头面部疾病一般是属于阳明经病，并且跟中焦枢机不利有关，故使用升麻葛根汤合升降散治疗。升麻葛根汤主治阳明，升降散药味虽简，但是组方严谨,四药相合,可使火郁得发,气机得畅,热毒得清,痰瘀得化。联合使用切对病机,并且随症加减,故能取得良效。[崔文娟,王中琳.升麻葛根汤合升降散治验.山东中医杂志,2012,31(2):144]

【临床应用】

（一）带状疱疹后遗神经痛

总有效率为100%。药物:升麻10g,葛根20g,白芍30g,甘草10g,紫草30g。气虚重的酌加黄芪30g,阴虚重者酌加生地30g,血虚重者加当归10g、鸡血藤30g,口苦者加龙胆草10g、柴胡10g,水煎服,每天1剂,分3次服。6天为1疗程,一般治疗3疗程。[董德翠,王璐瑜.升麻葛根汤加味治疗带状疱疹后遗神经痛26例疗效观察.中国民族民间医药,2008,103-104]

（二）后循环缺血

总有效率97.3%。药物:升麻10g,葛根30g,芍药10g,甘草3g,当归10g,黄芪30g,水蛭10g,地龙10g。每日1剂,大火煮沸,文火煮30分钟,2次取汁300ml,分早晚2次温服。[温红伟,李岳军."加味升麻葛根汤"治疗后循环缺血37例临床观察.江苏中医药,2010,42(6):36-37]

（三）麻疹

总有效率100%。药物:升麻、葛根、麻黄、白芍、桑叶、薄荷、牛蒡子、蝉蜕、荆芥穗、桔梗、金银花、连翘各10g,甘草6g,芫荽1根。每日1剂,分2次煎服,1周为1个疗程。[牛忻群.加味升麻葛根汤治疗麻疹17例.安徽中医临床杂志,1996,8(4):176]

（四）嗅觉障碍

总有效率80.92%。药物:葛根、生地黄、麦冬各15g,白芷、赤芍各12g,黄芩、桑白皮、地骨皮、路路通各10g,升麻、甘草、木通、穿山甲各6g。大便秘结者加紫草以清热降火通便,或加桃仁、麻子仁通便,每日1剂,水煎服,分早晚2次温服。对照组采用雷诺考特鼻喷剂,每日1次;维生素

A，每天 5 万 U，分 3 次口服；维生素 B₁ 片，20mg，口服，每日 3 次。［田永远，刘宏建，张博，等. 加味升麻葛根汤加减治疗嗅觉障碍临床研究. 中医学报，28（183）：1243-1244］

（五）乙型肝炎

总有效率 99.7%。药物：升麻、葛根、赤芍、金银花、黄芪各 30g，陈皮、甘草各 6g。有黄疸者加茵陈、金钱草各 30g；伴肝区隐痛者加川楝子、醋延胡索各 30g；伴腹胀纳差者去黄芪，加木香 10g，炒麦芽 20g，砂仁 6g；伴有腹水者加白术、白茯苓、猪苓、泽泻各 10g，车前子 15g。［朱伊彬. 升麻葛根汤加味治疗乙型肝炎 300 例. 安徽中医临床杂志，1997，9（5）：252］

（六）面瘫

总有效率 93.33%。采用升麻葛根汤合四物汤加减口服。药物：升麻 9g，葛根 15g，防风 15g，陈皮 6g，甘草 6g，白芷 10g，赤芍 15g，川芎 10g，生地黄 9g。辨证加减：耳鸣、耳后痛或目痛加龙胆草 10g、柴胡 10g；项强头痛加羌活 12g；舌苔厚腻者加苍术 15g、厚朴 10g；舌苔黄腻者加黄连 8g、栀子 10g；面部拘急甚者加胆南星、木瓜、秦艽各 9g；舌干无痰者加石斛 6g、天花粉 6g、麦门冬 10g。水煎服，每日 1 剂，7 天为 1 个疗程，14 天后观察疗效。［李秀荣，李世海，马琪. 升麻葛根汤合四物汤配合针灸治疗面瘫 30 例. 甘肃中医，2011，24（4）：51］

（七）丙肝

总有效率 84.6%。药物：升麻、葛根、白芍、甘草。若黄疸重者，加茵陈、赤芍；胁痛者，加郁金、延胡索；口苦、便秘者，加大黄、龙胆草；胁下痞块触之痛者，加三棱、莪术、醋鳖甲；心烦失眠者，加黄连、栀子；恶心、纳差者，加半夏、竹茹、焦三仙。每日 1 剂，水煎服。［李光，宋德新，蒋凯. 升麻葛根汤加复方丹参注射液治疗丙肝 78 例. 河南中医药学刊，2001，16（2）：36-37］

（八）药物性肝病

总有效率 89%。药物：升麻 30～60g，葛根 30g，赤芍 30g，甘草 10g。加减：腹胀、纳差，加柴胡 10g、枳实 12g、厚朴 10g、焦三仙各 30g；胁痛、舌质紫暗，加丹参 30g、牡丹皮 10g、郁金 30g、延胡索 15g、川楝子 6g；舌红、口渴，加生地 15g、天花粉 30g。每日 1 剂，水煎服。两组均治疗 1 个月比较疗效。[续海卿．升麻葛根汤加味治疗药物性肝病 27 例．光明中医，2008，2（5）：626-627]

（九）感冒后副鼻窦炎

总有效率 100%。药物：升麻 10g、葛根 15g、白芍 15g、苍耳子 12g、白芷 10g、黄芩 12g、蔓荆子 12g，鼻塞者加细辛 8g，伴咳嗽者加鱼腥草 15g、桔梗 12g，涕多加大蓟 12g 等等。水煎服，每日 1 剂。

（十）婴幼儿秋季腹泻

总有效率 92.3%。药物：升麻、甘草各 3g，葛根、茯苓、车前子（包煎）各 10g，乌梅 5g，炒白芍、防风、苍术各 6g，藿香 8g。加减：风寒加紫苏叶；风热加钩藤；湿热加黄连；高热加羚羊角粉；脾虚以白术易苍术；泻甚加石榴皮；食滞加山楂炭、炒麦芽、神曲。用法：上方剂量可随年龄大小增减。每日 1 剂，水煎分服。[江英能．加减升麻葛根汤治疗婴幼儿秋季腹泻 39 例．新中医，1998，30（6）：14-16]

【临证提要】

本方是治疗麻疹初起的常用方。亦常用于带状疱疹、单纯性疱疹。以疹发不出，身热头痛，咳嗽，目赤流泪，口渴，舌红，苔薄而干，脉浮数为证治要点。临床常用于流行性感冒、急性扁桃体炎、带状疱疹、带状疱疹后遗神经痛、皮肤粟疹、眩晕、水痘、风疹、幼儿急疹、皮肤黏膜淋巴结综合征、风热感冒、喉痹、口疮、前额作痛、破伤风、喉风重症、口眼㖞斜、口肌板滞、副鼻窦炎、急性卡他性中耳炎、慢性咽炎、肤轻松皮炎、面神经炎、耳后神经痛、后循环缺血、麻疹、嗅觉障碍、乙型肝炎、丙肝、药物性肝病、面瘫、婴幼儿秋季腹泻。

～◆ 生 脉 散 ◆～

【来源】《医学心悟》卷三。

【组成】麦冬二钱　人参一钱　北五味十五粒

【用法】水煎服。

【功效】益气生津，敛阴止汗。

【主治】温热、暑热，耗气伤阴证。汗多神疲，体倦乏力，气短懒言，咽干口渴，舌干红少苔，脉虚数。

【方解】本证属于温热、暑热之邪，耗气伤阴，或久咳伤肺，气阴两虚证，温暑之邪袭人，热蒸汗泄，最易耗气伤津，导致气阴两伤之证。肺主皮毛，暑伤肺气，卫外失固，津液外泄，故汗多；肺主气，肺气受损，故气短懒言、神疲乏力；阴伤而津液不足以上承，则咽干口渴。舌干红少苔，脉虚数或虚细，乃气阴两伤之象。咳嗽日久伤肺，气阴不足者，亦可见上述征象，治宜益气养阴生津。故用人参甘温，益元气，补肺气，生津液，是为君药。麦冬甘寒养阴清热，润肺生津，用以为臣。人参、麦冬合用，则益气养阴之功益彰。北五味酸温，敛肺止汗，生津止渴，为佐药。三药合用，一补一润一敛，益气养阴，生津止渴，敛阴止汗，使气复津生，汗止阴存，气充脉复，故名"生脉"。《医方集解》说："人有将死脉绝者，服此能复生之，其功甚大。"至于久咳肺伤，气阴两虚证，取其益气养阴，敛肺止咳，令气阴两复，肺润津生，诸症可平。诸药合用，共起益气生津，敛阴止汗之功。

【验案精选】

（一）口唇白色病变

女性，60 岁，口唇白色病变 5 年，病始起为口唇疱疹反复发作，未予重视，致口唇色素渐减退，角化层增厚，诊为口唇白斑，患者常感头晕目涩，口渴咽燥，心悸寐差，舌淡红苔少，质有裂纹，脉细数。此病湿热为患，病久气阴两亏，唇失所养，拟益气养阴，清热除湿治之，方如下：党参30g，麦冬10g，五味子6g，银花10g，茯苓10g，赤白芍各10g，土茯苓30g，泽泻、薏苡仁各10g，甘草6g，蒲公英10g，白术10g，如此调理半年余，唇色好转，角化层减少，杜绝了口唇白斑向癌症发展的可能。[梁华，王勋，鲍希静．生脉散加味在恶性肿瘤治疗中的应用．中国医药指南，2012，10（12）：660-661]

（二）放疗后肺胃气阴两伤

女性，65岁，腮腺癌手术加放疗后一年余，口干咽燥、咽下困难、呛咳音哑、时时欲饮、大便干结、舌红少苔、脉细数，属放疗后肺胃气阴两伤，津液受损，治拟益气生津、养阴润肺，生脉散加减，方如下：太子参30g，麦冬10g，五味子6g，玄参、百合各10g，桔梗6g，半枝莲、全瓜蒌各30g，乌梅10g，甘草6g。服药后，上述诸症逐渐得以改善，间断服药3个月后舌上生薄白苔，一般情况明显改善。[梁华，王勋，鲍希静．生脉散加味在恶性肿瘤治疗中的应用．中国医药指南，2012，10（12）：660-661]

（三）放射性肺炎

某某，男性，50岁，食管中段癌，手术加放疗以后，咳嗽气急、胸闷咳痰不爽、精神不佳、午后体温37.5℃，听诊两肺可闻及干性啰音，苔少质嫩红，脉细数，用益气养阴、清肺化痰之剂，方如下：太子参30g，麦冬10g，五味子6g，黄芩、象贝母各10g，鱼腥草30g，瓜蒌皮、陈皮各10g，甘草3g，用上方调治20余天，咳嗽气急消失、体温正常、精神好转，已存活3年余。[梁华，王勋，鲍希静．生脉散加味在恶性肿瘤治疗中的应用．中国医药指南，2012，10（12）：660-661]

（四）心房纤颤

吴某，男，68岁，既往有阵发性房颤病史2年，近2周发作频繁，持续时间2小时左右，2011年5月20日来诊，患者心慌，烦躁，倦怠乏力，气短懒言，口干，五心烦热，偶有头晕头痛，时有胸闷，纳呆食少，眠可，二便调。舌红少苔，脉细弱。血压160/60mmHg（1mmHg＝0.133kPa），心率68

次/分钟，律齐，各瓣膜听诊区未及明显病理性杂音。辨证属心脾两虚，痰瘀阻窍。治宜益气养阴，健脾化痰，散瘀止痛。方以生脉散合四君子汤加减：人参9g，黄芪30g，麦冬30g，五味子9g，茯苓15g，白术15g，黄连10g，当归15g，川芎15g，赤芍15g，郁金15g，延胡索30g，三七粉（冲）3g，甘松30g，葛根30g，海风藤20g。水煎服，日1剂。2011年6月3日复诊，服药期间房颤只发作1次，持续时间1小时，乏力、气短等症明显好转，偶有胸闷，舌红，苔薄，脉细。在上方基础上加蒲黄12g，2011年7月1日三诊，房颤未再发，偶有乏力，未述其他不适。效不更方，嘱上方继服，以巩固疗效。

按 房颤属中医学"心悸"范畴。《丹溪心法·惊悸怔忡》曰："人之所主者心，心之所养者血，心血一虚，神气不守，此惊悸之所肇端也。"气短乏力，口干，五心烦热，舌红少苔，脉细弱为气阴两虚的表现，患者兼有纳呆食少，倦怠疲乏，素为脾虚之体质，脾为生痰之源，脾虚无力运化水液，湿聚成痰，痰蒙清窍，痰湿阻滞经络，则血液运行迟缓涩滞而为瘀，即"心痹者，脉不通，烦则心下鼓"，头晕头痛胸闷也均是因痰瘀阻窍所致。此病案以气阴两虚为本，因虚致实，虚实夹杂，临床用药以益气健脾养阴为本，同时佐以活血化瘀通络。方中用生脉散益气养阴，生津止渴，敛阴，使气复津生阴存，气充脉复，则心悸止。茯苓、白术健脾祛湿，黄连清心火以除烦定悸，燥湿化痰，甘松理气止痛，醒脾健胃，现代药理研究其有显著的抗心律失常的作用，佐以川芎、赤芍、郁金、延胡索、三七粉活血化瘀，行气止痛，葛根、海风藤祛风通络。二诊时患者仍有胸闷，故加蒲黄增加本方化瘀止痛之效。纵观全方，以补为主，补中有通，活血与行气配伍，行血分瘀滞，解气分郁结，气行血和，诸症好转。［王丽.生脉散验案2则.河南中医，2012，32（12）：1700］

（五）冠心病

唐某，男，67岁，反复发作性胸闷、憋气2年。2012年2月3日来诊，患者胸闷、憋气，活动后加重，乏力气短，劳累后心慌，口干，怕冷，自觉有痰难以咯出，舌暗红，苔白厚，脉弦细。纳少，食后腹胀，大便干，排便不爽,小便调。心电图示:①完全性右束支传导阻滞;②ST－T改变。查体:心肺(－),双下肢轻度凹陷性水肿。辨证属心气不足,痰瘀阻络,治当益气复脉,豁痰化瘀。方以生脉散合瓜蒌薤白半夏汤加减:人参9g,黄芪30g,麦冬30g,五味子9g,瓜蒌15g,桂枝12g,枳壳12g,半夏15g,陈皮10g,砂仁9g,檀香9g,丹参30g,川芎15g,赤芍15g,三七粉3g,大腹皮15g,泽泻20g。水煎服,日1剂。2012年2月13日复诊,患者胸闷、憋气明显好转,纳食较前增多,大便尚可,但仍自觉有痰,双下肢轻度水肿。效不更方,上方基础上改大腹皮20g,泽泻30g,加黄连9g。2012年2月20日三诊,胸闷、憋气基本告愈,精神体力均可,双下肢基本无水肿。心电图示:ST－T无明显下移。

按 冠心病当属中医学胸痹心痛范畴,《素问·厥论》言:"胸痹之病,喘息咳唾,胸背痛,短气,寸口脉沉而迟,关上小紧数"。其基本病机是"本虚标实"。本虚为心气虚,所谓"正气存内,邪不可干""邪之所凑,其气必虚"。《黄帝内经》云:"年四十,而阴气自半也。"心气不足,心脉失于温运濡养,痹阻不畅,出现胸闷、憋气、怕冷,气虚无力行血,血瘀运行不畅,留滞为瘀。气机不利,气虚不运,均可使津液的输布失常而化生痰浊,痰可致瘀,瘀亦可致痰,痰瘀互结,痹阻心脉,不通则痛,舌苔脉象均为痰瘀之象。脾主运化,"诸湿肿满,皆属于脾",故纳少、腹胀、双下肢水肿。方中用生脉散加黄芪益气复脉,瓜蒌、半夏行气祛痰,配合枳壳、桂枝、檀香行气通阳散结能力更强,并能下气祛痰,消痞除满,陈皮、砂仁健脾和胃,脾旺则能祛湿,丹参、川芎、赤芍、三七粉活血化瘀止痛,大腹皮既能行气宽中,又能合泽泻利水消肿,二诊时仍有痰湿内盛之象,故加大二者用量,同时加黄连燥湿除痞消肿。[王丽.生脉散验案2则.河南中医,2012,32(12):1700]

【临床应用】

(一) 慢性心力衰竭

总有效率为93.33%。药物:炙党参20g,制附子10g,炙黄芪20g,葶苈子 20g，麦冬 10g，赤芍 10g，丹参 30g，茯苓 15g，泽泻 12g，五味子 9g，陈皮 5g。随症加减：冠状动脉粥样硬化性心脏病心力衰竭者加用薤白、郁金；高血压性心脏病心力衰竭者加用白芍、天麻；风湿性心脏病心力衰竭者加用香附；心悸者加生牡蛎；水肿少尿者加车前子、桑白皮。每日 1 剂，水煎早晚 2 次分服。均 1 个月为 1 个疗程，共观察 3 个疗程。[张军霞．参附汤合生脉散加减治疗慢性心力衰竭 30 例．山西中医学院学报，2011，12（2）；57-58]

（二）病窦综合征

总有效率 85%。药物：制附子 10～20g，桂枝 6～15g，细辛 3～6g，生晒参 10～20g，黄芪 30～50g，仙灵脾 10～15g，麦冬 15～30g，五味子 10～15g，丹参 15～30g，水煎服，每日一剂。同时配合常规对症支持及原发病治疗。30 天为 1 疗程。[张杰．桂枝附子汤合生脉散加减方治疗病窦综合征临床研究．医药论坛杂志，2011，32（18）：172-173]

（三）萎缩型老年性黄斑变性

总有效率为 90.03%。药物：党参 15g，麦冬 20g，五味子 8g，炙甘草 6g，防风 10g，蝉蜕 10g，乌豆衣 8g，杭白菊 10g，密蒙花 10g，白蒺藜 10g，丹参 15g，郁金 10g，毛冬青 15g，瓦楞子 30g，法半夏 8g，何首乌 15g，薤仁肉 10g，三七末 3g（冲）等。[刘玲，钟瑞英，于蓝．加味参脉散治疗萎缩型老年性黄斑变性 152 例．光明中医，2012，27（4）：706-707]

（四）糖尿病

总有效率 90.6%。药物：五味子、茯苓各 10g，党参、麦冬、生地黄、黄连、知母各 15g，黄芪、天花粉各 20g。合并瘀血者，加用丹参、川芎；胃阴亏虚者，加用知母、黄连。头煎加水 500ml，浸泡 30 分钟后，用文火煎 20 分钟，取汁 200ml。二煎加水 300ml，水煮 20 分钟，取汁 100ml，两煎混合，每日 1 剂，分两次服用。[刘晓勇．六味地黄丸联合生脉散治疗糖尿病 64 例疗效分析．内蒙古中医药，2012，（8）：7-8]

（五）冠心病心绞痛

总有效率 93.30%。药物：人参 15g，麦冬 20g，五味子 10g，桃仁 10g，红花 15g，川芎 15g，当归 15g，熟地 15g，赤芍 15g。水煎服，每次取汁 400ml 早晚各服 1 次。[焦岩，张艳，王东海. 生脉散、桃红四物汤联合西药治疗冠心病心绞痛对照临床观察. 实用中医内科杂志，2012，26（7）：34－35]

（六）晚期肺癌癌性发热

总有效率 82.05%。药物：治疗组给予生脉散合五味消毒饮：太子参、麦冬各 15g，五味子、金银花、野菊花、蒲公英、紫花地丁、青天葵各 10g。对照组给予千金苇茎汤加减：苇茎、冬瓜仁各 15g，薏苡仁 30g，桃仁、杏仁、浙贝母、桔梗各 10g，甘草 6g。2 组均为每天 1 剂，水煎成 200ml 饭后温服连续 7~10 天。[卢利员，李永浩，谢玉萍. 生脉散合五味消毒饮治疗晚期肺癌癌性发热临床观察. 中国中医基础医学杂志，2012，18（6）：692]

（七）糖尿病酮症酸中毒

总有效率 94.23%。药物：基础方为人参 15g，麦门冬 20g，五味子 10g，葛根 20g，丹参 15g，玄参 10g。阴虚燥热证（13 例）以基础方治疗；阴虚阳亢、热扰神明证（7 例）在基础方上加菖蒲 15g，生牡蛎 30g（先煎），生龙骨 30g（先煎）；胃阴亏虚证（82 例），在基础方上加知母 20g，黄连 10g。每日 1 剂，水煎取汁 800ml，每日分 4 次服。[姬小云. 生脉散合胰岛素治疗糖尿病酮症酸中毒 52 例. 中国中医急症，2011，20，（8）：1340]

（八）病毒性心肌炎

有效率为 94.83%。药物：党参 16g，麦冬 25g，五味子 18g，北沙参 15g，丹参 25g，郁金 12g，瓜蒌皮 15g，生黄芪 15g，薤白 10g，炙甘草 6g。辨证加减：发热不退者加青蒿、牡丹皮、生地黄；舌苔黄腻者去北沙参，加黄芩、清半夏；舌红少苔者可加玉竹、石斛、百合；咽痛红肿阴虚者可加射干、金银花、牛蒡子；气短较甚者可酌情加重党参、黄芪用量，亦可加太子参予以补气；舌青紫有瘀斑者可加红花、当归、赤芍以活血祛瘀；出现腹胀者可加厚朴、枳实以行气宽中除胀；舌苔白滑者可加茯苓、薏苡仁以利水祛湿；出汗严重者可加防风、白术、浮小麦、牡蛎以益气固表止汗；睡眠不佳者可加适量酸枣仁、琥珀以安神。水煎分早、晚2次服。两组均以治疗1个月为1个疗程，2个疗程。[宁睿华、职利琴.生脉散加减治疗病毒性心肌炎临床研究.中医学报，2012，27（169）：739-740]

（九）阴虚火旺型盗汗

总有效率94%。药物：太子参、生地黄、煅牡蛎各30g，麦冬、五味子、牡丹皮、麻黄根、浮小麦、糯稻根各15g，甘草5g。每天1剂，水煎服。加减：阴虚兼气虚者加黄芪；骨蒸潮热者加青蒿、鳖甲；相火妄动者加知柏地黄丸。7天为1疗程，治疗1～3疗程。[杨婉芳.生脉散加味治疗阴虚火旺型盗汗临床观察.新中医，2012，44（12）：44]

（十）气阴两虚型幼儿泄泻

有效率为97.6%。药物：党参、茯苓各10g，山药、炒扁豆各12g，炒白术、五味子、乌梅各5g，麦冬8g，葛根、神曲各6g，甘草4g。阴虚明显者，西洋参代党参以加强益气生津之效，并可酌加石斛、玉竹等；若脾虚欲陷者，重用党参、白术加黄芪、升麻以益气升阳举陷；若泻下不止者，加诃子、赤石脂等。中药日服1剂，1天3次，3天为1个疗程。[钟小蓓，王迪华.四君子汤合生脉散加味配合捏脊疗法治疗气阴两虚型幼儿泄泻42例.陕西中医，2012，33（7）：811]

（十一）心律失常

总有效率91.7%。药物：人参9g，麦冬9g，五味子9g，竹茹9g，半夏3g，陈皮5g，甘草6g，茯苓12g，玉竹10g，珍珠粉1.5g（冲）。煎时加黄酒200ml同煎。冠心病者酌加当归10～15g，丹参15～30g；心肌炎者可酌加金银花20g，连翘9～15g；胸闷者加全瓜蒌20～30g；心烦舌红、轻度热象时，可加黄芩5～10g，黄连3g；胃纳差者加焦三仙各10g，每天1剂，2次分服。每周复诊，记录症状情况。治疗后1个月复查体表心电图和24小时动态心电图，并记录症状。治疗期停用其他抗心律失常药物。[王宇光.温胆汤合生脉散治疗心律失常48例临床疗效观察.中国伤残医学，2013，21（5）：183]

（十二）糖尿病多汗症

总有效率93.3%。药物：生黄芪30g，生白术10g，防风6g，太子参30g，麦冬10g，五味子10g，浮小麦30g，乌梅15g，煅牡蛎30g，山萸肉15g。每日1剂，水煎取汁500ml，早晚分2次服用。对照组给予维生素 B_1 口服，每次20mg，每日3次；甲钴胺口服，每次0.5mg，每日3次。2组均以2周为1个疗程。[武春丽.玉屏风散合生脉散治疗糖尿病多汗症30例.中医基础医学研究，2012，18（1）：113]

【临证提要】

本方是治疗温热、暑热，耗气伤阴证的常用方。以汗多神疲，体倦乏力，气短懒言，咽干口渴，舌干红少苔，脉虚数为证治要点。临床常用于慢性心力衰竭、病窦综合征、萎缩型老年性黄斑变性、冠心病心绞痛、心房纤颤、晚期肺癌癌性发热、糖尿病、糖尿病酮症酸中毒、糖尿病多汗症、病毒性心肌炎、阴虚火旺型盗汗、气阴两虚型幼儿泄泻、心律失常、口唇白色病变、放疗后肺胃气阴两伤、放射性肺炎。

～∽∾ 生铁落饮 ∽∾～

【来源】《医学心悟》卷四。

【组成】天冬去心　麦冬去心　贝母各三钱　胆星　橘红　远志肉　石菖蒲　连翘　茯苓　茯神各一钱　玄参　钩藤　丹参各一钱五分　辰砂三分

【用法】用生铁落煎熬三炷线香，取此水煎药，服后安神静睡，不可惊骇叫醒，犯之则病复作难乎为力。凡狂证，服此药三十余剂而愈者多矣，若大便闭结，或先用滚痰丸下之。

【功效】除烦下气。

【主治】狂证，发作则暴，骂詈不避亲疏，甚则登高而歌，弃衣而走，踰垣上屋，此痰火结聚所致；心热癫痫。

【方解】本证属于癫狂证，故用天冬、麦冬清心化痰；贝母、胆星、橘红，清热化痰；远志、菖蒲、茯苓、茯神安神定志，玄参、连翘、钩藤、丹参养阴散风；辰砂镇痉。诸药合用，共起除烦下气之功。

【验案精选】

（一）脑外伤神经综合征

张某，女，40岁，农民。病人于1982年5月5日拉架子车，因绳挣断，车子同人滚入沟内，经当地县医院诊为："中度脑震荡""颅底骨折"，又到西安某医院诊治，外伤已好，余症未除。于1982年12月14日以"脑外伤神经综合征"入院。其症：头晕目眩，左侧头痛如刺，固定不移，耳鸣隆隆，耳内抽痛，烦躁易怒，少寐易醒，忧愁喜哭，呻吟不止，四肢抽搐，疼痛难忍，步态不稳，舌质紫暗，苔薄黄，脉沉涩。检查：T：36.5℃，P：78次/分，R：24次/分，BP：110/80mmHg。发育正常，营养中等，痛苦面容，全身皮肤未见瘀斑及黄染，双耳听力尚可，胸廓对称，心率78次/分，律齐，心音低，未闻及病理性杂音，腹软，肝脾未及，无压痛，脊柱、四肢及神经系统无异常发现。治疗经过：先给西药：安定、安坦，中药血府逐瘀汤3剂及黄连温胆汤加减3剂，其症不减，并心胸烦热，解衣抓胸，常要外出，阻拦不住，口渴引饮（日饮2～3水壶开水），舌红苔黄有芒刺，脉弦数。考虑患者由外伤致使脑血循环障碍，脑组织水肿，立即给低分子右旋糖酐100ml、20%甘露醇500ml，快速静脉滴注，其症同前。此后认真分析，认为外伤后，脉络受损，瘀血内阻，气机不畅，痰浊内生，郁久化火、生风所致，治宜清心坠痰，安神定志，泻火息风，拟用：生铁落30g，生龙骨30g，灵磁石30g（前三味药先煎），朱砂1g（冲服），琥珀粉3g（冲服），生白芍15g，炒枣仁30g，柏子仁30g，黄连须10g，远志15g，生山楂15g，大黄5g，甘草10g，6剂，水煎服。药后大泻不止，日2～3次，诸症大减，谈笑如常人，自觉少腹有坠胀之感，可能由于药物重坠而致，后又给天王补心汤加黄芪30g，3剂，余症均除。1984年11月23日，患者来信告曰：回去一年多，病未复发，且能参加生产劳动及料理家务。[缑建华. 生铁落饮治愈脑外伤神经综合征一例. 中医药学报，1986，（2）：35-36]

按 此患者开始用药疗效不佳，说明辨证不确，患者因惊气乱，气血瘀滞，痰浊内生，郁久化火生风。病初起虽有气滞血瘀之证，但目前已转为以痰火扰心为主要病证，故应治以重镇安神，化痰定志，泻火息风之法。方中生铁落、龙齿、朱砂、琥珀质重味厚，以起重镇安神化痰定志之功，用黄连清泻心火，大黄导热下行，釜底抽薪，兼以化瘀，白芍疏肝息风，痰火煎熬，阴血亏损，用柏子仁、酸枣仁、远志以养心安神，滋补阴血，交通心肾，使神魂守舍；山楂消食化瘀，甘草调和药性，以防诸药伤正，伤胃之弊。通过这一例治疗，说明在临床上，应根据不同的患者，认真综合分析，力求辨证准确，抓住主要矛盾，病重应药重，有一分证，用一分药，方能效如桴鼓。同时，也证明了辨证论治在中医学上的重要性。

（二）氟哌酸诱发神经精神系统反应

某某，男，48岁，农民，1994年10月15日初诊。曾于1994年10月7日在某医院诊为肺部感染而服用氟哌酸，剂量为每次0.3g，每日2次。药后第2天出现头痛，失眠，便秘，焦虑，急躁，语无伦次。第3天出现幻觉，幻听，狂乱无知，面红目赤，舌质红，苔黄腻，脉弦大滑数。诊为痰火内扰、心神不宁。治拟镇心涤痰、安神定志，方以生铁落饮加减，并即停服氟哌酸。处方：龙齿30g（生铁落无货以龙齿代），天冬、麦冬各12g，胆南星10g，橘红6g，浙贝母12g，石菖蒲12g，远志12g，连翘15g，茯神12g，玄参12g，朱砂1.5g，生大黄（后下）6g。3剂后幻觉、幻听、语无伦次等症状有所减轻。7剂后头痛、失眠、焦虑等症状消失。6个月后随访，未见复发。[褚群，王立人. 生铁落饮加减治疗氟哌酸诱发神经精神系统反应. 浙江中医学院学报，1996，20（3）：35]

（三）抑郁症

李某，男，28 岁，精神抑郁 2 年。患者平素情绪不稳，多愁善感，对生活积极性不高，常常唉声叹气，在某医院诊为抑郁症，服用舒必利、艾司唑仑片症状好转。近一周因琐事与邻居发生争吵，心情烦躁加重，食欲减退，心悸出汗，失眠多梦，五心烦热，口咽干燥，舌质暗红，苔少，脉细数。诊断：精神抑郁症。中医辨证属心肾阴虚，兼肝郁气滞。治则：滋阴养血，宁心安神，佐疏肝理气。方药：天王补心丹合生铁落饮加减。麦冬 10g，天冬 10g，丹参 20g，党参 15g，当归 10g，石菖蒲 10g，远志 10g，茯神 10g，五味子 3g，地黄 10g，酸枣仁 15g，柏子仁 15g，桔梗 20g，甘草 6g，朱砂 2g（分冲），浙贝母 10g，钩藤 20g，连翘 15g，柴胡 10g，合欢花 10g，生铁落 100g（先煎 5 分钟，用此水煎药）。水煎服，1 剂/天，14 剂。二诊，服药后，心情愉快，睡眠好转，乏力心悸，舌质红，苔少，脉细数。证属心之气阴两虚，上方去连翘、钩藤、生铁落加太子参、黄芪各 15g，14 剂。三诊，服药后诸症减轻，将此药大五倍，共研为末，朱砂为衣，炼蜜为丸，1 丸/次，3 次/天，长期服用以巩固疗效。［展文国. 裴正学教授运用天王补心丹和生铁落饮化裁治疗抑郁症的经验. 内蒙古中医药，2013，（7）：55-56］

【临床应用】

（一）更年期综合征

总有效率为 90.7%。药物：生铁落 30g，胆南星 13g，贝母 13g，橘红 13g，远志 10g，茯神 10g，天冬 10g，石菖蒲 15g，连翘 12g，玄参 12g，丹参 10g，麦冬 10g，黄连 10g，郁金 10g，甘草 6g，日一剂，先煎生铁落 1 小时，再加入他药，取汁 400ml，分早晚 2 次温服。7 天为一疗程。［詹杰，余德海. 生铁落饮加减治疗更年期综合征的临床观察. 光明中医，2013，28（3）：514-515］

（二）痰火上扰型癫痫

总有效率 68.3%。药物：生铁落 30g（先煎），麦冬 10g，贝母 10g，胆南星 3g，石菖蒲 15g，橘红 10g，远志 10g，连翘 10g，茯苓 10g，茯神 10g，玄参 20g，钩藤 20g，丹参 15g，朱砂 3g（包煎）。以上各药均为成人常用量，小儿酌减。1 个月为 1 疗程，1 疗程完后接服 2 疗程，治疗期间服药不间断，并逐渐停用其他抗癫痫药。随症加减：如痰火壅盛而舌苔黄腻者，同时服礞石滚痰丸；脉弦实，肝胆火盛见口干口苦者，加龙胆草、栀子，清泻肝火；如用药过程中，出现阳明热盛，大便秘结，舌苔黄糙，脉实大者，适加大黄、枳实、芒硝；烦渴引饮者，加生石膏、知母；如面色晦滞，舌质紫黯，舌下脉络瘀阻，脉搏沉涩者，选加当归、赤芍、桃仁、红花、川芎等。［黄道富. 生铁落饮治疗痰火上扰型癫痫 82 例疗效观察. 南中医学院学报，1988，8（4）：20-21］

【临证提要】

本方是治疗癫狂证的常用方。以狂证，发作则暴，骂詈不避亲疏，甚则登高而歌，弃衣而走，踰垣上屋，舌质红，苔黄腻，脉弦滑数为证治要点。临床常用于脑外伤神经综合征、氟哌酸诱发神经精神系统反应、抑郁症、更年期综合征、痰火上扰型癫痫。

～ 手 拈 散 ～

【来源】《医学心悟》卷三。

【组成】 延胡索醋炒　灵脂醋炒　香附酒炒　没药箬上炙干各等份

【用法】 每服 9g，热酒调下。血瘀陈久者，用红花 1.5g，桃仁 10 粒，煎酒调下。

【功效】 活血化瘀，理气止痛。

【主治】 治血积心痛。

【方解】 本证属于血积心痛证，故用延胡索行气活血，长于止痛；灵脂通利血脉，行血止痛，香附理气止痛，没药祛瘀止痛。诸药合用，共起活血化瘀，理气止痛之功。

【验案精选】

（一）胁痛

一女性病人，胁肋胀痛 5 天，走窜不定，疼痛每因情志波动而增减，伴胸闷气短，嗳气频作，纳差，眠可，大便正常，小便正常，舌苔薄，脉弦，中医辨证属肝气郁结，治宜疏肝理气，方用手拈散加味：川楝子、柴胡、佛手、香附、郁金、青皮、延胡、杭芍、白术、厚朴各 15g，神曲、茯苓各 20g，乳香、没药、甘草各 10g，每日 1 剂，水煎服，病人服 6 剂后胁痛消除。[耿庆石，梁建勋. 手拈散异病同治临床运用体会. 云南中医中药杂志，2004，25（4）：48]

（二）胸痛

一男性病人，心胸满闷隐痛 1 周，痛无定处，时欲太息，遇情志不畅则诱发或加剧，兼见脘腹胀闷，得嗳气、矢气则舒，纳眠差，二便正常，舌淡紫，有瘀点，苔薄，脉细弦，中医辨证肝气郁结。治宜疏肝行气，活血化瘀，方拟手拈散加味：川楝子、柴胡、佛手、香附、郁金、青皮、延胡、杭芍、薤白、川芎各 15g，瓜蒌壳、土鳖虫、甘草各 10g，病人服 2 剂后，症稍减，续用上方加丹参、神曲各 30g，服 10 余剂，诸症悉除。[耿庆石，梁建勋. 手拈散异病同治临床运用体会. 云南中医中药杂志，2004，25（4）：48]

（三）乳癖

一女性病人，双乳内有肿块及经前乳房胀痛，每随喜怒而消长，常于月经前加重，月经后缓解，伴胸闷胁胀，善郁易怒，心烦眠差，舌红，苔薄黄，脉弦，乳腺红外扫描检查示：双乳腺小叶增生，中医辨证：肝郁痰凝，治宜疏肝理气，化痰散结，方拟手拈散加减：川楝子、柴胡、佛手、香附、青皮、杭芍、浙贝各 15g，王不留行、橘核、夏枯草各 20g，丹参、牡蛎各 30g，甲珠、甘草各 10g，病人服 2 剂后，症状明显减轻，仍以上方加路路通 15g，再服 20 余剂，病人诸症及乳房肿块消失，乳腺红外线扫描检查示：双乳腺正常。[耿庆石，梁建勋. 手拈散异病同治临床运用体会. 云南中医中药杂志，

2004，25（4）：48]

（四）癥瘕

一女性病人，有少腹胀痛1月余，经行后期，量少，行经腹痛甚，纳眠差，二便调，舌淡有瘀斑，脉沉弦。B超检查示：子宫肌瘤（5.8cm×5.6cm）。中医辨证：气滞血瘀，治宜疏肝行气，活血消癥，方用手拈散加味：川楝子、柴胡、佛手、香附、郁金、青皮、延胡、杭芍、当归、乳香、浙贝各15g，荔枝核、益母草、牡蛎各30g，甘草10g，水煎服，日1剂，共服30余剂，病人诸症消失，B超检查示：子宫正常。

临床上，以手拈散加天麻、钩藤、荷叶，治疗眩晕；加乳香、台乌、白术，治疗腹痛；加独活、寄生、续断，治疗腰痛；加当归、益母草、牛膝，治疗月经不调；加金钱草、海金砂、生鸡内金、茵陈，治疗胆石症；加败酱草、鱼腥草、苍术、薏苡仁，治疗带下病等，均取得一定疗效。[耿庆石，梁建勋.手拈散异病同治临床运用体会.云南中医中药杂志，2004，25（4）：48]

按 手拈散中川楝子苦寒性降，能疏泄肝经郁热，行气止痛；柴胡具升发之性，能引肝经清气上升，条达肝气，疏肝解郁；二药一升一降，相须为君；佛手清香而不烈，性温和而不峻，具行气止痛之功；香附味辛能散结，苦能降逆，甘能缓和，为通行三焦之理气佳品；青皮辛散温通，苦泄下行，能疏肝胆，破气滞；三药相合为臣；延胡活血化瘀，行气止痛；郁金舒肝解郁，行气止痛；杭芍养血柔肝，缓急止痛；三药为佐药；甘草调和诸药为使药；全方配伍相得益彰，共奏疏肝解郁，行气活血之功。

本方重在从肝论治，因五脏之中，肝之特性别具一格，既贮藏有形之血，又疏泄无形之气，有"体阴用阳"之谓，生命活动赖以维持的基本物质：即气血的运动，皆属于其生理范畴，其母属水，其子属火，故古人称肝脏为阴尽阳生之脏，其居阴阳之中，水火之间，性刚，主动，主升，恶抑郁，具条达之性。《读医随笔》云："肝者，贯阴阳，统气血，……握升降之枢"，"凡

120

脏腑十一经之气化，皆必藉肝胆之气以鼓舞之，始能调畅而不病"，机体脏腑、器官的活动，全赖于气的升降出入运动，而肝脏疏泄功能，对于气之升降出入的平衡协调，起着重要作用。肝脏疏泄功能正常，则气机顺畅气血调和，经络通利，脏腑、器官的活动正常协调。若肝脏的疏泄异常，则会出现气机郁结，而产生一系列的病理变化，即所谓："万病不离郁"，"诸郁皆属于肝"，因此临床诸多病症，不拘病位的上下左右，但见肝郁气滞之症，均可以手拈散随症加减应用，临床疗效甚佳，这也充分体现了祖国医学"异病同治"的治疗原则。[耿庆石，梁建勋. 手拈散异病同治临床运用体会. 云南中医中药杂志，2004，25（4）：48]

【临床应用】

（一）胆汁反流性胃炎

总有效率96.7%。治疗药物：延胡索、枳壳各12g，五灵脂、厚朴、香附各10g，没药、黄连、吴茱萸各6g，丹参15g。加减：反酸甚者加煅瓦楞15g，乌贼骨10g；食纳欠佳加鸡内金10g，焦三仙各12g。每日1剂，水煎，早晚分服。1月为1个疗程，一般治疗1～3个疗程。[马秀萍. 手拈散加味治疗胆汁反流性胃炎60例. 浙江中医杂志，1997，（3）：131]

（二）胃食管反流病

总有效率96.7%。治疗药物：延胡索、枳壳各12g，五灵脂、厚朴、香附各10g，没药、黄连、吴茱萸各6g，丹参15g。加减：反酸甚者加煅瓦楞15g，乌贼骨10g；食纳欠佳者加鸡内金10g，焦三仙各12g。每日1剂，水煎，早晚分服。1月为1个疗程。治疗需要1～3个疗程。[刘存保. 手拈散加味配合西药治疗胃食管反流病60例. 陕西中医，2007，28（9）：1142-1143]

（三）胃癌疼痛

总有效率90%。治疗药物：延胡索10g，没药、香附各10g，五灵脂10g。气滞甚加木香10g，枳壳10g；痛甚加入地金牛15g，蟾酥（后入药汁）0.02g，蜈蚣（研末，入药汁）0.5g；湿热中阻加苍术10g，川连6g；脾胃气虚加党参 15g，黄芪 30g。胃阴虚加沙参 15g，麦冬 15g；脾肾阳虚加附子 9g，肉桂 5g（研末）。中药加水 600ml 煎成 240ml，保留灌肠，每日上午、下午、夜间睡前各 1 次，每次 80ml。[刘如瀚. 手拈散加味保留灌肠治疗胃癌疼痛. 江西中医药 1995 年增刊，103-104]

（四）剖宫产术后疼痛

总有效率 87.5%。治疗药物：延胡索、五灵脂、没药、草果各等份研磨成粉末状，密封备用。剖宫产术后 6 小时常规消毒神阙穴（脐孔），取适量食醋调和上药粉成糊状药饼，约 2.0cm×1.5cm 大小，置于脐孔，外用胶布固定，每日换 1 次，共 3 日。[陈文英，覃怡. 剖宫产术后采用手拈散敷脐镇痛 56 例疗效观察. 江苏中医，2001，22（10）：29]

（五）胸痹

总有效率为 93.3%。药物：丹参 30g，当归 15g，延胡索 30g，五灵脂 10g，香附 10g，乳香 15g，没药 15g。1 剂/天，水煎两次，共取汁 400ml，分两次口服。[贺街文. 活络效灵丹合手拈散治疗瘀血阻络型胸痹 60 例临床观察. 2010，16（8）：34-36]

（六）不稳定型心绞痛

总有效率 91.5%。药物：延胡索 12g，五灵脂 12g，乳香 10g，没药 10g，沉香 10g，草果 5g，黄芪 30g，太子参 15g，柴胡 10g，郁金 10g，川芎 15g，赤芍 15g，甘草 5g，每日 1 剂。30 天为 1 疗程。[孙旭松，邓昌，欧阳波，等. 手拈散加味治疗不稳定型心绞痛 59 例临床观察. 云南中医中药杂志，2012，33，（10）：45-46]

【临证提要】

本方是治疗血积心痛证的常用方。以胸胁疼痛，舌淡有瘀斑，脉沉弦为证治要点。临床常用于胸痛、乳腺增生、子宫肌瘤、胁痛、胆汁反流性胃炎、胃食管反流病、胃癌疼痛、剖宫产术后疼痛、不稳定型心绞痛。

∾ 四苓散 ∾

【来源】《医学心悟》卷二。

【组成】茯苓_{去皮} 猪苓_{去皮} 白术 泽泻_{各等份}

【用法】上为细末。每服6g，空腹时用温开水调服。

【功效】健脾利水渗湿。

【主治】水湿内停，小便不利，泄泻，水肿，尿血。

【方解】本证属于水湿内停证，故用白术燥而淡，燥则能健脾，淡则能利湿；茯苓甘而淡，甘则能补中，而淡亦渗湿矣；猪苓苦而淡，泽泻咸而淡，苦者有渗利而无补益，咸者直能润下而兼渗利。诸药合用，共起健脾利水渗湿之功。

【验案精选】

（一）婴幼儿腹泻

沈某某，男，10个月。1995年6月8日诊。患儿腹泻水样便日行4～5次月余，屡服中西药，疗效不佳，大便常规化验除有1～2个脂肪球外，均正常。近日受凉腹泻次数增加，无发热，不欲乳食，小便短少，大便溏泻，精神较差，面色无华，舌质淡、苔白微腻，指纹淡紫。此属脾虚湿困，运化失司，湿胜则泻，治宜健脾渗湿。处方：茯苓8g，白术8g，猪苓5g，泽泻5g。日1剂，先用水清洗4味药物后，盛于碗中加水至浸没药物为度，蒸饭前放于高压锅内同蒸，饭熟后取出。用匙频喂，午饭时复蒸之继喂。3剂后，临床症状消失，随访半年，未复发。[梁林芝.四苓散治疗婴幼儿腹泻.江西中医药，1996，第2期增刊：21]

（二）前列腺肥大

张某，男，79岁，农民。因患前列腺肥大及尿潴留，在某医院采用导尿及对症治疗，因拔导尿管后出现尿闭于 1996 年 10 月 2 日求诊于笔者，查舌苔白滑稍黄，脉沉缓，证为下焦湿热，在采用导尿、抗感染等治疗基础上，内服四苓散加味：茯苓、猪苓各 15g，土茯苓 20g，白术、泽泻、浙贝母、苍术、夏枯草各 10g，肉桂 6g，六一散（冲服）60g，4 剂后，病人即能自行小便。药已中病，效不更方，再服 4 剂后症状无反复而愈。追访至今无复发。[钟枚星. 四苓散加味治疗老年性前列腺肥大举隅. 湖南中医杂志，2001，17（3）45-46.]

按 老年性前列腺肥大是男性老年人的多发病。本病发生可能与少年纵酒，喜食煎炒及辛辣之品，致湿热内蕴下焦有关。笔者认为本病以实证为多，治疗以清热之品加软坚散结药物，疗效较好，这样既可抑制纤维组织增生，又能减轻炎症反应以及局部渗出充血，从而达到使肥大的前列腺缩小、小腹隐痛减轻和消失及排尿通畅的目的。

（三）特发性水肿

徐某，干部，51 岁。1986 年初诊。颜面、眼睑浮肿继则双下肢水肿，按之没指，伴有纳差，乏力，腹胀。查肝功，肾功，B 超，血常规等均无异常，仅有慢性胃炎史。经用四苓散加当归、苍术、大腹皮、厚朴、车前子、薏苡仁，2 个疗程，症状完全消失。[贾福奎. 四苓散加味治疗特发性水肿 58 例. 陕西中医，1997，18（3）：126]

（四）慢性肾炎水肿

马某某，女，15 岁。1983 年 3 月 7 日初诊。主诉：患肾小球肾炎一年余，其始接受西药治疗，浮肿、蛋白尿得以控制，症状消失，时隔三个月，因感冒而肾炎复发，经用泼尼松等西药治疗半年，缠绵不愈，时轻时重，全身高度水肿。来诊时尿检：尿蛋白（+++），白细胞（+），红细胞（+），颗粒管型（+），诊断为慢性肾炎。病人家属要求中药治疗，停服西药。中医据其肾炎经久不愈，高度水肿，面色无华，四肢倦怠，畏寒肢冷，食少便溏，舌淡胖嫩苔薄，脉细软，证属中阳不振，肾气不足，脾虚水泛。治以健脾益气，温肾利水。方用自拟参芪四苓散：黄芪 20g，党参、炒山药各 15g，炒白术、茯苓各10g，猪苓、泽泻、车前子（布包）各10g，冬瓜皮30g，肉桂5g，淫羊藿6g，生姜三片，大枣五枚。服药3剂，水肿明显消退，饮食增加，尿检：蛋白（++）。用上方继服4剂，水肿全部消退，精神复振，尿检：（-）。为巩固疗效，上方继服10剂，配服人参健脾丸痊愈，于半年后复查尿常规（-）。随访至今，未见复发，身体健康。

按 《素问·至真要大论》说："诸湿肿满，皆属于脾"，《水热穴论》亦云："肾者胃之关也，关门不利，故聚水而从其类也"。因此本例慢性肾炎，全身高度水肿，脉症合参，实属脾肾气虚，湿浊潴留。盖脾主运化，主水液的输布；肾司开阖，主湿浊排泄，故脾虚运化无权，难以输布水液；肾虚开阖失常，不能排泄湿浊而致水湿泛滥，呈现全身高度水肿，故以四苓散合车前子、冬瓜皮等健脾利水，以除水泛；配参、芪、山药、肉桂、淫羊藿、生姜、大枣等，温补脾肾，化气行水，以助四苓之力。[王心好．参芪四苓散治慢性肾炎水肿．四川中医，1986，（10）：21]

（五）急性尿路感染

汤某，男性，30岁，中百职工。病史：排尿疼痛，尿意急迫，伴有畏寒发热全身不舒二天。尿液检查：白细胞++，红细胞+，脓细胞少许，诊断：急性尿路感染。治疗：给予呋喃坦啶三天剂量后注射庆大霉素4天，病症未见好转。就诊中医给服银翘四苓散（银花15～30g，连翘15～30g，赤茯苓12g，猪苓12g，泽泻9g，苍术9g）加白茅根30g服5剂，膀胱刺激症状消失。尿液检查：红白细胞少许，脓细胞未见。继服5剂诸症俱消，尿液复查正常。[袁祖华．银翘四苓散治疗急性尿路感染．蚌埠医学院，1978，（4）：58]

按 辨证与辨病相结合，是中西医结合的重要组成部分，相互取长补短，提高疗效。上方与常用古方八正散治疗急性尿路感染相比较，有若干优点：①上方剂药味多较平淡，服用后无胃肠道不良副作用，并能较长时间服（暂以服10剂为一疗程）。②古方八正散内组成方药药味大多系苦寒之品，部分病员服后，有胃肠道功能紊乱副作用（如胃部不舒、食欲减退、腹泻等），并不宜较长时间服用。③对细菌性感染疾病，在临床上应用银花、连翘清热解毒之品，具有较强消炎抗菌作用（中药药理研究报导，银花、连翘100%浓缩煎剂在试管实验中对葡萄球菌、大肠杆菌等细菌具有较强抗菌作用）。④从临床疗效观察，二方剂比较：银翘四苓散治疗急性尿路感染疾病，疗效较显著。

（六）睾丸鞘膜积液

黄某，男，6岁。1978年3月15日初诊，父代述睾丸肿大三月余。诊断睾丸鞘膜积液。检查：左侧睾丸肿大如栗（比健侧大2倍），透光试验阳性，轻微胀痛，投加味四苓散（猪苓10g，泽泻10g，肉桂5g，荔枝核15g，橘核10g，川楝子10g，茴香5g，吴茱萸5g，草薢15g，海藻10g）三剂。同月19日复诊，睾丸已消一半，继服前方三剂，服完即愈。［舒寿群．四苓散加味治疗睾丸鞘膜积液．云南中医杂志，1985，（1）：6］

（七）鼻衄

何某，男，7岁，1992年7月3日来诊。患儿反复鼻出血，流涕黏浊多日。检查：鼻底部有浊性分泌物，鼻前庭糜烂，立特氏区血管浅露充血。舌质稍红、苔微黄。诊断为鼻衄、鼻前庭炎。证属脾胃湿热，热迫血溢，上走鼻窍。治以淡渗利湿，凉血止血。方用四苓散加味。处方：白术、茯苓、猪苓、茜草根各3g，生地黄15g，泽泻12g，蝉蜕5g。清水煎服，每日1剂。服药1剂血止，再服2剂浊涕减少，共服6剂病愈。［刘桥养．四苓散新用．新中医，1994，（8）：51］

按 鼻衄是临床常见症状之一，其与脾的关系密切，因脾统血，是气血生化之源，脾的盛衰，通过统血与生化影响着鼻的生理功能。如湿热困脾，脾失健运，气血生化之源不足，脾不统血，则血溢于鼻窍，故《素问·玉机真脏论》云："脾为孤脏……其不及则令人九窍不通。"方选四苓散，取其淡渗利湿，健脾而不燥，渗湿而不伤阴。加生地、茜草根凉血止血，加蝉蜕疏风止捧。

【临床应用】

（一）小儿秋季腹泻

总有效率91.31%。药物：白术、茯苓、猪苓、泽泻、扁豆、薏苡仁各

3～5g，木香、乌梅、甘草各 2～3g。剂量随年龄酌情调整，共治疗 3 天。[周永霞，陈可静．四苓散加味治疗小儿秋季腹泻临床观察．中国中医急症，2004年，13（8）：510-511]

（二）女性尿路感染

总有效率95.2%。药物：猪苓 30g，茯苓 15g，泽泻 20g，白术 15g，白茅根 50g，蒲公英 20g。若气虚者酌加怀山药、黄芪、柴胡、扁豆；热甚者，酌加金钱草、木通、车前子、瞿麦；瘀血者，酌加田七粉、生地、赤芍、丹参。[黄东林，杨立红，丁富平．四苓散加味治疗女性尿路感染36例．中医函授通讯，2000，19（2）：25]

（三）梅尼埃病

总有效率93%。药物：泽泻 30g、白术 15g、茯苓 12g、天麻 15g、葛根 30g、藿香 10g。呕吐频作，加旋覆花 10g（包煎）、代赭石 20g、竹茹 12g；血压高者，加石决明 20g、夏枯草 15g、马兜铃 10g；伴有颈椎病者，加威灵仙 15g、羌活 12g、川芎 10g；若口苦咽干、舌红苔黄脉数者除藿香，加黄连 6g、栀子 10g；痰浊中阻、苔厚腻脉滑者，加吴茱萸 6g、姜竹茹 10g；便秘者，加大黄 6g。每日 1 剂，水浸泡 20 分钟后煎服，每日服 3 次。3 天为 1 疗程。[郑云议，四苓散加减辨治梅尼埃病 31 例．中国科技信息，2005，（12）：169]

（四）鼻窦炎

总有效率为83.3%。药物：细辛、羌活、甘草各 5g，荆芥、防风、白术、猪苓、薄荷各 9g，茯苓、川芎、白芷各 12g，泽泻 15g。随症加减：急性发作，鼻涕黄稠、头痛甚者加黄芩 9g，金银花 12g，鱼腥草 18g；鼻甲肥大、鼻塞重者加石菖蒲 6g，苍耳子、路路通各 9g；遇风寒加重或反复发作、体虚易感冒者加黄芪 30g，桂枝、白芍各 9g。小儿根据年龄及体重酌情减量。用法：每天 1 剂，水煎 2 次，分早晚 2 次温服。[马连运．四苓散合川芎茶调散治疗鼻窦炎 90 例疗效观察．新中医，2013，45（7）：106-107]

（五）新生儿黄疸

总有效率98.9%。药物：茵陈 6g、茯苓 5g、猪苓 3g、泽泻 3g、炒白术

6g、当归 5g、白茅根 6g、赤芍 5g、郁金 5g、焦山楂 6g、车前子 6g（包煎）。面色灰黯者加桂枝 3g，水煎，每日 1 剂，少量频服，疗程 4～7 天。［梁斌昌，刘泽忠，陆兴沛．加味茵陈四苓散为主治疗新生儿黄疸 96 例．中医儿科杂志 2008，4（1）：28-30］

（六）特发型水肿

总有效率 96.5%。药物：白术、泽泻各 10g，猪苓、茯苓、大腹皮、车前子、生黄芪各 10g。水煎早晚温服，连服 10 剂为 1 疗程，可连服 2～3 个疗程。乏力加党参 10g，纳差、腹胀加苍术、厚朴各 10g，血虚加当归 10g，舌苔白厚加砂仁 6g，薏苡仁 20g。［贾福奎．四苓散加味治疗特发型水肿 58 例．陕西中医，1997，18（3）：126］

（七）泌尿系结石

总有效率 66.7%。药物：茯苓 20g，猪苓 15g，泽泻 15g，白术 15g，车前子（包煎）15g，金钱草 15g，猪鬃草 15g，石韦 15g，海金沙 15g，海浮石 15g，菟丝子 15g，炒柴胡 12g，鸡内金 10g，延胡索 15g，川楝子 15g，甘草 6g。服法：每日 1 剂，水煎 3 次，每次煎汤 300ml，早中晚各服 1 次，7 天为 1 个疗程，治疗 1～2 个疗程。［徐萍．四苓散加味治疗泌尿系结石 60 例．中国民间疗法，2008，（7）：28］

（八）抗痨药物引起的肝功能损害

总有效率为 100%。药物：茵陈 30g，山栀、白术、茯苓、猪苓各 10g，泽泻 15g。呕吐加半夏、陈皮；肝区痛甚加川楝子；腹胀较显著加焦山楂。每日 1 剂，半个月为 1 疗程。一般 2 个疗程。［张洪俊．茵陈四苓散治疗抗痨药物引起的肝功能损害．辽宁中医杂志，2003，30（6）：505］

（九）急性黄疸型肝炎

总有效率 100%。药物：茵陈 30g，白术、茯苓、泽泻、猪苓、柴胡、黄芩、萆薢、焦三仙各 10g。大便干加大黄，腹胀重加香附。煎汤，早晚空腹服，每次 150～250ml。小儿为成人量的 1/2 或 1/3。［张学林．茵陈四苓散加

味治疗急性黄疸型肝炎. 四川中医，1989，（12）：15]

（十）脂肪肝

总有效率 96%。药物：柴胡 9g，白芍 12g，枳实 6g，猪苓 9g，茯苓 15g，泽泻 9g，茵陈 50g，白术 9g，甘草 6g，白茅根 30g。胁痛甚者加香附、郁金；脘闷纳呆者加鸡内金、炒麦芽；湿热久蕴、胆汁外溢发黄者，加栀子、大黄；脾虚便溏者宜去茵陈、白茅根，加党参。每日 1 剂，共治疗 12 周，治疗期间停用其他药物及相关疗法。[魏淑凤，张君，翟亚川，等. 四逆散合茵陈四苓散加味治疗脂肪肝 50 例临床观察. 中国民康医学，2006，18（9）：704-713]

【临证提要】

本方是治疗水湿内停证的常用方。以小便不利，泄泻，水肿，尿血，舌淡胖嫩苔薄，脉细软为证治要点。临床常用于婴幼儿腹泻、前列腺肥大、特发性水肿、慢性肾炎水肿、急性尿路感染、睾丸鞘膜积液、鼻衄、小儿秋季腹泻、女性尿路感染、梅尼埃病、鼻窦炎、新生儿黄疸、泌尿系结石、抗痨药物引起的肝功能损害、急性黄疸型肝炎、脂肪肝。

～✦ 四顺清凉散 ✦～

【来源】《医学心悟》卷四。

【组成】当归　赤芍　甘草　大黄各一钱，如不行、加一钱，水煎服

【用法】上用水 400ml，加灯心 20 根，煎至 240ml，空腹时服。

【功效】清热解毒，泻火。凝脂翳。

【主治】汤泼火烧，热极逼毒入里，或外被凉水所汲，火毒内攻，致生烦躁，内热口干，大便秘实。

【方解】本证属于热毒陷里证，故用当归补血和血，润燥滑肠。赤芍清热凉血，散瘀止痛，甘草补脾益气，清热解毒，调和诸药，大黄泻下攻积，清

热泻火，凉血解毒，逐瘀通经，灯心草清心热，引热下行而利水。诸药合用，共起清热解毒泻火之功。

【验案精选】

小儿便秘

肖某，男，3岁。2009年3月7日初诊。患儿自幼大便干燥，近半月加重，3～4日排便1次，大便呈球状，坚硬如石，排出困难，家长曾自行给予开塞露或果导片等可暂时缓解，停药后便秘反复，患儿平素偏食，喜食肉食，少食青菜，睡眠不安，时有腹胀，口中异味。查体腹饱满，无包块，舌质红，苔黄腻，脉弦滑。辨证：胃肠积滞，热结便秘。治宜：消食导滞，泄热通便。方药：当归15g，赤芍10g，生地黄15g，熟大黄6g，焦四仙（焦山楂、焦神曲、焦麦芽、焦槟榔）各10g，鸡内金10g，刘寄奴5g，砂仁3g，车前子（包煎）10g，白豆蔻3g，炒莱菔子10g。4剂，每日1付，水煎2次，滤汁混合，分早晚2次分服。嘱调理饮食，增加纤维素粗粮饮食，常食山药粥，增加酸奶，多饮水，同时注意训练定时排便的习惯。复诊：一周后患儿复诊，大便粪质变软，1～2天大便1次，腹胀减轻，睡眠好转，但仍稍有眠差。治宜：上方为基础，去莱菔子、车前子，加桑叶15g，炒杏仁10g，鲜芦根30g，酸枣仁15g。继服4剂，服法同前。三诊：一周后患儿来诊，大便正常，且有规律，口臭消失，睡眠正常。故在前方基础上去白豆蔻，鸡内金，继服3剂，巩固疗效。[李燕，徐荣谦．四顺清凉饮治疗小儿便秘浅议．光明中医2010，25（12）：2179-2180]

【临床应用】

（一）天行赤眼

总有效率94.1%。药物：当归、大黄、赤芍、甘草各100g，分别研粉，均匀混合，瓶储备用。成人每次3g，日服3次，饭后温开水送服，儿童酌减。[上官钧．"四顺清凉散"治疗天行赤眼．新中医，1986，（9）：34]

（二）急性流行性出血性结膜炎

总有效率100%。药物：当归、赤芍各12g，大黄酒炒8g，甘草6g，成人每日 1 剂，加水 5 瓢泡半小时，先用武火煎沸后改文火煎 10 分钟，将药液滤出，再加水 300ml 文火煎 20 分钟，将 2 次药液混合分 3 等分，早、晚各服 1 份。另 1 份用纱布浸洗眼睛，每日 3 次。并交替滴羟苄唑及地塞米松眼液，每日 4 次。[袁汉义. 四顺清凉饮用于急性流行性出血性结膜炎疗效观察. 中国中医眼科杂志，1995，5（4）：242.]

（三）痄腮

总有效率 98.4%。药物：柴胡 2～4～6g，葛根 2～4～6g，石膏 3～6～10g，天花粉 2～4～6g，黄芩 2～4～6g，生甘草 1～3～5g，炒牛子 2～4～6g，连翘 2～4～6g，桔梗 2～4～6g，升麻 0.5～1～3g，防风 2～4～6g，山栀子 2～4～6g，羌活 2～4～6g，大黄 1～3～5g，灯心 0.3～0.5～1g，芜菁 30～50～100g。用法：上药为一剂。分小剂、中剂、大剂。5 岁以下用小剂，5～12 岁用中剂，12 岁以上用大剂。一剂水煎 2 次，每次煎药 20 分钟左右。小剂口服每次 50～150ml；中剂口服每次 100～200ml；大剂口服每次 150～250ml。日服 4 次，每 6 小时服药 1 次。同时将消毒纱布块，或脱脂棉球用所煎热药液浸透后，乘热敷患处（肿胀腮腺、睾丸），并给予固定，4 次/天。[丁明亮，丁永辉. 柴胡葛根汤合四顺清凉饮治疗痄腮 122 例. 宁夏医学杂志，2003，25（6）：371]

【临证提要】

本方是治疗热毒陷里证的常用方。以烦躁，内热口干，大便秘实为证治要点。临床常用于小儿便秘、天行赤眼、急性流行性出血性结膜炎、痄腮。

～❀ 太 乙 膏 ❀～

【来源】《医学心悟》卷四。

【组成】 玄参　白芷　归身　肉桂　赤芍　大黄　生地　土木鳖　阿魏

轻粉　柳槐枝　血余炭　铅丹　乳香　没药　麻油

【用法】隔火炖烊，摊于纸上，随疮口大小敷贴患处。清热解毒，活血散癖，杀虫止痒，消肿止痛，助肉新生。

【功效】属性：治一切痈疽，不问脓之成否，并宜贴之。

【主治】主治湿热郁结而致气血壅滞不通未溃或已溃的痈肿疮疡，疔毒流注，疥疮，湿疹等局部红肿热痛或搔痒不止，或肿势高凸，中有脓头，或有波动感，伴有恶寒发热，口渴，舌白或黄，脉弦数等病症。同时，兼治溃脓后，疮面肉色灰白，流溢秽臭脓水，新肉不生，经久不愈之慢性病症。主要用于治疗急慢性皮肤化脓性感染、毛囊炎、疖、蜂窝组织炎、淋巴结炎、急性乳腺炎、多发性脓肿、湿疹、疥疮等多种皮肤感染性疾病。

【方解】本证属于湿热郁结之痈疽证，故用铅丹为辛寒之品，功专拔毒止痒，收敛生肌；轻粉、大黄、生地、玄参、赤芍药清热凉血，化瘀解毒，用治瘀热之壅；白芷，肉桂、乳香、没药活血祛瘀，排脓止痛；土木鳖、柳槐枝、归身、阿魏通经活络，散结消肿，以治湿毒之结；血余炭以增收敛生肌之力。诸药合用，共起清热解毒，化瘀生肌之功。

【验案精选】

（一）左膝关节滑膜炎

冯某，52 岁，男，农民。1986 年春，以左膝关节肿痛 2 月就诊，在当地医院用消炎止痛，抗风湿等药无效，来我院求治。查：左膝关节肿胀，以髌上明显，活动膝关节则感轻度疼痛，局部轻度压痛，皮色正常，化验类风湿因子、抗 “O” 正常，于肿胀明显处穿刺抽出约 20ml 淡黄色液体，再于患处外贴太乙膏，3 天更换 1 次，外贴 4 张即感疼痛明显减轻，膝关节活动已无痛感，继续外贴 5 张肿痛消失而告愈。

（二）右胫骨结节骨软骨炎

王某，男，12 岁，学生。1986 年暑月以右胫前肿痛 5 天就诊，查：右胫前胫骨结节肿胀隆起，局部轻度压痛，皮色微红，质硬，无波动，嘱外贴太乙膏，停止剧烈运动，并减少活动，外贴 1 周后肿痛明显减轻，4 周痊愈。

按 以上2例病人系属"痹证"范畴，因风寒湿之邪侵犯筋骨，滞留局部，瘀而化热，湿热痰瘀痹阻不通所致，故针对其病因病机，外贴太乙膏以清热消肿，活血止痛，药证相合故而获效，正如陈氏所说：太乙膏"治发背疽、痈及一切恶疮，跌扑伤损，湿痰流毒，风湿、风温、偏身筋骨走注作痛……"但本膏只适用于外科软组织炎症疾患辨证属阳证局部有热象者，对于阴寒凝滞型的阴证决非所宜。

（三）右下肢血栓性浅静脉炎

陈某，男，47岁，邮递员。1986年冬以右下肢内侧条索状肿物伴红肿痛3天就诊，查：右下肢内侧沿大隐静脉走行一条索状肿块，皮色红，压痛明显，右小腿及足背踝部轻度浮肿，伴发热恶寒，纳差，脉数，经中药清热解毒，利湿消肿，活血化瘀等内外合并治疗20余天，红肿消退，全身症状消失，唯遗留有4处如蚕豆大条索状硬结不消，嘱外贴太乙膏，1月后硬结缩小一半并变软，继续外贴月余硬结消失。

按 该病人因湿热之邪袭侵，致络脉气血瘀滞，阻塞不通，湿热之邪蕴阻皮肤，痰热滞留络脉所致，经治疗湿热表邪得解，而瘀热滞留，痰瘀凝结络脉之中，出现硬结，外贴太乙膏以清热消肿、活血散结。太乙膏外贴患部，局部持续用药，药力直达病所，从而使凝毒得化，痰瘀得散。近年来我们在临床上遇到四肢、胸腹壁浅静脉炎性结节，以及因静脉注射引起局部浅静脉炎性结节疼痛者，用太乙膏外贴治疗，均取得消结止痛的效果。

（四）臀部针毒结块

龚某，男，3岁。1987年春，因注射青霉素和庆大霉素1周，臀部出现肿块疼痛，用毛巾湿热敷未效而来就诊，查：患儿双侧臀部肌肉注射处可触及鸡蛋大肿块，触压局部疼痛而哭闹，无波动，嘱外贴太乙膏，3天痛减大半，5天肿消痛止告愈。

按 本病称针毒结块，属肌肉注射后药物吸收不良所致，外贴太乙膏取其解毒消肿，活血止痛之功，膏中活血化瘀之品，可通过皮肤渗透而至病变局部，药理及物理的双重作用改善了局部的血液循环，溶解或破坏局部纤维蛋白凝集，起到了消肿止痛的目的。我们在临床运用中，遇到由肌注引起，不论局部有无肿块，只要出现疼痛，即外贴本药，皆可达到消肿止痛的目的。针毒结块尤以小儿易患，外贴太乙膏治疗本病，简便验廉，乐为病人接受。

[马栓全. 太乙膏临床新用. 陕西中医，1993，14（2）：83]

【临证提要】

本方是治疗湿热郁结之痈疽证的常用方。以疮疡，疔毒流注，疥疮，湿疹等局部红肿热痛或搔痒不止，或肿势高凸，中有脓头，或有波动感，伴有恶寒发热，口渴，舌白或黄，脉弦数或痈疽溃脓后，疮面肉色灰白，流溢秽臭脓水，新肉不生，经久不愈之慢性病症为证治要点。临床常用于急慢性皮肤化脓性感染、毛囊炎、疖、蜂窝组织炎、淋巴结炎、急性乳腺炎、多发性脓肿、湿疹、疥疮等多种皮肤感染性疾病，膝关节滑膜炎、胫骨结节骨软骨炎、下肢血栓性浅静脉炎、臀部针毒结块。

五 皮 饮

【来源】《医学心悟》卷三。

【组成】 大腹皮 黑豆汁洗　茯苓皮　陈皮　桑白皮各一钱五分　生姜皮八分

【用法】 水煎服。

【功效】 温脾化湿，通阳利水。

【主治】 治胃经聚水，乃通用之剂，华佗《中藏经》之方也。累用累验。

【方解】 本证属于脾湿水肿证，故用桑白皮、茯苓皮、大腹皮、陈皮、姜皮化湿利水；陈皮、生姜燥湿健脾，理气除满以助利水。诸药合用，共起温脾化湿，通阳利水之功。

【验案精选】

水肿

杨某，女，34岁，2011年7月28日诊。四肢面目悉肿半个月，按之没指、皮色光亮，身重困倦，脘腹胀满，上气喘促，小便不利，舌苔白，脉滑而数。尿常规检查蛋白 2+，红细胞 10～12 个，白细胞 10～15 个。西医诊断为急性肾小球肾炎。中医诊为水肿，证属阳水。治以健脾利水。方用五皮饮加味。茯苓皮 15g，桑白皮 15g，陈皮 15g，生姜皮 15g，大腹皮 15g，木香 3g。服 5 剂后症状基本消失，尿常规正常，改用香砂六君子汤善后。

【临床应用】

（一）特发性水肿

总有效率 96.15%。桑白皮、陈皮、生姜、大腹皮、茯苓皮各 15g，偏热加车前子、薏苡仁、防己，清利湿热；偏虚：加黄芪、白术，以实脾利水；偏实：加牵牛，槟榔，椒目，葶苈子，防己以利二便；腹中胀满：加莱菔子、厚朴、麦芽以消滞行气。[李宏.五皮饮加减治疗特发性水肿.中医中药，170]

（二）下肢骨折术后肢体肿胀

总有效率 100%。药物：五皮饮加减汤（生姜皮 9g、桑白皮 9g、陈橘皮 9g、大腹皮 9g、茯苓皮 24g、桃仁 12g、丹参 10g、川牛膝 6g、当归 12g），上药加水 500ml，煎至 200ml，每日 1 剂，温服。[俞益火，田治标，吴锦，等.五皮饮加减治疗下肢骨折术后肢体肿胀 32 例.江西中医药，2013，1（1）：43-44]

（三）五皮饮加减治荨麻疹

方药组成：云苓皮 20g，陈皮 15g，大腹皮 12g，桑白皮 10g，生姜皮 6g，龙胆草 10g，浮萍草 15g。有热加丹皮 10g，赤芍 9g；遇寒发作加桂枝 6g。水煎空腹服，每日 1 剂。临床观察，病人常服 3～5 剂后即可收效。[王金亮.五皮饮加减治荨麻疹.中国中医药报，2012-11-23（4）]

【临证提要】

本方是治疗脾湿水肿证的常用方。以水肿，脘腹胀满，小便不利，舌苔白，脉滑而数为证治要点。临床常用于水肿、特发性水肿、下肢骨折术后肢体肿胀、荨麻疹。

～ 五 痿 汤 ～

【来源】《医学心悟》卷三。

【组成】人参、白术、茯苓各一钱　甘草炙，四分　当归一钱五分　苡仁三钱　麦冬二钱　黄柏炒褐色　知母各五分

【用法】水煎，分二次服。

【功效】补中祛湿，养阴清热。

【主治】五脏痿证。

【方解】本证属于五脏痿证，故用人参、白术、炙草以补中；当归、麦冬以养阴；茯苓、薏苡仁以祛湿；黄柏、知母以清热。诸药合用，共起补中祛湿，养阴清热之功。

【加减】心气热，加黄连 1g，丹参、生地各 3g；肝气热，加黄芩、丹皮、牛膝各 3g；脾气热，加连翘 3g，生地 4.5g；肾气热，加生地、牛膝、石斛各 4.5g；肺气热，加天冬、百合各 6g；挟痰加川贝、竹沥；湿痰加半夏曲；瘀血加桃仁、红花。

【验案精选】

（一）刘某某，女，30 岁，于 1979 年 5 月 3 日来门诊内科诊治。

初诊：两月前，无明显诱因，出现两腿肌肉无力，右大腿疼痛，不能抬举，行动困难，不能站立，连大小便均要人搀扶，曾在某医院住院治疗，住院期间按"风湿"治疗，病情无好转，反而加重，还感腰膝痠软，饮食欠佳，小便清长。查：身体虚弱，面色苍白，两腿萎缩，肌肉松弛，舌质淡、少苔，脉细弱无力。证属脾肾阳虚。拟益气健脾，调补肝肾，养血通络治之。处方：党参 20g，白术 15g，茯苓 10g，怀山 12g，补骨脂 15g，潼蒺藜 15g，桑椹 10g，枸杞 20g，当归 12g，防己 10g，木瓜 10g，千年健 10g，鸡血藤 12g，炙

草 6g。连服四剂。

二诊：5 月 19 日，患者自诉服前方四剂后，病情有减轻，活动稍有进步。查：舌质淡、苔白、脉细弱，仍按前方连服四剂。

三诊：6 月 3 日，又服四剂药后，病情明显好转，两腿感觉轻快而有力，能缓慢移步走动。查：舌质淡、苔微白、脉细弦。仍按前方加巴戟 12g，杜仲 15g，怀牛膝 10g，金毛狗脊 20g，以加强补肝肾壮筋骨的作用。

四诊：6 月 20 日，患者自诉服上方后，病情有很大的进步，自感有力，活动伸屈都很自然。查：舌质淡、苔微白，脉细缓有力。再按前方连服四剂。

五诊：7 月 17 日，患者最后一次复诊，已基本痊愈，行走活动正常，饮食增加。查：舌质淡红，苔少，荣润，脉缓有力。再按前方连服四剂，以巩固疗效。

患者共诊疗五次，经五次治疗后，能自己行走，轻健如常，恢复工作，病情痊愈后，将满一年，随访无异常反应。[张锡珊，陈紫芳. 五痿汤加减治疗痿证两例. 贵阳中医学院学报，1979，(2)：61-62]

（二）刘某，男，42 岁，于 1979 年 3 月 14 日来诊。

初诊：1978 年 12 月，突然腰疼痛，感觉双下肢软弱无力，且现麻木，曾在某医院就诊，无治疗效果，现行动靠人搀扶，或持手杖可以步行几步，饮食欠佳。查：全身浮肿，面色晦暗，舌质淡，苔白腻，脉濡，尿常规检查正常。证属脾肾阳虚挟湿。拟先以祛寒除湿之剂为主治之。处方：党参 20g，白术 20g，茯苓 20g，麻黄 10g，桂枝 10g，薏苡仁 20g，防风 10g，牛膝 10g，威灵仙 10g，五加皮 15g，石南藤 10g，桑寄生 10g，秦艽 10g，千年健 10g，寻骨风 2g，车前仁 15g，通草 6g，甘草 3g。连服三剂。

二诊：1979 年 3 月 20 日，经服上方三剂后，饮食增加，全身浮肿消退。查：舌质淡、苔少、脉细弦。拟健脾益肾利湿治之。处方：党参 30g，白术 15g，茯苓 20g，怀山 15g，薏苡仁 20g，牛膝 15g，补骨脂 20g，骨碎补 20g，狗脊 15g，防己 12g，木瓜 10g，寄生 10g，千年健 10g，大腹皮 15g，石南藤 10g，车前仁 15g，通草 6g，甘草 3g。连服三剂。

三诊：1979 年 3 月 27 日，经服上方三剂后，双下肢活动有力，但走路仍感困难，还不能脱离手杖。查：舌质淡、苔薄白、脉细。拟以益气健脾，调补肝肾，佐以活血通络治之。处方：党参 30g，白术 15g，茯苓 20g，怀山 15g，补骨脂 20g，怀牛膝 10g，枸杞 20g，潼蒺藜 12g，桑椹 15g，骨碎补 15g，当归 12g，鸡血藤 10g，防己 10g，木瓜 10g，炙甘草 9g。连服三剂。

四诊：1979 年 4 月 4 日，进服上方三剂后，病情明显好转，双下肢力量增强，能自己步行。查：舌质淡、脉细。仍按上方连服三剂。

五诊：1979 年 5 月 5 日，本病经前四诊共服十二剂药后，病已痊愈，恢复健康，行走如常，健步有力，精神好转。查：舌质淡、脉细弦。再进服前方三剂，以巩固疗效。

按 素问痿论说："治痿者，独取阳明。"景岳全书提出益脾肾为主的治法，这在临床上均具有指导作用。痿证如属脾肾阳虚挟湿的，应先治其湿，后调理脾肾，如：例二为脾肾阳虚挟湿，先以祛寒湿之剂进治，待湿去肿消，再益脾肾收到了良好的疗效。[张锡珊，陈紫芳．五痿汤加减治疗痿证两例．贵阳中医学院学报，1979，（2）：61-62]

【临床应用】

小儿痿证

总有效率 90.5%。方药：党参 10g，白术 10g，茯苓 10g，当归 10g，薏苡仁 10g，黄柏 6g，知母 6g，炙甘草 3g，蚤休 9g，连翘 9g，大青叶 20g 等。将上药按合剂标准制成合剂（由本单位制剂室生产），15～30ml/次，3～4 次/天，或同时配合应用维生素 C、维生素 E、维生素 B_1、维生素 B_2、ATP、地巴唑片，1 周为 1 疗程。[田葱，阮秀花，张效本，等．五痿汤治疗小儿痿证 74 例．时珍国医国药 2002，13（8）：481]

【临证提要】

本方是治疗五脏痿证的常用方。以肢体软弱无力，舌质淡、薄苔，脉细弱无力为证治要点。临床常用于小儿痿证。

〜 五味异功散 〜

【来源】《医学心悟》卷四。

【组成】人参切,去顶 茯苓去皮 白术 陈皮锉 甘草各等份

【用法】每服6g,用水150ml,加生姜5片、大枣2个,同煎至100ml,空腹时温服。

【功效】健脾理气。

【主治】脾胃虚弱,中焦气滞,饮食减少,大便溏薄,胸脘痞闷不舒,或呕吐泄泻。现用于小儿消化不良属脾虚气滞者。

【方解】本证属于脾虚气滞证,故用白术、茯苓、甘草,健脾益气、运湿和中;人参养阴补血和血;陈皮疏肝理气活血化瘀。诸药合用,共起健脾理气之功。

【验案精选】

（一）脾肺气虚带下证

甘某,女,35岁,花桥街上人,于一九七四年仲冬就诊。来诊时自述带下清稀,量多如流,经常浆湿中衣,究其原因,说是一月前患感冒,之后随即发生带下病证。至今咳嗽不已,痰白清稀,动则喘甚汗出,食少,腹胀,便溏。查面色少华,神疲倦怠,舌质淡,苔薄腻,脉略滑,此为脾肺气虚,水湿不化之带下证,宗《医学心悟》之法,以钱氏五味异功散加味治之:处方:潞参10g、白术10g、茯苓10g、炙草10g、陈皮10g、薏苡仁60g、生姜10g、大枣10g。服法:一日一剂,水煎服三次。效果:连服三剂之后,诸症痊愈。

疗效分析:此病例是感冒失治,病邪久羁,肺气虚耗,故咳嗽气喘痰自清稀不已,肺为金,脾为土,土生金,是肺为脾之子。子虚不复,必取于母,

母被取多，则母亦虚，所以有食少，神疲，腹胀，便清溏等脾不健运诸症。脾为水之大源，肺为水之上源。脾主运化水湿，肺主通调水道，今脾肺皆虚，水湿难化。湿为阴邪，其性下流，流于肠则便溏，流于胞中则带下。《内经》曰："虚则补其母，实则泻其子。"此例先病肺虚，后累脾虚，法当补脾母为要。然水湿久羁，若不除湿，补法亦难发挥应有效力。为此，我于五味异功散中加入大剂量薏苡仁，取其除湿不碍补，且能益肺气，方药配伍恰当，所以效果明显。[李廷华．五味异功散治疗带下证的体会．贵阳中医学院学报，1984，（4）：34-35]

（二）脾肾阳虚带下证

蔡某某，女，42岁，花桥花联大队社员，一九七七年三月就诊。来诊时自述因家事操劳，患带下证已难记时日，近年来带下增多，势难再拖，方才前来就诊。询其带下形状，说是质清、色淡而微黑，伴有腰膝痠软，小便频作，哈欠特多，口淡纳减等症。查舌质淡，舌苔薄白，脉稍迟而见缓象。当即投以付氏完带汤三剂，不效。因忆及《医学心悟》有"若兼黑色属肾，用五味异功散加杜仲、续断之法，改用下方治之。处方：潞党10g、白术10g、茯苓10g、炙甘草10g、杜仲10g、续断10g、附子10g、荷叶6g、生姜10g、大枣10g。服法：一日一剂，水煎服三次。效果：连服七剂，诸症痊愈。

疗效分析：此例带下，缘于家事操劳太甚，加之年过四旬，精血日衰，阳气日减，发为脾肾阳虚之带下证。因脾肾阳虚，熏蒸、运化力弱，水湿难以运转，所以下流成带。五味异功散有健脾之功，加杜仲、续断、附子则又具有温肾之力，是脾肾双补法。加荷叶6g，意在荷叶之清香醒脾、化湿。虽然荷叶不温，但用量较少，无碍全方温补大局，且能调节全方之燥。由于方药与证相符，所以效果也就显著了。[李廷华．五味异功散治疗带下证的体会．贵阳中医学院学报，1984，（4）：34-35]

（三）肝经湿热带下证

封某，女，34岁，花桥区白果树社员，一九七七年九月就诊。自述三月前患痢疾之后，续发带下不愈。带下黄白相兼，有少量脓血，气味极臭，伴有阴痒，阴内灼痛，少腹坠胀，小便短涩等症。因见形体肥胖，疑是湿热内生，遂问及生活状况，患者说平素多嗜膏粱厚味，且喜饮酒，患病之后，性情急躁易怒，食后腹胀难消，口中苦，时时目眩。查舌质深红，舌苔黄腻，脉象弦数有力。此乃肝经湿热之带下证，遵《医学心悟》法，用异功散加味治之。处方：潞党 10g、白术 10g、茯苓 10g、生甘草 10g、龙胆草 15g、苦参 30g、薏苡仁 20g、银花 30g、当归 10g、丹参 10g、泽泻 10g。服法：一日一剂，水煎服三次。疗效：服三剂后，病减大半。服七剂后，诸症痊愈。

疗效分析：此例带下续发于痢疾之后，又加平素嗜膏粱厚味较多，可知是湿热之因，临床表现的一系列证候，也具有较典型的肝经湿热证型。这种湿热当是起于脾，熏于肝，循肝经下注而成带下证。治疗除清利肝经湿热外，当治其脾以除其因，为此，才用异功散以治脾，用龙胆草、苦参、银花以清热，用薏苡仁、泽泻佐白术、茯苓以利湿。因用异功散偏于温性，故去陈皮而加大剂量银花、苦参，使全方之性转为凉性，方能药与证合。加用丹参、当归者，调其血液之运行活泼，以加强清利湿热的功效。因全方配伍较为妥当，故效果十分明显。

按 五味异功散原载于钱仲阳《小儿药证直诀》，有温中益气作用，主治小儿虚冷吐泻，不思饮食之证，由《和剂局方》的四君子汤加陈皮而成，是一个调理脾胃的常用方剂。程氏在《医学心悟》中将本方随证加减用于带下，是因为他抓住脾与湿的特殊关系，从脾入手去治疗各种带证。他认为"带下之症，方书以青、黄、赤、白、黑分属五脏，各立方药，其实不必拘泥。大抵此症不外脾虚有湿。脾气壮旺，则饮食之精华生气血而不生带；脾气虚弱，则五味之实秀生带而不生气血。南方土地卑湿，人禀常弱，故浊带之症，十人有九，余以五味异功散加扁豆、薏米、山药之类，投之取效。倘夹五色，则加本脏药一、二味足也。"又说："若专下白带，倍用薏仁；若兼赤色，属心，加丹参、当归；若兼青色，属肝，加柴胡、山栀；若兼黄色，属脾，加荷叶、陈米、石斛；若兼黑色，属肾，加杜仲、续断。"程氏此说系他经验之谈，我运用他的经验取得效果，说明带下从脾论治的理论有着一定的正确性。当然，带下的病因、病机是复杂的，临床表现类型也难以尽数，然凡带证皆有湿，凡湿邪皆与脾有关这一点，却是中医的传统理论。程钟龄治带用五味异功散加减之所以能够取效，正是在中医这种传统理论指导下悟出来的，可见，正确吸取前人成功经验，于我们不断提高治疗水平，是很有意义的。[李廷华. 五味异功散治疗带下证的体会. 贵阳中医学院学报，1984，(4)：34-35]

（四）妊娠恶阻

李某某，女，25岁，赤脚医生。初诊1970年4月1日。怀孕二月，胸脘满闷，饮食减少，食后即吐，倦怠嗜卧，面色黄白，舌质淡润，苔薄白，脉象滑缓无力。此乃脾胃虚弱，升降失常，气机上逆，而致呕吐。治以和胃降逆止呕。用五味异功散加藿香10g、生姜三片、大枣六枚，服药3剂，呕吐即止。[谢兆丰. 五味异功散治疗妊娠恶阻的简介. 黑龙江中医药，1985，(2)：20]

（五）小儿流涎

某某，男，6岁，1999年7月12日初诊。自幼以来，体质虚弱，饮食或多或少，口流涎水已1年，时常唇口干燥，口渴，家人给予羊尾巴肥甘食等治疗1个月如故。故请贺老师医治，其舌质红、苔黄腻、指纹色红，为脾虚不运，水湿停滞，郁久不解，化热伏于脾胃，迫津外出口窍，治以补益中气，兼以清热，给予五味异功散加黄连、栀子，3剂后口流涎水减轻，舌苔由黄转白。原方再进3剂，口流涎水，口渴消失而愈，1年后随访未复发。[孙晓洁，郭彩霞. 五味异功散治疗小儿流涎. 中国社区医师，2003，18(3)：35]

（六）肠结核

霍某，男，45岁。1984年1月20日诊。病人慢性泄泻，纳差乏力，消瘦近15年。四个月前因急性阑尾炎在地区某医院行阑尾切除术，术中发现肠结核，给予抗痨治疗。出院后，泄泻仍作。刻下：身体消瘦，纳差，乏力声怯，不能坚持工作，大便日4～5次，为糊状，无黏液，舌淡红，苔薄白，脉缓无力。证属脾胃虚弱，纳运失常，水湿停滞。治宜益气健脾，活血散结。五味异功散加味：党参、山药各15g，焦白术、陈皮、三棱、莪术、扁豆各10g，炙甘草、生姜各 5g，广木香 6g，生黄芪 30g，茯苓 12g，大枣 3 枚。服药 25 剂，泄泻停止，精神转佳，饮食增加，坚持正常工作已无疲劳感。即停中药改服当归生姜羊肉汤调理善后。1989 年 4 月 7 日经全消化道钡剂透视检查：8 小时复查拍片回盲部充盈良好，未见器质性病变。亦见轻度胃下垂，肠蛔虫症。实验室检查：血红蛋白浓度 115g/L，血沉 5mm／小时。［孙德龄，常秀兰．五味异功散加味治肠结核．四川中医，1990，（1）：32］

【临床应用】

小儿慢性腹泻

总有效率 100%。药物：党参、焦三仙、苍术、煨葛根、炒白术、茯苓、炙甘草各 8g，陈皮 6g，炒扁豆、炒山药各 10g。此用量为 1 周岁儿童，可根据年龄差异调整剂量。脾虚肝旺者加柴胡、白芍、钩藤各 8g，防风、全蝎各 4g；脾虚中阳不足者加干姜、益智仁各 8g，附子 4g，肉桂 2g（后下）；脾虚食滞者加炒枳实、炒槟榔各 8g，炒莱菔子 4g，炒大黄 2g；寒热失调者加干姜、黄连、乌梅各 8g。每日 1 剂，水煎 2 次，取汁 200ml，分早中晚 3 次服，年龄小者可分次频服。［张在义．五味异功散加味治疗小儿慢性腹泻 52 例．实用中医药杂志，2005，21（10）：613］

【临证提要】

本方是治疗脾虚气滞证的常用方。以饮食减少，大便溏薄，胸脘痞闷不舒，或呕吐泄泻为证治要点。临床常用于小儿消化不良属脾虚气滞者、带下证、妊娠恶阻、小儿流涎、肠结核、小儿慢性腹泻。

止 嗽 散

【来源】《医学心悟》卷三。

【组成】 桔梗 炒2斤　荆芥 2斤　紫菀 蒸2斤　百部 蒸2斤　白前 蒸2斤　甘草 炒

12两　陈皮水洗，去白1斤

【用法】 每服 3 钱，食后、临卧开水调下；初感风寒，生姜汤调下。

【功效】 止咳化痰，疏表宣肺。

【主治】 诸般咳嗽。

【方解】 本证属于咳嗽证，故用紫菀止咳、百部润肺止咳，虽苦但不伤肺为君药，二者性温而不热，润而不寒，皆可止咳化痰。桔梗善开宣肺气、白前长于降气化痰，二者协同使用，一升一降，使气机运转，复肺气之宣降，增强君药的止咳化痰之力，共为臣药。荆芥可疏风解表，除在表之邪；橘红理气化痰，均为佐药。甘草缓急和中，调和诸药。诸药合用，共起止咳化痰，疏表宣肺之功。

【临床应用】

（一）喉源性咳嗽

总有效率为 91.6%。药物：紫菀 12g，百部、白前、桔梗、荆芥各 10g，陈皮、甘草各 5g。偏风寒者加麻黄、防风以驱风散寒；偏风热者加黄芩、鱼腥草以疏风清热、利咽止咳；喉痒甚者加牛蒡子、玄参以疏风止痒；夹燥邪者加桑叶、天花粉以润燥止咳；肺阴亏虚者加五味子、麦冬以益气养阴、敛肺止咳。偏痰瘀互结者加瓜蒌皮、丹参以化痰通络；偏肝郁气滞者加柴胡、川芎以疏肝理气；偏正虚邪恋者加太子参、黄芪以扶正益气止咳。1 剂/天，取清水 3 碗浸泡中药 15 分钟，煎煮 30 分钟，取药液 200～300ml，待温热适中，饭后分 1～2 次口服。[黄霖颖. 止嗽散化裁治疗喉源性咳嗽 60 例疗效观察. 中医临床研究，2013，5（19）：83-84]

（二）小儿咳嗽变异性哮喘

总有效率为 86.7%。药物：荆芥 3～6g、桔梗 3～6g、陈皮 3～9g、紫菀 3～9g、百部 3～9g、白前 3～6g、甘草 3～6g。畏寒加炙麻黄；呛咳为主，咳甚面红目赤加黄芩、桑白皮、生石膏；咽痛加玄参、牛蒡子、连翘；咽痒加蝉蜕；鼻痒、喷嚏频作加防风、紫苏叶、蝉蜕、辛夷；干咳日久，舌红、少苔加百部、地龙、沙参、麦冬；易反复感冒加黄芪、白术、防风。每日 1 剂，水煎取汁早晚分服。[彭喜明．止嗽散加减合孟鲁司特钠治疗小儿咳嗽变异性哮喘临床分析．内蒙古中医药，2013，1（3）：24-25]

（三）阻塞性肺气肿

总有效率为 93.33%。药物：桔梗 12g，白前 10g，百部 6g，紫菀 12g，荆芥 6g，陈皮 6g，甘草 6g，上药研末，每次 10g，每日 1 次。[姜艳梅，刘勤．止嗽散治疗阻塞性肺气肿临床研究．中医学报，2013，28（186）：1627-1628]

（四）顽固性咳嗽

有效率为 94.5%。药物：桔梗（炒），荆芥，紫菀，百部，白前，甘草，陈皮；痰黏稠而难咯者加桑白皮、茯苓、半夏；干咳无痰者加瓜蒌、贝母、知母；咳嗽严重而喘者加地龙、蝉蜕、防风。随证加减，每日 1 剂，煎汤服用，日 1 次。[李国经．止嗽散加味治疗顽固性咳嗽疗效观察．深圳中西医结合杂志，2013，23（3）：159-160]

（五）老年肺炎

总有效率 94.4%。药物：百部 15g，紫菀、杏仁、荆芥各 12g，山药、桔梗、陈皮各 10g，甘草 3g。加减：热重病人，增加款冬花 15g，黄芩 10g，黄连 6g；痰湿病人，加配茯苓 10g，桑白皮 15g；痰燥病人，加贝母 12g，芦根 12g。每天煎 1 剂，分 3 次服用，每次取煎汁 100ml，于餐前半小时温服。7 天为 1 个疗程。[李由．止嗽散加减佐治老年肺炎临床观察．临床合理用药 2013，6（6）：68-69]

【临证提要】

本方是治疗咳嗽的常用方。以咳嗽为证治要点。临床常用于喉源性咳嗽、小儿咳嗽变异性哮喘、阻塞性肺气肿、顽固性咳嗽、老年肺炎。

～～ 白 矾 散 ～～

【来源】《医学心悟》卷四。

【组成】 白矾_{煅枯}2钱　硇砂5分

【用法】 每用少许，点鼻。

【功效】 清热解毒，燥湿止痒。

【主治】 鼻痔。

【方解】 本证属于鼻痔证，故用白矾去湿解毒。硇砂散瘀消肿，诸药合用，共起清热解毒，燥湿止痒之功。

【临床运用】

（一）小儿口疮

总有效率100%。药物：白矾6g，冰片1.5g。制用法：选约6cm见方的湿柳木一块，在其中间凿一小窝，纳入研碎的白矾，然后在炉火上烘烤，待白矾冒泡（约半生半枯）时将其倒出凉干，加冰片共研极细粉末。用时取少许吹患处，一日两次，一般20分钟后疼痛即止，2～3天即可痊愈。[张广和，靳新领．白矾散治小儿口疮神效．国医论坛，1992，（1）：36]

（二）小儿湿疹

总有效率97%。药物：白矾、硫黄、黄连、雄黄、蛇床子、马齿苋、蜀椒煎液，浓度10%～30%，每日洗浴1次，每次半小时。[林绍琼，张世宇，陈敬康，等．白矾散加味药浴治疗小儿湿疹100例．四川中医，2002，20（5）：57-58]

【临证提要】

本方是治疗鼻痔证的常用方。以鼻痔为证治要点。临床常用于小儿口疮、小儿湿疹。

∽ 白　散 ∽

【来源】《医学心悟》卷二。

【组成】桔梗　贝母各三钱　巴豆去皮、心，熬黑，研如脂，一分

【用法】上三味为末，纳巴豆、更于臼中杵之，以白饮和匀，分二服，病在膈上必吐，在膈下必利。如不利，进热粥一杯。若利不止，进冷粥一杯，即止。

【功效】攻逐水饮，温下寒湿。

【主治】治寒实结胸，无热证者。寒痰积食结于胸中，亦救急之良法。

【方解】本证属于寒实结胸证，故用桔梗、贝母排脓，辅以温下的巴豆，故不但治痰饮凝结的寒食结胸，即如肺痈、白喉以及其他咽喉肿痛、痰阻胸咽、或有痈脓之变，以至呼吸困难饮食不下而无热证者，亦均治之，诸药合用，共起攻逐水饮，温下寒湿之功。

【验案精选】

（一）肠克隆病

焦某，男，44 岁，2002 年 8 月 22 日初诊。主诉：间歇发作性腹胀、腹痛、呕吐 2 年，加重 8 天。患者 2 年前因发生上述病症来院诊治，诊为肠梗阻。施行灌肠、承气汤加减口服治疗。大便得通，腹痛缓解。此次发病，乡村医生按前法治疗未见好转，转收住本院内科。拟诊为：不全肠梗阻（克隆氏病不排除）。给予营养支持、补钾、新斯的明足三里封闭、承气汤煎汤灌肠等治疗，腹胀、腹痛不减，呕吐而不能饮食。5 天后转入外科。体查：精神萎靡，消瘦乏力，腹胀不拒按，脐周偏右有深压痛，无包块，肠鸣音弱。舌淡、苔白腻微燥，六脉沉缓。实验室检查：外周血白细胞正常，血沉正常，结核菌素试验（-），X 线检查提示：回肠远端不全梗阻。诊断为：克隆氏病，回

肠不全梗阻。中医诊为关格，证属脾胃虚寒，寒结胃肠，本虚标实。治疗在液体支持疗法的基础上，用厚朴干姜半夏人参汤加大黄煎汤口服。服后吐而不受，腹痛腹胀如故。遂改为三物小白散，每次 0.5g，温水冲服，每天 2 次。服后未吐，矢气多，腹胀、腹痛稍减。加大剂量至每次 1g，连服 3 天，大便得通，腹痛完全缓解。进食莲子热粥，再用厚朴干姜半夏人参汤合香砂六君子汤善后收功，痊愈出院。

按 克隆氏病是一种病因不明的肠道慢性肉芽肿性疾病，起病隐袭，病程长，急性发病期酷似急性阑尾炎或急性肠梗阻，常伴有不同程度的肠梗阻症状。本例证属脾胃受寒，寒结胃肠，出现格阻不通诸症，因病程日久，寒结气滞，前方汤药虽也对症，但煎汤量多，药味浓烈，胃肠难以接受。用三物小白散量少而力专，专攻寒食之标。又有桔梗，贝母，数倍量于巴豆，既能宣利肺气，又能防巴豆泻之过猛。寒结已破，再进温药以健脾厚肠，顽疾告愈。[郭仲魁，郭利东．三物小白散治疗肠不全梗阻 2 例．新中医，2009，41（7）：57]

（二）粘连性肠梗阻

王某，男，12 岁，2005 年 8 月入院。患者因患先天性巨结肠症于 2 岁时做了梗阻病变肠段切除，结肠直肠吻合术，术后康复出院。1 年后因腹痛、腹胀、呕吐而入院，诊断为：粘连性肠梗阻。行剖腹探查，粘连肠段松解术。此后每因饮食不慎，即出现肠梗阻症状，多次住院行禁食、灌肠等治疗。近日因腹胀、腹痛，不排大便，恶心呕吐再次发病而入住本院。诊见：营养发育差，消瘦，腹胀痛但不拒按，脉沉而实，舌淡、苔白稍腻。诊断：粘连性不全肠梗阻。先行禁食、液体支持，灌肠治疗未效。用三物小白散，每次 0.3g，温水冲服，每天 2 次。服药后腹胀、腹痛稍减。药量加至每次 0.5g。服药后大便得通，腹痛缓解，饮食如常。后改为每天 1 次，连用 3 天后痊愈出院。以香砂六君子丸、保和丸善后。

按 粘连性肠梗阻的治疗较为棘手，手术松解后易发生新的粘连。本例腹虽胀而不拒按，脉舌俱为实证。但患儿自手术后营养状态差，本早已虚，然虚寒聚久，加饮食不节，寒实之证便生矣。然而巴豆气味辛烈，用药宜从小剂量开始，逐渐加重。服药次数也不宜过多，以免伤及正气，小儿体弱者用药尤应谨慎。腑气得通后，补阳健脾，益气消食以治其本。心理指导，饮食调养亦很重要。[郭仲魁，郭利东．三物小白散治疗肠不全梗阻 2 例．新中医，2009，41（7）：57]

【临证提要】

本方是治疗寒实结胸证的常用方。以肺痈、白喉以及其他咽喉肿痛、痰阻胸咽、或有痈脓之变，以至呼吸困难饮食不下而无热证者为证治要点。临床常用于肠克隆氏病、粘连性肠梗阻。

～～ 贝母瓜蒌散 ～～

【来源】《医学心悟》。

【组成】 贝母一钱五分　瓜蒌一钱　花粉　茯苓　橘红　桔梗各八分

【用法】 水煎服。

【功效】 润肺清热，理气化痰。

【主治】 燥痰咳嗽。咳嗽呛急，咯痰不爽，涩而难出，咽喉干燥硬痛，苔白而干。

【方解】 本证属于燥痰咳嗽证，故用贝母苦甘微寒，润肺清热，化痰止咳；瓜蒌甘寒微苦，清肺润燥，开结涤痰，与贝母相须为用，是为润肺清热化痰的常用组合，共为君药。臣以花粉，既清降肺热，又生津润燥，可助君药之力。痰因湿聚，湿自脾来，痰又易阻滞气机，无论湿痰抑或燥痰，皆须配伍橘红理气化痰、茯苓健脾渗湿，此乃祛痰剂配伍通则，但橘红温燥、茯苓渗利，故用量颇轻，少佐于贝母、瓜蒌、花粉等寒性药中，则可去性存用，并能加强脾运，输津以润肺燥。桔梗宣肺化痰，且引诸药入肺经，为佐使药。

全方清润宣化并用，肺脾同调，而以润肺化痰为主，且润肺而不留痰，化痰又不伤津，如此则肺得清润而燥痰自化，宣降有权而咳逆自平。诸药合用，共起润肺清热，理气化痰之功。

【验案精选】

鼻燥衄血

于某某，男，57岁，素患肺燥干咳，一月前"感冒"，服药表证虽解，但咳嗽痰稠，难以咯出，始终不得清解，伴鼻中燥痛，衄血时作，咽痒干痛有阻塞感，口干而苦，大便偏干欠爽，舌偏红苔薄黄腻欠润，脉弦滑数。此证属肺燥痰热，损及阳络。治宜清热化痰，润肺止血。方选贝母瓜蒌散合沙参麦冬汤加减药用：川、浙贝母各6g，全瓜蒌12g，花粉12g，北沙参20g，麦冬12g，橘络5g，竹沥2g，茜草10g，丹皮10g，白茅根30g，桑叶10g，黄芩炭10g。服药4剂，鼻衄即止，又服5剂，鼻中燥痛诸症明显减轻，守方化裁再进5剂而愈。［胡小江.鼻燥衄血兼挟辨治六法.中国医药学报，2001，16（5）：48］

【临床应用】

儿童咳嗽变异性哮喘

总有效率95%。药物：浙贝母、瓜蒌皮各4g，天花粉、桔梗各5g，茯苓7g，橘红3g。兼风寒袭肺加麻黄3g，苦杏仁4g，紫菀、荆芥各5g；兼痰热郁肺加桑白皮、葶苈子各5g，制胆南星6g，黄芩4g；兼有肺、脾、肾三脏虚证，加黄芪7g，山药10g，五味子4g；大便溏者加炒谷芽、炒麦芽、薏苡仁各10g。每天1剂，水煎服，治疗1周为1疗程。［毛玉香，翁梅芬.贝母瓜蒌散治疗儿童咳嗽变异性哮喘64例.新中医2004，36（1）：63-64］

【临证提要】

本方是治疗燥痰咳嗽证的常用方。以咳嗽呛急，咯痰不爽，涩而难出，咽喉干燥硬痛，苔白而干为证治要点。临床常用于燥痰咳嗽、鼻燥衄血、儿童咳嗽变异性哮喘。

～◈ 田 螺 水 ◈～

【来源】《医学心悟》卷五。

【组成】大田螺 1 枚

【用法】用鸡毛蘸搽患处，勤勤扫之。其肿痛自然消散。

【功效】清热利水、除湿解毒。

【主治】痔疮坚硬作痛，及脱肛肿泛不收者。

【方解】本证属于痔疮湿热下注证，故用田螺水外用起清热利水、除湿解毒之功。

【临床应用】

（一）各种炎性外痔（血栓外痔、混合痔、内痔脱出嵌顿）

总有效率 100%。药物：大田螺数枚，用尖刀挑起螺厣，每枚入冰片末 1g，平放瓷盘内；等片刻，螺窍内渗出浆水。用棉签蘸点患处，每 2 小时 1 次。[荀洪仙. 田螺水治疗炎性外痔. 湖南中医杂志 1999，15（6）：39]

（二）腋臭

总有效率 90%。药物：巴豆 3 粒，胆矾 3 钱，麝香三分，研碎，混和，分放在三个活田螺中，稍稍搅拌，用原田螺盖盖密静置 24 小时，待化成淡绿色水，以胶布封口（防其蒸发），备用。用法：每日用田螺水一个，分早、晚以棉签蘸涂腋下，随即用手擦至微红，即可。三天为一疗程，可连续 2～3 个疗程。[刘国纲. 田螺水治疗腋臭. 江苏中医，1959，11]

（三）肛肠术后肛缘水肿

总有效率为 96%。药物：大田螺一枚，用尖刀挑起螺厣，入冰片五厘，平放瓷盘内，待片时，螺窍内渗水，用鸡翎蘸点患处，勤勤点点，其肿自然消散。或选择广州本地田螺，用尖刀挑起螺厣后，放入少许冰片，待 15 分钟后，螺壳中出现螺肉中渗出的水样液体（暂名田螺水），用小方纱吸附此田螺水后，湿敷于水肿处 20 分钟，每日 2 次，停用一切消肿抗感染药物。[余卫华，战晓农，邱翠琼. 田螺水治疗肛肠术后肛缘水肿 51 例. 江西中医药 2007，（8）：32]

（四）慢性前列腺炎

总有效率 100%。药物：水白菜 40g，田螺 20 个。将田螺尾部敲开 1 小洞，压按田螺盖使田螺水流出留用，敲烂田螺壳取肉放入水白菜，加水1000ml 煎至 400ml，加入田螺水分 3 次服用，每日 3 次，每次兑穿山甲粉 3g服用，加白酒 3 滴，连服 6 周。肾虚明显（阴虚加六味丸 1 丸，阳虚加金匮肾气丸 1 丸，每日 2 次）。[郭晓云. 水白菜田螺水配合穿山甲治疗慢性前列腺炎 52 例. 云南中医中药杂志 2005，26（6）：54]

（五）急性黄疸型肝炎

总有效率 96.4%。药物：鲜水白菜 60g（干水白菜 40g），田螺 30 个。把田螺尾敲开 1 个小洞，压按田螺头盖，使田螺水流出，敲烂田螺壳取肉与水白菜加水 500ml 煎至 250ml 后开取汁，加入田螺水，分 3 次服，每日 3 次，每次服时加白酒 3 滴为引。10 天为 1 疗程，并复查肝功能，视情况服 1～3 疗程。[郭晓云. 白菜田螺水方治疗急性黄疸型肝炎 32 例观察. 国际传统医药大会论文摘要汇编，123]

【临证提要】

本方是治疗痔疮湿热下注证的常用方。以痔疮坚硬作痛，及脱肛肿泛不收者为证治要点。临床常用于各种炎性外痔（血栓外痔、混合痔、内痔脱出嵌顿）、腋臭、肛肠术后肛缘水肿、慢性前列腺炎、急性黄疸型肝炎。

二 冬 汤

【来源】《医学心悟》卷三。

【组成】天冬去心,二钱 麦冬去心,三钱 花粉一钱 黄芩一钱 知母一钱
甘草五分 人参五分 荷叶一钱

【用法】加荷叶3g,水煎服。

【功效】养阴润肺,生津止渴。

【主治】上消,口渴多饮。

【方解】本证属于上消证,故用天冬、麦冬、天花粉、荷叶、知母养阴清
热,生津止渴;人参益气补肺;黄芩、甘草合知母清肺除热。诸药合用,共
起养阴清热,生津止渴之功。

【验案精选】

消渴

旷某某,女,37岁。农妇。烦渴、多饮、尿多1月余。患者常因小事忧
愤,1月前与丈夫争吵精神刺激甚大,当晚烦躁失眠,渴饮。尔后每晨醒来,
即抱壶痛饮冷水约1000ml,每餐饭后烦渴须饮水两大杯,夜间亦须起床饮水。
尿多、尿频,口干舌燥,厌食纳少,体重减轻10kg,四肢乏力,动则汗出,
舌边尖红,苔薄黄,脉洪无力。查尿糖(+++),空腹血糖13.3mmol/L。证
属肺热津伤,气阴两伤,诊为消渴。治用《医学心悟》二冬汤:天冬15g,
麦冬15g,花粉、知母各12g,黄芩10g,参须10g,荷叶半张同煎。服药6
剂,诸症均减,唯觉头晕。于原方加黄芪20g,枸杞子10g,又服8剂,病情
日趋好转,饮水减少三分之二,小便减少,食量增加,查尿糖(+),血糖为
10.44mmol/L。嘱再服1剂。1月后病人来告,症状全部消失,复查尿糖阴性,
血糖5.44mmol/L。[任天戈.消渴治验.湖南中医杂志,1989,(2):36-38]

【临床应用】

(一)糖尿病周围神经病变

总有效率93.33%。天冬12g,麦冬18g,天花粉12g,黄芩9g,知母12g,
荷叶24g,人参6g,生黄芪24g,麻黄6g,当归15g,丹参15g,乳香9g,没
药9g,全蝎6g。用法:水煎浓缩至300ml,每日1剂,每剂煎2遍,分早晚2
次服。两组疗程均为4周。[邹晓慧,张菊香,刘书珍,等.二冬汤合逐风通

痹汤配合西药治疗糖尿病周围神经病变临床研究. 中华中医药学刊 2012, 30
(6): 1431-1432.]

（二）肺肾气阴亏虚型 2 型糖尿病

总有效率 90%。天冬、麦冬、天花粉各 15g, 黄芩 6g, 知母 12g, 甘草
10g, 北沙参 15g, 荷叶 10g。1 剂/天, 水煎服, 早晚分服。[张艳丽. 裴瑞霞
加味二冬汤联合西药治疗肺肾气阴亏虚型 2 型糖尿病随机平行对照研究. 实用
中医内科杂志, 2012, 26 (3): 48]

【临证提要】

本方是治疗消渴上消证的常用方。以上消, 口渴多饮为证治要点。临床
常用于糖尿病、糖尿病周围神经病变。

～◆ 化 虫 丸 ◆～

【来源】《医学心悟》卷三。

【组成】芜荑 去梗五钱　白雷丸 五钱　槟榔 二钱五分　雄黄 一钱五分　木香 三钱
白术 三钱　陈皮 三钱　神曲 炒四钱

【用法】以百部二两, 熬膏糊为丸, 如梧桐子大。每服一钱五分, 米饮送下。

【功效】理气消积杀虫。

【主治】虫啮心痛。虫证, 唇内起白点, 其人日渐消瘦。

【方解】本证属于虫啮心痛证, 故用槟榔能杀绦虫、姜片虫。雄黄具杀虫
之效。木香下气除胀。神曲消食化积, 助脾之运。诸药合用, 共起理气消积
杀虫之效。

【验案精选】

胆道蛔虫症

庄某, 男, 52 岁, 1965 年 1 月 20 日就诊。自诉：心下剧痛作顶一天半,

呕吐黄绿苦水及蛔虫一条,据某医院诊断为胆道蛔虫症,治疗无效。检查:剑突下膨急,痛不可近,胆囊没摸清,肢冷自汗,苔糙口干而黏,脉象浮数,体温37.6℃。予乌梅丸合化虫丸〔乌梅18g,广木香4.5g,川椒3g,川楝子9g,川连3g(或代以胡黄连4.5g),芜荑、鹤虱、雷丸、贯众各9g,槟榔15g,甘草3g。〕2剂,嘱日夜各进1剂。当天下午进1剂,夜间疼痛未作,自以为病愈未再服。次晨剧痛复作,复进原方2剂,日夜兼进。第三日复诊,仅胆囊区稍有触痛,大便中发现有死蛔虫2条,复进原方1剂,10小时后疼痛未复作,停药调理而愈。〔邓慕石.胆道蛔虫病的治疗经验.中医杂志,1965,(6),35〕

【临床应用】

滴虫性阴道炎

总有效率为87.9%。川黄柏10g,茅苍术10g,川牛膝10g,薏苡仁10g,北鹤虱10g,使君子10g,大腹子10g,芜荑10g,苦楝皮10g,水煎,沸后文火30分钟,以缓和毒性,每日1剂,每剂分3次凉服。7天为1个疗程。〔董振龙,吴良明,梁加之,等.四妙丸合化虫丸加减治疗滴虫性阴道炎58例.江苏中医,1997,18(9):20-21〕

【临证提要】

本方是治疗虫啮心痛证的常用方。以虫啮心痛,虫证,唇内起白点,其人日渐消瘦为证治要点。临床常用于胆道蛔虫症、滴虫性阴道炎。

∽◦◦ 月 华 丸 ◦◦∽

【来源】《医学心悟》卷三。

【组成】 天冬去心,蒸　生地酒洗　麦冬去心,蒸　熟地九蒸,晒　山药乳蒸

百部蒸　沙参蒸　川贝母去心,蒸　真阿胶各一两　茯苓乳蒸　獭肝　广三七各五钱

【用法】用白菊花 60g（去蒂），桑叶 60g（经霜者）熬膏，将阿胶化入膏内和药，稍加炼蜜为丸，如弹子大。每服 1 丸，含化，一日三次。

【功效】滋阴保肺，消痰止咳。

【主治】阴虚咳嗽。

【方解】本证属于阴虚咳嗽证，故用北沙参、麦冬、天冬、生地、熟地滋阴润肺；百部、獭肝、川贝润肺止嗽，兼能杀虫；桑叶、白菊花清肺止咳；阿胶、三七止血和营；茯苓、山药健脾补气，以资生化之源。诸药合用，共起滋阴保肺，消痰止咳之效。

【临床应用】

（一）结核性脑膜炎

总有效率 90%。药物：麦冬 9g、生地 9g、熟地 9g、山药 18g、百部 9g、女贞子 12g、沙参 9g、云苓 12g、菊花 6g、竹茹 6g、丹参 12g、杭芍 12g，水煎，每日一剂。加味：脾胃不足，阴虚发热者加参术苓竹汤；气阴两虚者，加生脉散。[李传书."月华丸"为主治疗结核性脑膜炎. 山东中医学院学报，1979，（2）：72.]

（二）复杂性肺结核

总有效率 96%。药物：天冬，麦冬，生地，熟地，山药，百部，沙参，川贝母，茯苓，阿胶，三七，白菊花，桑叶。临床加减：咳血加三七、仙鹤草、白及、白茅根、血余炭等；纳差加谷麦芽、白术、焦山药、焦山楂等以健脾助消化；骨蒸潮热明显时常合柴胡清骨散、黄芪鳖甲散等。[王花端. 月华丸为主治疗复杂性肺结核 100 例. 中医研究，1999，12（6）：37]

（三）预防抗痨药引起的药物性肝炎

总有效率 100%。药物：沙参 10～15g，麦冬 9～15g，百合 9～15g，天冬 9～15g，生地 15～30g，熟地 15～50g，百部 9～15g，川贝 6～15g，阿胶 10～15g，茯苓 15～25g，怀山药 15～25g，阴虚火旺型可加知母 20～25g，黄柏 10～15g，地骨皮 10～20g，银柴胡 15～20g，气阴两虚型加太子参 10～20g，党参 10～20g，黄芪 10～30g，炙甘草 6～15g，阴阳两虚型加人参 5～10g，蜜

黄芪 15～30g，紫河车 10～20g，鹿角 5～10g，龟甲 10～20g。每天 1 剂，水煎分两次服用。[李晋铭．中药月华丸对预防抗痨药引起的药物性肝炎的影响．中国中西医结合杂志，2003，23（3）：233-234]

（四）肺结核咯血

总有效率 100%。药物：生地 18g，麦冬 15g，沙参 15g，百合 15g，川贝母 10g，百部 15g，桔梗 6g，白及 15g，阿胶 10g（烊化），三七粉 3g（冲服），炙甘草 6g。每日一剂，水煎 2 次，分 2 至 4 次温服，血止后继服 3～6 剂。临床化裁：阴虚火旺，潮热者加地骨皮、银柴胡；偏于实证，火热较盛，出血不止加焦山栀、大黄炭；气虚加党参、茯苓、白术益气健脾；大便干燥者酌加润腑通便之品如火麻仁等。[张联科，杨会芹．月华丸化裁治疗肺结核咯血 49 例观察．现代中医药，2004，（3）：26]

【临证提要】

本方是治疗阴虚咳嗽证的常用方。以干咳少痰或无痰，咽干，喑哑，舌红少苔或无苔，脉细数为证治要点。临床常用于结核性脑膜炎、复杂性肺结核、预防抗痨药引起的药物性肝炎、肺结核咯血。

神 术 散

【来源】《医学心悟》卷三。

【组成】 苍术陈土炒　陈皮　厚朴姜汁炒，各二斤　甘草炙十二两　藿香八两　砂仁四两

【用法】 共为末。每服二三钱，开水调下。

【功效】 解表燥湿，辟秽化浊。

【主治】 时行不正之气，发热头痛，伤食停饮，胸满腹痛，呕吐泻利，并能解秽驱邪，除山岚瘴气，鬼疟尸注，中食、中恶诸症。

【方解】本证属于时行不正之气从口鼻而入，传入阳明胃经，邪正交争，才见到上述证候，故用苍术升阳发散，燥湿解郁，辟除秽浊恶气；厚朴燥湿畅腑；陈皮理气调胃；甘草和中解肌，再加上藿香、砂仁的芳香通窍，解表化湿，于是诸症都能清除。

【验案精选】

（一）小儿泄泻

1. 林某，男，1周岁。1990年8月16日初诊。其母代述：患儿腹泻3天，日行10余次，经当地卫生所治疗罔效。刻下：神疲倦怠，咳嗽流涕，大便泄泻，酸腐臭秽，夹有乳块，腹胀哭闹时作，舌质淡红，苔白腻，指纹浮而青紫。此乃外感风寒，内伤饮食，积滞胃肠。治宜解表调中，消食导滞。处方：苍术3g，厚朴3g，陈皮3g，肉蔻2g，石菖蒲3g，砂仁3g，藿香3g，苏叶3g，防风3g，吴茱萸2g，甘草2g。水煎2次，合并2次药液，分作6次温服，2小时服1次。1剂诸症大减，2剂大便成形。[徐宪席．神术散加减治疗小儿泄泻106例．福建中医药，1995，26（3）：48]

2. 张某，女，10个月。1978年4月13初诊。患儿腹泻两月余，曾住院治疗基本治愈。出院五日后，腹泻复发，大便日五六次，便稀如水，不思乳食，腹胀神疲，舌苔白腻，指纹淡红而滞。乃脾虚湿困所致，治宜健脾化湿。以神术散加白术、车前子、葛根，服两剂后，大便次数减至日二三次，食纳尚差。继以上方加焦三仙、鸡内金，服四剂纳食转佳。一月后随访大便正常，发育良好。[张新志，胡芳清．神术散加减治疗小儿泄泻81例．陕西中医，1985（9）：398]

（二）呕吐

张某，女，55岁。患者确诊为精神分裂症已多年，长期服用西药氯氮平。1周前因进食少量馊变食物，后又与人发生口角，出现呕吐不止，食入即吐，呕吐清水，日吐数十次。曾求治于某卫生院，诊断为胃神经官能症，给予多潘立酮片、胃复安注射液及柴胡疏肝散、丁香柿蒂汤等治疗，了无寸功，而来我处求治。刻下：患者泛恶连连，食入即吐，神情疲惫，倦怠嗜卧，少气懒言。舌淡、苔白腻，脉弦滑。证属痰浊中阻、胃失和降。治拟健脾和胃、化痰降逆。神术散加减：苍术、厚朴、藿香、旋覆花、代赭石、生姜各10g，砂仁、甘草各6g，陈皮、淡竹茹、姜半夏各12g。每日1剂，水煎。患者初服汤药时，仍呕吐频繁，故嘱其少量温服、频服。2剂后，患者呕吐大减，已思饮食。效不更方，又进3剂，呕吐基本消失。为巩固疗效，上方续服5剂后，呕吐之症未作。

按　本例患者系饮食不节、七情内伤，致痰浊内阻，上犯与胃，胃失和降，胃气上逆，则见呕吐；胃阳郁遏，则食入即吐，舌淡、苔白腻，脉弦滑。故投神术散，并加旋覆花、代赭石、淡竹茹、姜半夏、生姜等降逆止呕之品。全方共奏温阳化饮、芳香化浊、和胃止呕之功，方证相合，则呕吐得瘥。

（三）呃逆

王某，男，72岁。患者罹患颈部转移性肿瘤1年余，经某医院3次化疗后，出现呃逆不止，已逾1周。曾予利他林治疗，但呃逆仅停数小时。刻下：呃声连连，声音响亮，伴寝食难安。舌淡、苔薄腻，脉弦。证属毒浊犯胃，胃气上逆。治拟和胃降逆止呃。神术散加减：苍术、厚朴、藿香、旋覆花各10g，陈皮12g，代赭石15g，生姜、砂仁、丁香、甘草各6g。每日1剂，水煎服。药进1剂，呃逆即止；3剂尽，呃逆未作。

按　本例患者化疗后，毒邪犯胃，胃失和降，胃气上逆，则呃逆连连。故投神术散加旋覆花、代赭石、丁香等降逆止呃之品。方证合拍，则效如桴鼓。

（四）胃脘痛

李某，女，52岁。患者有胃脘痛史3年，情志不畅时疼痛明显加剧。刻下：胃脘隐隐作痛，口淡无味，偶有反酸，口臭明显，食后腹胀。舌淡、苔白腻，脉沉细。证属寒湿困脾。治拟健脾祛湿、理气和胃。神术散加减：苍术、厚朴、柴胡、制半夏、藿香各10g，陈皮12g，焦山楂20g，茯苓、延胡索各15g，砂仁、甘草各6g。每日1剂，水煎服。7剂后，胃脘隐痛较前明显减轻，食后腹胀亦减，上方出入治疗1月余，胃脘痛未作。

按　无论湿邪困阻脾胃，还是脾胃功能失调，湿邪内生，常可出现胃脘隐隐作痛，缠绵不愈，口淡无味，倦怠身重，肢节重痛，舌淡苔腻，脉沉细而濡等症。当投健脾胃、祛寒湿之法，方选神术散加减。方中苍术、茯苓、甘草健脾化湿；藿香、砂仁化湿醒脾；陈皮、半夏、厚朴降浊健胃；柴胡疏肝和胃；焦山楂健脾开胃；延胡索理气止痛。诸药同用，共奏祛湿健脾益胃之功。方证合拍，胃痛得除。

（五）泄泻

陈某，男，45岁。病人有腹泻史已6年余，日行大便3～4次，质烂，偶见未消化食物。刻下：倦怠身重，大便溏薄，头重如裹。舌淡、苔腻，脉濡。证属脾胃虚弱、湿滞中焦。治拟健脾运中、祛湿止泻。神术散加减：苍术、厚朴、炒白术、藿香、柴胡、泽泻、防风各10g，陈皮12g，葛根、茯苓各15g，甘草、砂仁各6g。每日1剂，水煎服。7剂后，泄泻减轻至每日2～3次，便质较前成形，精神渐振。据证稍作加减，坚持服用2月后，大便每日一行，基本成形。

按　本例患者之泄泻，乃系脾为湿困，气化遏阻，清阳不升，浊阴不降，故以运脾胜湿为要务。运脾者，燥湿之谓，即芳香化湿、燥能胜湿之意。方用神术散加减治之，方证相合，则泄泻顽疾得愈。［房海波．神术散治疗脾胃病验案举例．浙江中医杂志，2012，47（1）：63］

【临床应用】

泄泻

242例泄泻，以程氏神术散加减治疗后均获痊愈。方剂组成：苍术片6g、川厚朴4.5g、藿香梗6g、青陈皮各4.5g、春砂仁2.4g、六一散（包）12g。加减法：泄泻兼表证，恶寒发热无汗、头疼身痛者，加大豆卷9g、晚蚕沙（包）9g，六一散改用鸡苏散12g；热甚口渴、大便稠黄、肛门灼热、小便黄赤、脉象濡数、舌苔微黄者，加葛根4.5g，炒子芩4.5g，川水连2.4g；恶寒甚或寒慄肢冷脉沉者，选用安桂心1.8g，炮姜2.4g，制附子2.4g，云茯苓12g，去六一散；湿盛，舌苔白腻、头胀而痛、身重肢楚、胸闷纳呆、有汗而热不解者，方中苍术片加倍，另加生薏苡仁 9g；胸脘痞闷、恶心呕吐者，加姜半夏 6g，白蔻仁 2.4g；腹痛剧烈者，加广木香 3g；食伤肠胃、脘腹胀闷、纳呆厌食，呕吐带酸、舌苔微黄或黄腻者，加炒建曲 9g、山楂肉 9g，炒谷麦芽各 9g；湿热下迫、便泄不畅、肛门灼热坠重者，加尖槟榔（整打）2.4g。

[单学铎．神术散加减治疗泄泻 242 例的疗效小结．江苏中医，1963（8）：18]

【临证提要】

神术散方实际为平胃散加藿香、砂仁而成，是藿香正气散方之缩影，是一张治疗消化系统诸疾之良方。对于胃肠疾病因湿邪、食积等所表现的胃脘痞胀、嗳气、反酸、痛疼、腹泻、纳差等，运用神术散加味，疗效很好。

～ 柳 花 散 ～

【来源】《医学心悟》卷六。

【组成】 真青黛　炒蒲黄　炒黄柏　人中白各一两　冰片五分　硼砂五钱

【用法】 共为细末吹喉。

【功效】 清热解毒，凉血散瘀，祛腐止痛。

【主治】 喉痹，喉疮，并口舌生疮、走马牙疳、咽喉肿痛诸症。

【方解】 青黛咸寒，清热，凉血，解毒，蒲黄甘辛，凉血止血，活血消瘀，黄柏苦寒，清热，燥湿，泻火，解毒，人中白咸寒清热，降火消瘀，四药合用以清热解毒，降火消瘀，配以冰片散邪止痛，硼砂防腐解毒。

【验案精选】

（一）喉痹

黄某某，女，42 岁，干部，1984 年 5 月 12 日就诊。患者自 1983 年 6 月起患咽喉疼痛，或轻或重，时作时缓，反复不愈。曾延医治疗，诊为喉痹（慢性咽喉炎）。历经消炎药及养阴利咽中药治疗，每每迁延月余始得缓解。近一周来又感咽喉疼痛，咽干口燥，声音嘶哑，入夜烦躁，少寐，盗汗，纳食减少，诊见咽壁潮红而微肿，喉底帘珠状滤泡增殖，舌红少苔，脉细数。辨证属肾阴亏虚，虚火上炎，瘀热郁于咽喉。拟清火散瘀，解毒利咽。如法使用柳花散散瘀解毒，佐知柏地黄汤加减滋肾清火，清利咽喉。药用知母15g、黄柏12g、桔梗8g、藏青果8g、玉蝴蝶8g、生甘草6g、生地18g、怀山15g、泽泻15g、牡丹皮12g、云苓12g。水煎缓缓呷咽，不拘时，每日一剂。一周后，咽喉肿痛消失，咽壁淡红。［刘晓明．柳花散为主治疗喉痹．江西中医药，1986（2）：26］

（二）小儿鹅口疮

郑洋，男，3岁。患儿流涎，轻度口臭，口腔舌两侧边缘和左颊部见白色小块，伴有轻度红肿，患儿食欲不振，饮食疼痛二天，用加减柳花散外用三次，诸症均减，又嘱其用药三次，即告痊愈。［曹宁芳，秦中垠．加减柳花散外用治疗小儿鹅口疮98例疗效观察．陕西中医函授，1989（3）：10］

【临证提要】

《医学心悟》书中另有柳华散，与柳花散药味完全相同，只冰片用量三分有异。柳花散另见于《外科正宗》与《医宗金鉴》，组成有四味：黄柏、青黛、肉桂、冰片，用于虚火口疮。程氏柳花散方则主治喉痹、喉疮，功效重在"清、散、通"。清者为清热解毒，散者为散邪及散瘀，通者为通经脉止痛。因此，临证时本方适用于由热壅不散，气血涩滞、阻痹咽喉的喉痹、喉疮等证。

香 附 饼

【来源】《医学心悟》卷五、卷六。

【组成】香附细末一两　麝香二分

【用法】上二味研末，以蒲公英二两煎酒去渣，以酒调药，热敷患处。

【功效】散瘀消痈。

【主治】乳痈、乳岩。

【方解】香附辛行苦泄，为血中之气药也，入肝、三焦经，疏肝理气，解郁止痛，麝香味辛温，入心、肝经，通络散瘀，二味同用，以疏肝散郁，通乳消肿。蒲公英味苦，甘，寒，归肝、胃经，清热解毒，消肿散结，为治疗乳痈之要药，与上二味相合，借热酒之势，加强了清热毒、通郁滞之效。

【临床应用】

（一）乳腺增生

用香附饼外敷治疗乳腺增生，以理气、散结。原料：香附子 120g，陈醋、酒各适量。制用法：将香附子研成细末，用适量的陈醋和酒将其调成糊状后，制成药饼。将药饼蒸热后敷在患处，用纱布覆盖，用胶布固定，敷至药饼干燥即可。干燥后的药饼可加入酒、醋后再蒸一下，继续使用。可每日敷 1 次，每个药饼可敷 5 次。[梅馨．乳腺增生的中药外治法．求医问药（女人健康），2010，（6）：66]

（二）颈椎腰椎骨节增生

香附子 50g 研成粉，为了增强黏性，可加适量的面粉及水，拌匀，做成药饼敷于痛处，用胶布固定后，用 40～60 瓦照明灯对准敷药的部位反复加热。12 小时后将药取下，每天换药一次。7 次为一疗程，重病者连用两个疗程。[吕斌．治颈椎腰椎骨节增生小验方．农村百事通，2013，（19）：72]

【临证提要】

乳房疾病的发生，主要由于肝气郁结，或胃热壅滞而致，如《外证医案汇编》曰："乳症，皆云肝脾郁结，则为癖核；胃气壅滞，则为痈疽。"中药外治乳房疾病，不论是中药乳罩或是中药外敷，很能体现中医药的优势。本方即从肝胃入手，以中药外敷的形式治疗乳房疾病，值得临床借鉴。

～ 追 虫 丸 ～

【来源】《医学心悟》卷四。

【组成】 大黄酒拌，三蒸三晒一两　木香五钱　槟榔一两　芜荑去梗一两　白雷丸一两　白术陈土炒七钱　陈皮七钱　神曲炒五钱　枳实面炒三钱五分

【用法】 上为末，以苦楝根皮、猪牙皂角各二两，浓煎汁一碗，和前药为丸，如桐子大。每服五十丸，空腹砂糖水送下。若大便不实者，本方内除大黄。

【功效】 清热利湿驱虫。

【主治】 湿热虫痛，贯心伤人。

【方解】 白术、陈皮、神曲、枳实消食化积，助脾之运，木香、槟榔通腹行气，大黄以清湿热，槟榔、芜荑、白雷丸、苦楝根皮、猪牙皂角皆杀虫之品。

【临床应用】

（一）蛲虫病

蛲袭肛肠，症见：肛门瘙痒，夜间尤甚，睡眠不宁，睡后肛门周围可见细小蠕动的白色小虫，粪便中有时也可见到，有时腹痛腹泻。舌质红，苔白，脉弦。治法：驱除蛲邪。方药：追虫丸加减：槟榔10g，木香3g，苦楝皮9g，皂荚6g，黑丑10g，炒枣仁12g。（以上为成人量，小儿酌减）用法：水煎服。[乔富渠.蛲虫病的中医诊治.陕西中医函授，1990（2）：10]

（二）钩虫病

仿"八阵"方之追虫丸加减组方：使君肉30g，花槟榔30g，飞明腰黄15g，共研细末为丸。每服3g，早上空腹用苦楝根皮60g煎汤送下。如法连服三个早晨，可使钩虫由肠中祛出。如果无苦楝根皮煎汤送服，非但不效、且

易发生大便带血。服后十日，大便中查虫卵如未净者，可以再如法服三个早晨，继进伐木丸等，渐渐收效。[朱尚才.用中药治疗钩虫病 17 例的探讨.江苏中医，1958（9）：23]

【临证提要】

驱虫剂主要用于驱杀寄生在人体消化道内的蛔虫、蛲虫、绦虫、钩虫等。内服之时应忌油腻食物，并以空腹为宜。

～茵陈术附汤～

【来源】《医学心悟》卷二。

【组成】 茵陈一钱　白术二钱　附子五分　干姜五分　甘草炙一钱　肉桂三分去皮

【用法】 水煎服。

【功效】 温中健脾，化湿退黄。

【主治】 阴黄，身冷，脉沉细，小便自利者。

【方解】 本病多由寒湿阻滞脾胃，脾不运化，阳气不宣，胆汁外泄，又因寒湿为阴邪，故色黄晦暗。方中茵陈、附子、肉桂温化寒湿退黄；白术、干姜、甘草温中健脾，诸药配伍共奏温中健脾、化湿退黄之功。

【验案精选】

（一）淤胆型肝炎

某某，男，26 岁，患乙肝两年，间断服用中西药治疗，症状时轻时重。1 个月前黄疸加重，HBsAg、抗 HBc、HBV-DNA 仍为阳性，予保肝降酶退黄药治疗 1 个月余，效果不佳。刻下身目黄染，乏力，纳差，小便色如浓茶，大便溏滞不爽，偶有灰白便，日 2～3 次。查体：神清，皮肤及巩膜重度黄染，未见肝掌及蜘蛛痣，肝脾肋下未及，腹水征阴性，双下肢不肿。舌质淡苔薄腻，边有齿痕，脉沉弦。B 超示：肝实质弥漫性改变，脾大。诊断：淤胆型

165

肝炎（西医），阴黄、寒湿阻遏证（中医）。治当温中化湿，健脾和胃。药用：茵陈40g，炒白术15g，附子3g，党参15g，半夏10g，茯苓30g，泽泻15g，郁金15g，柴胡6g，砂仁6g，甘草6g。五剂后，诸症减轻，大便仍溏，加桂枝5g。加减服用60余剂，黄疸消失，肝功能恢复正常。［杨红岩．茵陈术附汤治疗阴黄证验案2则．中医药临床杂志，2008，20（1）：23］

（二）硬化性胆管炎

耿某，女，48岁，2000年10月30日初诊。皮肤巩膜黄染，全身瘙痒，肝功能异常16个月。刻诊：面色晦暗，畏寒肢冷，肌肤瘙痒，食少脘胀，溲黄便溏，舌淡、边有瘀点、苔白微腻，脉沉细缓。检查血生化：总胆红素25.6umol/L，总胆汁酸112.8umol/L，ALT 193U/L，AST 169U/L，ALP 412U/L，LDL 365U/L，GGT 1767U/L。B超：左、右叶肝内胆管轻度扩张0.2～0.3cm（似三级分枝），胆囊9.7cm×4.5cm，胆总管扩张1.2cm。证属阴黄，病机寒湿阻遏，瘀阻脉络。治以温脾阳，化寒湿，活血通络，予茵陈术附汤加减。药用：茵陈20g，白术15g，附子6g，干姜6g，虎杖20g，金钱草20g，垂盆草20g，赤芍70g，猪苓、茯苓各15g，白茅根30g，车前草30g。每日1剂，水煎服。服药10剂，尿色转清。又服10剂，面色由黄转红，复查肝功：总胆红素11.8umol/L，ALT27U/L，AST 28U/L，ALP 126U/L，GGT 524U/L，因舌尖微红去干姜，病久必虚，加黄芪、太子参益气健脾。以上方加减服用近3个月，复查肝功：总胆红素6.0umol/L，总胆汁酸2.3umol/L，ALT13U/L，AST24U/L，GGT45U/L，ALP71U/L，LDL253U/L。复查B超：肝内胆管未见扩张，胆囊7.2cm×3.6cm，囊壁0.6cm，胆总管0.7cm。［何亚萍．茵陈术附汤加减治疗硬化性胆管炎1例．山西中医，2001，17（5）：14］

按 硬化性胆管炎为原因不明性疾病，整个胆管系统均可受累，其特点为胆红素、氨基转移酶、碱性磷酸酶持续性升高，或呈波动状态。当属中医阴黄范畴。宗叶天士《临证指南医案·疸》："阴黄之作，湿从寒化，脾阳不能化湿，胆液为湿所阻……治在脾"。故不可妄用寒凉之品，必佐甘温，以防损伤阳气，选用茵陈术附汤加减。方中附子、干姜温阳散寒化湿；又因肝功能异常为湿热之邪所致，故加金钱草、垂盆草、虎杖利湿退黄降酶；白术、茯苓、猪苓、白茅根、车前草健脾利湿；舌紫有瘀点，此为久疸阴黄、瘀血所致，重用肝家血分之要药赤芍清热凉血，活血化瘀。据近代研究，赤芍退黄作用优于茵陈且对肝细胞的再生和肝功能的恢复有良好的影响。药理研究：茵陈含有多种利胆成分，如β-蒎烯、茵陈烯、茵陈酮、6,7-二甲氧基香豆素、绿原酸及对羟基苯乙酮等，有明显的利胆作用；附子对垂体-肾上腺皮质系统有兴奋作用，能兴奋迷走神经中枢，而有强心、镇痛、消炎、退肿作用，附子还具有抗内毒素作用，能抑制内毒素所致肠系膜微循环动脉痉挛，显著减轻内毒素所致心、肝细胞损伤，能促进肝细胞氧化过程，增强其代谢解毒能力；干姜有抗炎、镇痛、促进消化系统功能作用，白术有强壮、利尿、降血糖、抗血凝作用，并能保护肝脏。[贵襄平.茵陈术附汤加减治疗重度黄疸32例.中国中医药信息杂志，2004，11（3）：243]

【临床应用】

慢行活动性乙型肝炎

20例慢性活动性乙型肝炎患者，男17例，女3例，诊断为"慢活肝伴瘀胆和早期肝硬化"及"慢活肝（重）早期肝硬化"。治疗方法：茵陈20g，白术15g，附子、干姜、甘草各3g，肉桂1g，每日一剂；同时常规服用酵母片、维生素C；消化道症状严重者酌情葡萄糖补液，以纠正电解质。平均疗程50天，临床治愈率90%（18/20），好转率10%（2/20）。茵陈术附汤对退黄、降酶、降浊、降球蛋白和提高白/球比值方面有显著疗效（$P < 0.001$）；对提高白蛋白和降低HBsAg滴度无显著疗效（$P > 0.05$）。[徐乾.茵陈术附汤治疗虚寒型"慢活肝"20例临床观察.江苏中医.1988，（2）：8-9]

【临证提要】

中医"阴黄"多见于重型肝炎、淤胆型肝炎及药物性肝内胆汁淤积等疾病，病程长，病机复杂。辨证属寒湿之黄，兼见小便利者，以茵陈术附汤加减治疗，常取得不错的效果。

∽ 秦艽天麻汤 ∽

【来源】《医学心悟》卷三。

【组成】秦艽一钱五分　天麻　羌活　陈皮　当归　川芎各一钱　炙甘草五分　生姜三片　桑枝三钱，酒炒

【用法】水煎服。挟寒，加附子、桂枝。

【功效】祛风止痛。

【主治】肩背臂膊痛。

【方解】"凡背痛多属于风，胸痛多属于气"（《医学心悟》），秦艽、羌活、天麻、桑枝祛风、止痛；当归、川芎、炙甘草、生姜养血调经；陈皮理气，各药配伍共奏祛风止痛之效。

【验案精选】

肩周炎

刘某，男，40岁，两年前无明显诱因出现右肩酸痛，症状日渐加剧，终至右臂不能抬举。西医诊断为右肩关节周围炎。西药治疗效果不显。现右肩关节微肿、压痛，肩部肌肉轻度萎缩，无法外展及上举，苔薄白稍腻，脉弦滑。处方：秦艽、桑枝各12g，天麻、羌活、陈皮、当归、川芎、桂枝各10g，炙甘草5g，生姜3片。连服六剂，肩关节活动恢复，肿痛消失。[洪苛教.秦艽天麻汤治疗肩周炎52例的远期疗效观察.四川中医，1982，（2）：50]

按　临床治疗肩周炎，除以祛风散寒、胜湿行痹、祛痰化瘀为法外，尚须根据缠绵难愈、易于复发之特点，兼顾正气，以免邪去正虚，疗效不显，或邪气来复，久难根除。秦艽天麻汤妙在寥寥数味药，即包含治痹诸法，又注意顾护正气，用以治疗肩周炎，远期疗效尚能令人满意。方中天麻一药不可缺，必须用正品，用量要足，否则疗效不佳。治疗获效后，肩部应

避免受寒，并适当进行功能锻炼，但应注意不可活动过度，以免造成新的损伤。

【临床应用】

肩周炎

门诊肩周炎患者 52 例，男性 24 例，女性 28 例，年龄 28～69 岁，病程 24 天～15 年。一侧肩部发病者 36 例，双肩发病者 16 例。治疗方法：秦艽天麻汤为主方加减，秦艽 10～15g，天麻、羌活、陈皮、当归、川芎各 10g，炙甘草 5g，桑枝 10～30g，生姜三片。夹寒者加制附子 6g，桂枝 10g；气虚加党参 15g，炙黄芪 15g；症状随天气变化加剧者加雷公藤 10g；有外伤史者酌加西红花 5g。日一剂，水煎二次，早晚分服。感冒发热时停服。经 3 年随访。治疗后疼痛消失，肩关节活动及局部肌肉萎缩完全恢复，未见复发者 36 例，偶见复发者 8 例，肌肉萎缩恢复不明显，有复发者 6 例，治疗后 1 年内有明显诱因即反复发作者 2 例。[洪苟教．秦艽天麻汤治疗肩周炎 52 例的远期疗效观察．四川中医，1982，（2）：50]

【临证提要】

本方主治风邪袭人而致的肢体疼痛，尤以背痛常见。

⌒⌒ 萆薢分清饮 ⌒⌒

【来源】《医学心悟》卷四。

【组成】川萆薢二钱　黄柏炒褐色　石菖蒲各五分　茯苓　白术各一钱　莲子心七分　丹参　车前子各一钱五分

【用法】水煎服。

【功效】清热利湿，分清别浊。

【主治】膏淋之湿热内蕴，伴心火盛。

【方解】 萆薢、黄柏、石菖蒲化湿；车前子利湿通淋；"导湿之中，必兼理脾"（《医学心悟》），茯苓、白术健脾祛湿；莲子心、丹参清心热，养心血，诸药共奏清热利湿排浊之效。

【验案精选】

（一）尿浊

张某，男，59岁。排尿不畅1年，伴尿频、会阴部疼痛，西医诊断为前列腺肥大，西药治疗效果不明显。半月前疼痛等症状加剧，化验显示有大量脓细胞并有少量红细胞，确诊为前列腺肥大伴慢性前列腺炎、尿道炎。刻诊：尿频、尿急、夜尿增多，排尿费力，会阴部剧烈疼痛、拒按，小便混浊，如米泔或有滑腻之物，尿道热涩疼痛，食欲不振，形体消瘦，头昏无力，精神疲乏，腰膝酸软，烦热干渴，胸满。舌红、苔黄少津，脉细数。证属淋证日久过服寒冷，劳伤过度，以致脾肾两虚，湿热壅结于下焦。治宜清热除湿，分清导浊。药用：萆薢20g，黄柏、白术、莲子心、丹参、石韦、冬葵子各10g，石菖蒲6g，茯苓、生地各15g，车前子（包煎）、黄芩各12g。水煎服，每日1剂。服药10剂后，会阴部及尿道热涩疼痛消失，前列腺液检查，未见红细胞，守原方继续治疗。服原方8剂后尿频已除，小便淋沥精溺并出等症消失，排尿渐通畅。

按 诸淋日久往往虚实错杂，久病体虚，以致脾肾两虚。程氏萆薢分清饮清热除湿，分清导浊，兼治心脾，配伍健脾除湿，即所谓"导湿之中必兼理脾，土旺则能胜湿，土坚则水液澄清"，实为治病求本，巩固疗效之举。

（二）盆腔炎

张某，女，41岁。症见带下色黄黏稠味臭一年，伴头昏，腰膝酸痛，少腹隐痛。临床诊断盆腔炎。舌红苔黄腻，脉滑数。证为冲任虚损不固、湿毒内侵化热，致湿热蕴结下焦。治宜调补冲任，清热利湿。药用：川萆薢、黄柏、丹参、车前子、生地、杜仲、菟丝子、川牛膝、败酱草各15g，石菖蒲、茯苓、炒白术、土茯苓各10g，莲子心5g。服5剂后，黏稠黄带好转，再服5剂后，诸症消失而愈。［刘家驹.程氏萆薢分清饮临床应用举隅.安庆医学，

1994，15（6）：25]

（三）肝硬化腹水

郝某某，男，46 岁。肝硬化病史 3 年。10 天前因淋雨受寒加之进食生冷不洁之品致发热，精神不振，腹部膨胀，烦热，口干苦不欲饮，小便短赤，饮食量少，面色萎黄，舌质红苔白腻，脉弦数。根据 B 超提示诊断为：肝硬化腹水。证属湿热内蕴，水浊积聚，气化失司。治宜清热利湿，利水消浊。药用：萆薢 30g，石菖蒲 20g，黄柏 20g，车前子（包）30g，白术 20g，茯苓 20g，丹参 30g，牛膝 15g，莲子心 10g，大腹皮 20g，猪苓 20g，泽泻 15g。5剂，水煎服。药后精神好转，仍感腹部膨胀撑急，口干苦，纳食量增，小便量多，舌质红苔薄腻，脉弦数。上方继进 5 剂。药后患者腹部胀满减轻，口干苦除，精神可，饮食正常，二便调。继进 10 剂。药后纳可，便调。再拟上方去大腹皮、猪苓、泽泻继进 10 剂巩固疗效。

按 本例由于外邪入侵，湿热内蕴，湿热互结，水浊之邪停聚，湿热之邪上蒸中焦下注，则口干不欲饮，腹部膨胀，小便短赤，治宜清利湿热，利水泄浊。[林刚．程氏萆薢分清饮临证新用四则．实用中医内科杂志，2008，22（11）：64]

（四）慢性支气管炎（感染期）

刘某某，男，72 岁。慢性支气管炎病史 20 余年。1 周前，因感受寒凉加之进食肥甘油腻之品致病情加重，阵发性咳嗽，夜间剧烈，咯吐浊脓痰，质黏稠难咯，伴两侧胸痛，气喘不能平卧，口干苦，饮食量少，大便干结，舌质淡红苔薄黄而腻，脉濡缓。西医诊断：慢性支气管炎（感染期）。证属湿邪痰浊蕴肺，病情日久，湿聚生热，肺失宣肃。治宜清肺化痰，止咳平喘。药用萆薢 20g，石菖蒲 15g，白术 10g，茯苓 15g，莲子心 10g，黄柏 10g，黄芩 10g，瓜蒌仁 10g，桔梗 10g，车前子（包）30g，法半夏 10g，川贝母 15g，橘红 15g。3剂，水煎服。药后咳嗽减轻，咯痰量多色黄白相兼质稀，胸痛已除，气喘减轻，精神好转。上方继进十余剂。药后咳嗽偶作，气喘未作，纳可，便调。再拟上方继进 3 剂，病情趋于平稳。[林刚．程氏萆薢分清饮临证新用四则．实用中医

内科杂志，2008，22（11）：64]

按 本例由于病情日久，加之触受寒凉、进食肥甘油腻之品致湿邪内蕴，蕴久化痰，痰邪阻肺，日久化热，肺失宣肃所致。治宜分清泄浊、清肺化痰、止咳平喘。

【临床应用】

前列腺炎

前列腺炎患者 120 例，随机分为治疗组（60 例），西药常规对照组（60 例），年龄 20～60 岁，病程 3 个月～6 年，两组基线具有可比性。治疗组在西药常规治疗基础上，采用加味程氏萆薢分清饮水煎服。处方：萆薢 20g，黄柏 6g，石菖蒲 6g，茯苓 10g，白术 10g，莲子心 8g，丹参 15g，车前子 15g，酒制大黄 15g，柴胡 12g，每日一剂，分两次服。治疗组总有效率 95%，对照组总有效率 65%。[金峰．程氏萆薢分清饮治疗慢性前列腺炎 120 例．中医临床研究．2012，22（4）：117-118]

【临证提要】

湿热而导致的下焦疾病，治以萆薢分清饮，导湿之中兼以理脾。

～∞ 秘 精 丸 ∞～

【来源】《医学心悟》卷三、卷四。

【组成】 白术　山药　茯苓　茯神　莲子肉去心，蒸，各二两　芡实四两　莲花须　牡蛎各一两五钱　车前子三两

【用法】 共为末，金樱膏为丸，如桐子大。每服七八十丸，开水下。气虚者，加人参一两。

【功效】 补脾益肾，清热利湿。

【主治】 脾肾两亏，湿热内蕴，夜梦遗精。

【方解】中医认为，"精气"、"精微"等物质宜藏而不宜泄，肾为"封藏之本"、"受五脏六腑之精而藏之"，肾气主升与统摄。本证乃肾精不足，相火偏旺，肾不藏精，脾不统摄与升清而导致精微等物质下泄。方中金樱子、芡实固肾益精、秘气、止滑精，白术、山药、茯苓健脾祛湿，茯神、莲花须、牡蛎养心安神、固肾敛精，有养精蓄锐之意，车前子泄肾中浮火、止泄精。

【临床应用】

肾性蛋白尿

药物组成：党参 15g，白术 15g，山药 15g，茯苓 15g，生地 15g，枸杞 15g，莲子肉 12g，莲须 12g，芡实 10g，牡蛎 12g，黄柏 10g，车前子 30g，金樱子 10g，丹参 15g。加减法：气虚或水肿明显，减去芡实、金樱子，加生黄芪 30g，党参 15g，泽泻 15g；湿热较重减去芡实、金樱子，加白花蛇草 30g，白茅根 30g；有高血压加牛膝 15g，钩藤 30g；尿中常见红细胞加赤芍 15g，川芎 15g。

[吕青松. 加减秘精丸治疗肾性蛋白尿 24 例. 北京中医，1998，(4)：24]

【临证提要】

本方健脾补肾，又可清热利湿，临床主要用于脾肾两亏兼有湿热内蕴者，症见心烦懒言、夜寐不实、大便稀溏、小便浑浊、遗精者。

～⌒ 益母胜金丹 ⌒～

【来源】《医学心悟》卷三、卷五。

【组成】熟地　当归各四两　白芍（酒炒）三两　川芎一两五钱　牛膝二两　白术　香附（酒、醋、姜汁、盐水各炒一次）　丹参　茺蔚子各四两

【用法】益母草一斤，酒水各半熬膏，和炼蜜为丸。每早开水下三钱，晚用清酒下二钱。经水后期而来，小腹冷痛，为寒，加肉桂五钱。经水先期而来，自觉血热，加丹皮二两，酒炒条芩五钱。凡遇经水作痛，乃血凝气滞，

加延胡索一两。

【**功效**】补血调血。

【**主治**】经水不调及室女经闭成损。

【**方解**】本方在四物汤加丹参、茺蔚子补血调血的基础上，配用白术益气健脾使气血化生有源，配用香附理气疏肝，使经血运行调畅。全方气血同补，肝脾同调，充分体现了程氏治疗妇科疾病，以血为本的治疗思想。程氏认为"女乃浑全之人，气血正旺，不应阻塞，其闭也，若非血海干枯，则经脉逆转"，"血以下行为顺"，用益母胜金丹加牛膝养血活血，引血下行以调经治疗。兼肝火炽盛，佐加味逍遥散；脾气虚，兼五味异功散等。

【**验案精选**】

（一）月经不调、痛经

查某，女，25岁，于1977年7月8日初诊，近两年来月经超前，每2个月行经3次，甚者达4次，经色紫黑，质稠伴有血块，量偏多，经至腹痛，行经7～8天方净。舌质红，脉弦滑。本证系血分蕴热而致月经先期，法以清热凉血，佐以调经。仿清经汤意，方用益母胜金丹加减。处方：生地15g，当归、赤芍、青蒿、黄芩、栀子炭、丹皮、仙鹤草、丹参、益母草各10g，川芎6g，地骨皮12g，延胡索7g。上方于末次月经净后3天，连服7剂。数日后患者复诊日，此次月经周期为28天，经期4天，腹痛亦减。为巩固疗效，上方去黄芩、青蒿、栀子炭、仙鹤草、地骨皮，加香附、旱莲草、女贞子各10g，改延胡索为6g，6剂。观察2个月经周期均为正常，余症皆瘥。[产炳旺. 查玉侯运用益母胜金丹加减治疗月经不调、痛经的经验.1985，6（2）：39]

（二）带下病

陈某，女，17岁，1984年1月9日初诊。月经于13岁初潮，经前腹痛难忍，历已4年，月经周期紊乱或1月2行、量多、色暗红，有血块。平素带下量多，质稀色白，腰酸，舌质红，苔薄白，脉细偏数。此系气血失调，带脉失约。治拟调和气血，祛湿止带。予益母胜金丹加怀山、车前子、鸡冠花，3剂后带下量少。此后每于经前调理，经3个周期观察，痛经除，带下止。

按 带下病多属正虚而邪实，其病在脾。因为带由湿生，湿由脾运，故前贤有"带下俱是湿症""脾主湿"之说。临床上治带之法甚多，但不外抓住脾虚湿盛这个病机关键，以健脾祛湿为本，同时根据脏腑之偏盛偏衰，而予补肾、疏肝、滋肾、清热等法配合治疗。方中多投莲肉、银杏、车前子，加重怀山以加强健脾，配以固涩止带之鹿角霜、鸡冠花、海螵蛸、肉豆蔻等药物，随证选用，裨得脾健湿除，带下可愈。[黄熙理，陈成东. 徐陈如老中医治疗带下病的经验. 福建中医药，1994，25（5）：5-8]

【临床应用】

（一）不孕

方药组成：当归 12g，白芍 12g，川芎 6g，地黄 12g，白术 15g，香附 10g，丹参 10g，茺蔚子 10g，龟甲 15g。经间期加紫河车温补肾阳，经前期酌加党参、山药、葳蕤、桑寄生、广木香等健脾固肾。其他随症入药，如腹冷入吴茱萸，尿频入益智仁，便结入川军。日煎服 2 次，每次 150～200ml。服中药期间基本不服其他药物，少数患者兼服维生素 E 及叶酸。再次移植前嘱按西医常规处理，服药不误。移植后服寿胎丸合泰山盘石散加减，以养胎元。20 例患者经中药治疗后再次接受移植，从服中药至再次移植的时间为 1～8 个月经周期，平均 3.9 个周期。大多数患者每周期服药 14～28 剂，3 例多于 30 剂为月经稀发、卵泡发育不良、基础体温持续不升病人。移植后继续服养胎方 7～77 剂不等。20 例病人经中医辅助调理后，共接受了 27 个周期的胚胎移植，移植结果为临床妊娠 15 次、生化妊娠 2 次、未着床 10 次，周期移植的临床妊娠率为 55.6%。[徐琳，徐升阳. 体外受精-胚胎移植助孕失败后服中药再次移植 20 例结局分析. 中西医结合研究，2012，4（1）：17-18]

（二）月经量过少

益母胜金丹治疗月经量过少 40 例，总有效率为 95.0%。基本方：当归、川芎、熟地、白芍、丹参、白术、茺蔚子、香附、益母草等，加减：肾虚甚者加菟丝子、杜仲、熟地、山茱萸；血瘀甚者加桃仁、红花、莪术；痰湿甚者加茯苓、法半夏、陈皮、胆南星；血虚甚者加首乌、阿胶、黄芪、鸡血藤。

每天 1 剂，水煎 3 次，经后开始分早中晚 3 次服用，连服 10 天，连用 3 个月经周期。[任满艳，袁超．益母胜金丹治疗月经过少 40 例疗效观察．湖南中医杂志，2013，29（7）：61-62]

（三）痤疮

益母胜金丹治疗痤疮 100 例，总有效率为 97%。方药组成：益母胜金丹合二仙汤加减：仙茅 12g，淫羊藿 12g，乌药 10g，香附 15g，黄柏 10g，干地黄 20g，益母草 20g，当归 12g，金银花 15g，白花蛇舌草 15g。皮损有脓头者加紫花地丁 15g，白芷 10g，野菊花 15g；结节囊肿较多者加夏枯草 15g，牡蛎 30g，莪术 15g。[段行武，李映琳，许耀芳．中医辨证治疗痤疮 100 例．中国中医药信息杂志，2003，10（增刊）：25-26]

（四）痛经

益母胜金丹治疗原发性痛经 33 例，总有效率为 96.9%。中药基本方：川芎 15g，益母草 15g，当归 10g，白芍 10g，茺蔚子 15g。血热者加丹皮 10g；血寒加肉桂 15g，炮姜 8g；倒经者加牛膝 15g，白茅根 20g；经闭者加红花 10g，泽兰 15g；经血色暗有块者加桃仁 10g，并同时口服芬必得 0.6g，每日 2 次。[闫培峰，刘玉双．中西医结合治疗原发性痛经 33 例．中国民间疗法，2000，8（8）：36]

【临证提要】

本方益气养血，调肝理脾，临床主要应用于气血两虚所致经水不调及室女经闭成损，症见月经不调，经水量少，痛经，少气懒言，面色苍白，带下量多，质稀色白，腰酸，舌质红，苔薄白，脉细偏数者。

～ 消瘰丸 ～

【来源】《医学心悟》卷四。

【组成】玄参_蒸　牡蛎_{煅，醋研}　贝母_{去心，蒸，各四两}

【用法】共为末炼蜜为丸，每服三钱，开水下，日二服。

【功效】清润化痰，软坚散结。

【主治】痰火凝结之瘰疬痰核。

【方解】本方所治瘰疬，是由肝肾阴亏，肝火郁结，灼津为痰而成。方中浙贝母苦辛微寒，善消痰散结，且兼开郁清热，为君药。牡蛎味咸微寒，可助贝母软坚散结，兼能潜阳益阴，为臣药。玄参苦甘咸寒，既可滋肺肾之阴，又可清降虚火，使液充火降则痰无由生，其咸能软坚也助君臣散结消瘰，为方中之佐药。

【验案精选】

（一）淋巴结结核

葛某，男，14岁，1995年5月12日初诊。半年前发现颈部右侧淋巴结4枚，开始如黄豆大，逐渐增大如杏核，经西医确诊为"右侧颈部淋巴结结核"。曾用抗痨药治疗无效，来门诊治疗。患者颈部右侧肿物两个，分别为2cm×2cm，2cm×1cm大小。并有数个如蚕豆大的肿物，边缘整齐、坚硬，推之可动，有轻度压痛，表面皮色正常。用本方汤剂煎服：玄参12g、煅牡蛎20g、贝母12g、夏枯草10g，五剂，服后肿物缩小、变软。继服五剂肿物全消，一年后随访未见复发。

按　痰之为病，痰郁可以化火，火炽可成毒，毒火内盛，更可灼津熬痰，故痰火相结，必生红肿硬结之症如淋巴结炎。治疗其病，必以化痰与清热相结合，使痰化而结散，热清而毒除。而淋巴结炎多由痰火所致，治疗用清热化痰，软坚散结，泻火解毒之法，而消瘰丸是个较为理想的方剂。方中玄参清热消肿，贝母化痰散结，牡蛎软坚散结，三药相伍，具有清热化痰，消肿散结，软坚之功。以此为基础适当配伍，可治疗急性淋巴结炎。[王新民，郑钧．消瘰丸治疗腺体炎性病变．甘肃中医学院学报，1997，14（3）：45]

（二）亚急性淋巴结炎

徐某，男，68岁。1996年4月2日初诊，左下肢肿块10日余，西医建议住院手术做病理检查，患者因惧怕疼痛，遂求治中医。检查：患者左小腿内侧内踝上 5 寸处，有一直径 5cm 的圆形肿块，质硬，压痛明显，局部皮肤微热，肤色紫暗，舌质红、苔白腻，脉滑数。西医诊断：亚急性淋巴结炎。中医诊断：痰核；证属痰瘀结聚，蕴而化热。治拟软坚活血，化痰清热。处方：生牡蛎（先煎）30g，玄参 10g，浙贝母 10g，夏枯草 15g，赤芍 15g，丹皮 15g，怀牛膝 15g，黄柏 10g，苍术 6g，紫花地丁 30g，黄花地丁 30g，甘草 10g。3 剂，水煎服。服第 1 剂头煎药，当天夜里肿块平软，有散退趋势。3 剂服完，肿块明显变软缩小。药中肯綮，击鼓再进原方 3 剂，肿块消失，唯膝向上大腿内侧有一硬索压痛明显。原方去夏枯草、丹皮、赤芍、苍术，加生薏苡仁 30g，川楝子、延胡索各 10g。续服 3 剂。患者欣然面告，症获痊愈。

按 《丹溪心法》谓"凡人身上中下有块者，都是痰。"痰为湿之渐，水湿内停，津液不布，兼有邪热熬灼，遂凝结成痰，痰滞作怪，结聚成核，阻塞经络，气血凝滞。湿性下趋，人体下部肿块多因痰湿引起。本案以消瘰丸中生牡蛎软坚散结化瘀，结合三妙丸中黄柏清热，苍术燥湿，牛膝引药下行，共奏清热利湿、通利经脉之功。再加入凉血活血、清热止痛散结的赤芍、丹皮，二地丁清热凉血、消肿散结，夏枯草既清火散结又引药入肝经。其后又加入生薏苡仁清热渗湿消肿，延胡索、川楝子理气活血止痛。由于痰、瘀、火、湿同治，标本兼顾，故药中病所，效如桴鼓。[桂庆亚 . 消瘰丸加味治愈体表肿块验案 3 则 . 江苏中医药，2011，43（4）：58-59]

（三）甲状腺瘤

张某，女，39 岁，县棉织厂职工，1991 年 5 月 7 号来诊。自诉发现颈部肿物已有年余，经某医院诊断为甲状腺瘤，建议手术治疗，但病者不愿意手术。遂来就诊，检查肿块位于颈前喉结右侧，如鸡蛋大，随吞咽上下移动，质较硬，无压痛，边缘清楚，皮色如常。诊见舌质红，苔薄白，脉象滑数。治宜养阴清热，化痰散结。方药：玄参 12g，牡蛎 30g，浙贝母 12g，夏枯草 15g，鳖甲 18g，三棱 10g，莪术 10g，大枣 8 枚，生地 12g。水煎服，每日 1 剂，服药 9 剂后，肿块开始变软缩小，先后经过 9 诊，连续服药 27 剂而愈。

再经某医院复查肿块全消，随访至今未见复发。

按 甲状腺瘤属中医的"肉瘿"范围，本病多由脾虚肝郁所引起。脾虚则失健运，积液而成痰；肝郁则化火，伤阴灼津，阴虚火旺，致使痰火凝聚而成。治疗以"养阴清热，化痰散结"为法，方中玄参、夏枯草、鳖甲、生地养阴清热；牡蛎、浙贝母、三棱、莪术化痰散结，由于攻补兼施，肿块得以消散而痊愈。[李兴国．良性肿瘤治验11例．安庆医学，1996，（17增刊）：31]

（四）甲减合并桥本氏甲状腺炎

武某，男，54岁，2011年10月27日初诊。主诉：甲状腺功能异常1年，血糖升高18年。3年前因甲状腺肿大、疼痛做病理切片，诊断为恶性病变，行左叶切除术。术后2年出现甲状腺功能低下，伴甲状腺球蛋白抗体升高，过氧化物酶抗体升高。刻下症：甲状腺Ⅱ度肿大，轻度压痛，口咽干，手足麻木，纳眠可，二便调，舌红，舌苔微腻，脉沉略弦。甲状腺B超：左残余甲状腺弥漫性病变，左残余甲状腺下方多发结节，最大0.7cm×0.4cm。处方：玄参30g，浙贝母15g，生牡蛎30g（先煎），夏枯草30g，雷公藤30g，鸡血藤30g，生甘草30g，柴胡9g，黄芩15g，黄连30g。服药后查肝肾功能及甲状腺功能。2011年11月28日二诊：服药1月，甲状腺肿痛消失，仍手足麻木，咽干。舌苔微腻，脉偏弦滑。上方雷公藤增加至45g，夏枯草增加至45g，黄芩增加至30g，并加五味子15g。2012年3月20日六诊：患者服药3个月，手足麻木、咽干不适症状消失。甲状腺B超：左残余甲状腺下方多发结节，最大0.5cm×0.3cm。

按 咽、颈为少阳经所过，患者咽干、颈部肿痛，表现少阳郁热征象，故治疗以清解郁热、软坚散结为主。方中玄参、生牡蛎、浙贝母清热生津、软坚散结；柴胡、黄芩清泄少阳郁热；夏枯草清肝散结，雷公藤现代研究证实具有免疫抑制功能，于此方中专以针对甲状腺抗体异常升高，并配伍鸡血藤、生甘草以消除其对肝、肾的毒副反应，保护肝肾功能；因患者血糖偏高，故方中又加黄连清泻内热，兼顾降糖。二诊时，患者甲状腺功能指标较前改善，尤其抗体指标明显下降，可见药已中病，遂将雷公藤用量增加至45g，进一步增强其免疫抑制作用,并加五味子 15g 护肝保肝,"保驾护航";同时增加黄芩剂量以加强清热,增加夏枯草剂量以加强散结作用。持续治疗 3 月后,患者甲状腺功能指标基本正常,甲状腺结节较前缩小,并且治疗过程中监测肝肾功能,未发生不良反应。[刘文科. 仝小林教授应用消瘰丸治疗糖尿病合并甲状腺疾病验案三则. 四川中医,2013,31(01):115-117]

(五)甲状腺功能亢进

臧某,女,49 岁。2008 年 12 月 15 日初诊。主诉:血糖升高 3 年,甲亢 3 月。现病史:2006 年因乏力至医院查空腹血糖:8mmol/L,诊为 2 型糖尿病。现服格列美脲、瑞格列奈、二甲双胍、六味地黄丸。3 个月前因手指颤抖、心烦,检查发现甲状腺功能异常,诊断为甲亢。现服用甲硫咪唑 10mg,日 3 次。刻下症:口干多饮,口苦,视物不清,手足麻木,阵发手指僵硬,恶热,多汗,易饥饿,烦躁易怒,心悸,活动时加重,大便干,呈球状。小便色黄,夜尿 3 次以上,有泡沫,眠差,醒后不易入睡。处方:玄参 30g,浙贝 15g,生牡蛎 30g(先煎),夏枯草 60g,黄芩 30g,龙胆草 30g,车前草 30g,黄连 30g,生姜 5 片。2009 年 3 月 23 日三诊:服药 2 月,心悸减轻,仍心烦易怒,睡眠差,易醒,肩部肌肉时有抽筋,视物不清。舌苔白厚微腻,脉略数弦。初诊方中夏枯草减为 30g,加白茅根 30g。2009 年 6 月 22 日五诊:服药 3 月,阵发烘热汗出,伴头晕,心烦易怒,夜卧不安,常夜间自醒,盗汗多,乏力,因热而烦躁。2009 年 6 月 18 日查:HbA1c:6.4%,GLU:8.52mmol/L。甲功:FT3:2.16pmol/L(3.1～6.8),FT4:9.93pmol/L(12～22),TSH:6.18uIU/ml(0.27～4.2)。处方:(1)玄参 30g,浙贝母 15g,生煅牡蛎各 30g(先煎),夏枯草 30g,当归 15g,黄芪 15g,黄连 15g,黄芩 30g,黄柏 15g。(2)甲硫咪唑为 2.5mg,日 3 次。2009 年 8 月 24 日六诊:烘热汗出减轻 2/3,乏力缓解,小便可,色黄,有味,偶有心悸,无胸闷胸痛。舌苔白,舌底迂曲,面红,眼部明显。查甲功:FT3:3.39pmol/L(3.1～6.8),FT4:13.36pmol/L(12～22),TSH:4.18uIU/ml(0.27～4.2)。

按 口干口苦、恶热心烦、小便黄等为明显的肝胆火热征象,故本案治疗核心在于清泄肝胆火热。初诊方以玄参、浙贝母、生牡蛎清热软坚；夏枯草、黄芩、龙胆草清肝泻火、消散郁结；车前草清热利湿，使火热从小便而出；黄连清胃火，降血糖，同时针对心悸。患者服药 3 个月，甲功指标改善明显，已趋于正常，故将西药甲硫咪唑剂量减半，防止继发甲减，同时将夏枯草剂量减半，因仍有心悸症状，故加用白茅根，此药也是仝师治疗心律失常的经验药。五诊时，证候有所变化，表现一派阴虚火热征象，故在消瘰丸基础上合用当归六黄汤，以清火敛阴止汗。至六诊时，症状大减，甲状腺功能指标亦基本正常。[刘文科. 仝小林教授应用消瘰丸治疗糖尿病合并甲状腺疾病验案三则. 四川中医，2013，31（01）：115-117]

（六）乳腺囊性增生

王某，女，37 岁，县粮食局职工。病者自诉经前两乳房胀痛两年余，经某医院诊断为乳腺囊性增生病，曾用西药治疗 1 个多月，未见明显好转。于 1991 年 8 月 16 日找我医治，触其左右乳房外上方均有沙粒样肿块 2～3 粒，伴有压痛，表面正常，活动度尚好。诊见舌质淡，苔薄白，脉象沉弦，治宜疏肝解郁，化痰散结。以"逍遥散"合"消瘰丸"加减：柴胡 10g，白芍 12g，当归 12g，白术 10g，玄参 12g，牡蛎 3g，浙贝母 12g，夏枯草 15g，黄皮核 20g，穿山甲 15g。乳房胀痛加香附 12g；肿块随行经前后而增减者加丹参；体质素虚加党参 20g。水煎服，每日 1 剂，服药 17 剂后，两乳房胀痛消失，肿块有所缩小，先后经过 14 诊，连续服药 42 剂而愈。随访至今未见复发，

按 乳腺囊性增生病近似中医的"乳癖"，属于"乳中结核"的范围。本病多由忧郁过度或冲任失调，以致肝气郁结，气滞痰凝。治疗以"疏肝解郁，化痰散结"为法，肝舒则血充，肿消病自愈。[李兴国. 良性肿瘤治验11例. 安庆医学，1996，（17增刊）：31]

（七）肝硬化

某某，于 2010 年 12 月 29 日，就诊，因"发现肝功能异常 10 年余"入院。入院后查血、尿常规正常，肝功能示：ALT：121U/L，AST：96U/L，ALP：285U/L，GGT：707U/L。HBsAg（-）、ANA（+）、肿瘤标志物未见异

常。肝脏 CT 示肝硬化、脾大、门静脉稍增宽；肝右叶低密度灶，考虑囊肿或血管瘤可能。诊断：自身免疫性肝炎；肝硬化。予以优思弗（熊去氧胆酸胶囊）、甘草酸二胺注射液治疗。2011 年 2 月 23 日复查肝功能恢复正常，肝纤四项：HA：302.8ug/L，LN：152.3ug/L，PC Ⅲ：210.6ug/L，Ⅳ－C：167.0ug/L。中医诊断：积聚证属痰瘀互结，治以活血化瘀，软坚散结。方以消瘰丸和桃红四物汤加减：玄参 15g，浙贝 15g，牡蛎 30g，当归 12g，川芎 15g，生地 15g，赤芍 15g，桃仁 10g，红花 10g，鳖甲 30g（先煎），鸡内金 15g，甘草 10g。水煎服，1 日 2 次。服药期间无明显不适，坚持治疗 6 个月。2011 年 8 月 23 日复查。肝功能及肝纤四项全部恢复正常。

按 肝硬化属于中医"积聚"范畴，本病病因有寒邪、湿热、痰浊、食滞、虫积等，积聚病机主要是气机阻滞，瘀血内结。[王继海，周烨威. 消瘰丸的临床运用体会. 大家健康：2013，7（6）：60-61]

（八）肝囊肿

某男，56 岁，右胁胀痛 2 个月，于 1994 年 5 月 3 日来诊。无明显原因出现阵发性右胁胀痛，伴口干，烦躁，腰酸，纳食可，失眠多梦，大便干，小便调。既往无肝炎病史，查体：一般状况可，心肺无异常，腹平软，肝大，右肋下 2.5cm，剑突下 1.5cm，质软，脾脏未触及，肝区叩痛。舌红，苔少，脉弦细。B 超示肝右叶探及 3 个圆形无回声暗区，最大者 2.5cm×2.9cm。诊断：肝囊肿。乙肝五项均正常，肝功正常。诊断：多发性肝囊肿，属中医胁痛范畴。方选消瘰丸加味：玄参 40g，知母 9g，丹皮 9g，白芍 15g，夏枯草 12g，牡蛎 30g，浙贝母 15g，半夏 9g，当归 12g，川芎 9g，延胡索 9g，柴胡 9g，郁金 9g，陈皮 9g，甘草 3g。水煎服，日 1 剂。连服 18 剂后，右胁胀痛等症明显减轻，原方去延胡索，加减继服 2 个月共 52 剂，胁痛消失，复查 B 超示肝右叶囊肿 1 枚，约 1.0cm×0.8cm。按上方间断服药 2 个月，无明显不适感。未复诊。

按 年老肾虚，阴血不足，水不涵木，筋急而挛；阴虚火旺，灼津为痰，痰浊滞留而成此症。阴虚则口干、便干，火扰则失眠、烦躁。方中重用玄参，配以白芍、知母、丹皮滋阴降火；牡蛎、浙贝母、夏枯草、半夏化痰软坚、清热散结；当归、川芎养血活血；柴胡、郁金、陈皮疏肝利胆；延胡索理气止痛；甘草和中。上药合用共收滋阴降火、化痰软坚之效。肝囊肿多进展缓慢，预后良好。本例应用滋阴、软坚、活血、行气诸法，治疗3个月，囊肿缩小，获得了较为满意的近期疗效。[张永，韩宁．消瘰丸临床应用举隅．山东中医杂志，1997，16（1）：21-22]

（九）痛性脂肪过多综合征

吕某，女，46岁。1988年10月3日初诊。四肢及胸腹部出现对称性块状脂肪结节年余，先后去省级多家医院检查，均诊为痛性脂肪过多综合征，服药（名称不详）效果不佳。诊见四肢、胸腹部脂肪结节大者如栗，中者如银杏，小者如玉米粒，皮色不变，按之疼痛。面色黧黑，形体消瘦，头痛头晕，心悸易怒，腰膝酸软，手足心热。月经数月一行，量少色红。舌红，苔薄白脉弦细。辨证为肝肾不足，邪火炼液为痰，壅阻经络。治宜补肝益肾，消痰散结。处方：玄参20g，浙贝母10g，生牡蛎30g，制首乌20g，枸杞子12g，山萸肉12g，丹参30g，地龙10g，地骨皮20g，水煎服，每日1剂。10月13日二诊：服药10剂后，腰痛、易怒、手足发热均减轻，唯周身结节疼痛不减。上方加穿山甲10g，继服10剂。10月23日三诊：全身结节减小减少，效不更方，上方继服。本方前后稍事加减，共服50余剂，全身脂肪结节完全消失，病告痊愈，随访1年未复发。

按 痛性脂肪过多综合征，亦称德肯氏综合征，其临床主要特征是：躯干或四肢远端常有多数对称性脂肪结节，皮肤干燥，疲倦无力，神经衰弱，性功能衰退等。笔者认为，脂肪结节为痰浊瘀血作祟，阻塞经络，不通则痛。该例病人又兼有明显的肝肾阴亏、虚火上炎之征，故用消瘰丸祛痰散结，佐以丹参、地龙、穿山甲通瘀，加用山萸肉、枸杞、首乌等补益肝肾之品以治本，本固标去，则顽恙得愈。[孙殿浩．消瘰丸临床新用举隅．山东中医杂志，1992，11（4）：26-27]

（十）前列腺增生

赵某，男，57岁，干部。2000年11月6日初诊。尿频，夜尿增多2年。

伴有尿无力，尿等待和尿分叉，尿后余沥不净，夜尿三五次，困倦乏力，精神不振，舌胖暗，苔薄，脉沉弦。肛门指检：前列腺增大，中央沟变浅，中等硬度，无触痛。B超检查：前列腺大小为4.8cm×3.6cm×3.2cm，形态规则，内回声密集中等分布均匀。诊断：前列腺增生。乃年高体衰，脾肾气虚，气化失司，运化不健，水液停留，聚而为痰，痰阻气滞，殃及血行，痰瘀相结，积聚成癥。治以补气祛瘀，软结散结，利湿化痰。消瘰丸合补阳还五汤加减：黄芪、牡蛎（先煎）、冬瓜仁各30g，夏枯草20g，桃仁、红花、赤芍、地龙、玄参、丹参、浙贝母、滑石、海浮石各10g。水煎服，日1剂。连服20剂，尿分叉、尿后余沥消失，夜尿频减轻，嘱以前列康、复方丹参片、桂枝茯苓胶囊及金匮肾气丸配合交替服用以巩固。［叶新潮，成凯，邓志厚．消瘰丸男科治验三则．现代中医药，2004，（5）：41］

（十一）睾丸炎

韦某，男，45岁，农民，2000年10月26日初诊。右侧睾丸隐痛伴右下腹抽痛3年余，经用抗生素治疗肿胀减轻，时感隐痛，伴右下腹抽痛，并痛引及大腿内侧，稍劳加重，休息减轻，舌暗红，苔薄，脉沉弦。检查：阴茎及睾丸发育正常，右侧睾丸明显增大，约为5.5cm×4cm×3.5cm，中等硬度，触痛明显，附睾无肿大，精索增粗。诊断：右侧慢性睾丸炎，属手术损伤，气滞血瘀，阻碍气机，水津不布，凝聚成痰，痰瘀互结，睾丸肿痛。治以活血化瘀，软坚散结。消瘰丸合桃红四物汤加减：牡蛎（先煎）30g，浙贝母、玄参、丹参、柴胡、延胡索、桃仁、红花、三棱、莪术、赤芍、刘寄奴各10g，川楝子6g。水煎服，日1剂。服7剂，下腹部及大腿内侧疼痛明显减轻，上方加川牛膝、夏枯草各20g，续服10剂，下腹部不痛，右侧睾丸已有缩小，变软，无触痛，休养而愈。［叶新潮，成凯，邓志厚．消瘰丸男科治验三则．现代中医药，2004，（5）：41］

按 《医学心悟》："瘰疬者，肝病也，瘰多生于耳前后者，肝之部位也，此肝火郁结而成，宜用消瘰丸"。受近代医家用本方治疗甲状腺疾病之启发，认为男性生殖腺功能虽为肾所主，但其位置均居于肝经循行路线之上，病变多见肿痛癥结，与瘰疬、痰核、瘿瘤属肝肾阴亏，肝火郁结，灼津为痰，痰火凝结之病机相同，故外科男性生殖腺疾病可用消瘰丸治疗。方中使用浙贝母，味苦性寒，开泄力强，清热泻火，化痰散结，《本经逢源》称贝母"浙产者治疝瘕"，玄参，苦甘咸寒，养阴解毒，清热散结；牡蛎，咸涩微寒，质重平肝，软坚散结。三药均属寒凉之品，相伍为用而具养阴清热，化痰消肿，软坚散结之效。

【临床应用】

（一）慢性咽炎

总有效率 92.31%。基本方：玄参、牡蛎、浙贝、夏枯草、丹参、赤芍、生地各 15g，胖大海、丝瓜络各 10g，蒲公英 30g。兼外感风热、咽部红肿痛重者加银花、连翘、射干等；咽部阻塞感重者加郁金、路路通、海浮石等；咽干痛者加花粉等。上方煎服日 1 剂。同时配合消瘰丸加夏枯草、蒲公英、胖大海、红花等份煎液 40ml 超声雾化，喷入咽喉局部 20～30 分钟，10 天为 1 疗程。[谭光彦. 消瘰丸加味治疗慢性咽炎 52 例. 四川中医，1996（6）：51]

（二）卵巢囊肿

总有效率 96%。治疗分经期治疗和非经期治疗。经期根据月经量、色、质的情况，有无血块及伴有症状来分析。非经期治疗，据新病、久病、体质强弱、病变性质、寒热虚实而辨证治疗。均以消瘰丸合桂枝茯苓丸加味治疗，药物组成：生牡蛎 30g，浙贝母 15g，玄参 15g，海藻 15g，昆布 15g，莪术 15g，桂枝 10g，茯苓 10g，丹皮 10g，桃仁 10g，赤芍 15g，炮穿山甲 10g，红藤 15g，败酱草 15g。加减：肝气郁结、乳房胀痛加柴胡 10g，枳实 10g，郁金 15g；带下量多，加白芷 15g，莲子 15g；腰酸腹痛加桑寄生 15g，续断 15g，延胡索 15g；正气不足、气血虚弱加党参 20g，黄芪 25g，当归 10g；月经量多或不规则阴道流血，在经期治疗时加地榆炭 15g，仙鹤草 15g，花蕊石 15g；经期量不多者，可适当加一些活血祛瘀药，水煎 4 次，每日服 3 次，2 日 1 剂。于月经干净的第 3 天开始服药，服用至经前 3 天停药。为 1 个疗程，一般观察治疗 3 个疗程。服药期间禁辛辣海鲜发物。[陈容．消瘰丸合桂枝茯苓丸加味治疗卵巢囊肿 28 例．云南中医中药杂志，2013，34（1）：30-31]

【临证提要】

本方具有清热养阴、润燥化痰、软坚散结之功用，临床用于痰火凝结之瘰疬痰核，症见颈项结核，累累如珠，久不消散，不红不热，按之不痛，或伴有潮热盗汗，舌质红，脉弦滑或弦细者。

海藏紫菀散

【来源】《医学心悟》卷三。

【组成】人参五分　紫菀　知母蒸　贝母去心　桔梗　茯苓　真阿胶蛤粉炒成珠，各一钱　五味子　甘草炙，各三分

【用法】水煎服。

【功效】润肺止嗽。

【主治】肺燥咳嗽、肺痿。

【方解】本方用紫菀为主药，辛散苦泄，化痰之力较强，辅以贝母、桔梗润肺化痰，茯苓健脾渗湿，助紫菀以化浊痰；人参、甘草补养肺气，知母坚阴清热，阿胶润养肺阴、补血止血，五味子敛肺气而止咳逆，合而成为止咳消痰下气及养阴散热之方。

【验案精选】

肺结核伴左肺纤维化、左肺萎陷

女，72 岁，住院 3 周，经多种抗生素、抗痨、解痉平喘、超声雾化吸入等治疗后，症状反复，病情未见起色，邀余诊治。患者反复咳喘 50 余年，形体消瘦，咳嗽频作，咯吐浊黏痰，咳甚则痰中带血，气喘气急，午后低热，

纳少便结。神疲乏力，舌质红，苔干黄，脉细数。本病由肺痨咳嗽，年久失治，痨热熏肺，灼伤肺阴，蕴成痼疾，属中医学肺痿范围。试以海藏紫菀散加减治之，方用紫菀 20g，川贝 12g，桔梗 12g，茯苓 15g，五味子 15g，阿胶（烊冲）15g，人参 30g，甜杏仁 12g，虎杖 15g，甘草 6g，水煎 4 次混合，烊化阿胶，分 4 次频频温服。1 剂后，咳嗽少，气喘平，2 剂后痰浊易咯；3 剂后纳增便通，精神转佳，4 剂后咯吐大量浊痰，1 周后病大减。再以原方加减连服 30 剂，康复出院。思及肺痿乃顽疾，恐其宿疾复燃，非一年半载难于平复，以原方加大剂量炼蜜为丸，嘱其长服一年，以固疗效，随访至今，未再复发。

按 本方开积痰，止浊唾之力较强，补真气，生胃津，润肺燥，下逆气功较专，旨在以通肺之小管，以复肺之清肃，故适用于肺痿成疾，年老体弱，气阴本虚，病邪易侵，化热化燥，炼液为痰，痰浊上泛，而现咳吐浊唾涎沫的患者。本病切忌行峻法，大驱涎沫，图速效，反而使之更虚，致病情恶化，只能养肺，养气，养胃，养血，清金降火，缓而图之，配合饮食起居，功能锻炼，病疾能除。[陈寿松.肺痿痼疾痰之患，海藏紫菀起沉疴.上海中医药杂志，1994，（10）：26]

【临床应用】

咳嗽变异型哮喘

总有效率为 93.5%，方用海藏紫菀汤加减，处方：炙紫菀 20g，五味子 12g，百部 12g，浙贝 12g，炙麻黄 6g，云苓 12g，葶苈子 12g，杏仁 12g，沙参 15g，半夏 12g，桔梗 12g，甘草 9g，每日 1 剂，煎取 300ml，分早、晚 2 次服，7 天为 1 个疗程，治疗 2 个疗程后观察疗效。[张习东.海藏紫菀汤治疗咳嗽变异型哮喘 31 例.云南中医中药杂志.2009，30（9）：6]

【临证提要】

本方滋阴润肺，止咳化痰，临床多应用于久咳不愈，耗伤肺气肺阴所致的肺气上逆而发咳嗽，症见咳嗽频作，咯吐浊黏痰，咳甚则痰中带血，纳少便结，神疲乏力，舌质红，苔干黄，脉细数。

～◈ 通 音 煎 ◈～

【来源】《医学心悟》卷三。

【组成】白蜜一斤　川贝母一两，去心，为末　款冬花二两，去梗，为末　胡桃肉十二两，去衣，研烂

【用法】上四味和匀，饭上蒸熟，不拘时，开水点服。

【功效】补益肺肾，化痰清音。

【主治】音哑。

【方解】方中白蜜润肺，胡桃肉补肾助肾，款冬花、贝母化痰清音。

【验案精选】

喑哑

李某，女，31岁，1980年6月7日感冒后，自觉咽干微痛，5天后，突然失音声哑，经某院诊为六型肺结核硬结钙化期、慢性咽炎，屡治失音未效。于1982年1月5日来诊，咽干不疼，时有干咳无痰，手足心热，腰酸，咽部淡红，舌红少苔，脉细数。予以通音煎：川贝150g，冬花50g，核桃仁100g，蜂蜜20g。先将冬花，川贝研为极细面，然后入核桃仁捣如泥状，再加蜂蜜搅匀，置蒸锅内蒸1小时许，即成膏状，每日早午晚饭前30分钟服一食匙（约15g）温开水送下。服通音煎42天，声复正常，失音告愈。［陶祝三. 验方二则. 辽宁中医杂志，1985，（1）：15］

按　《景岳全书》曰："声音出于脏气，凡脏实则声宏，脏虚则声怯"。程氏指出："若肾虚水泛，为痰为饮者，必滋其肾。肾水不足则用六味，命门真火衰微则用八味肾气丸，金破不鸣则佐通音煎，温肾阳、益肾阴、辅以润燥化痰。"

【临证提要】

本方补益肺肾化痰清音，临床主要应用于肺肾不足的喑哑，症见咳嗽无力，声音嘶哑或者失音，口干，舌红少苔，脉细弱者。

黄 矾 散

【来源】《医学心悟》卷四。

【组成】 大黄_{一两} 明矾_{五钱}

【用法】 共为末。每服三四钱，冷水调下。

【功效】 清热解毒，渗湿止痒。

【主治】 砒石中毒，外用主治黄水疮等。

【方解】 本方由大黄和明矾两味药组成，共奏清热解毒消疮止痛，活血祛腐生新的功效。

【验案精选】

（一）旋耳疮

某女，32 岁。右耳根裂缝二年，常流黄水，稍痛不痒。查体：右耳根部见暗红色边缘整齐之裂缝约 3.5cm，流淡黄色分泌物，无异常气味，牵拉耳部稍痛，舌体胖有齿痕，苔黄稍腻，脉弦滑。投以生大黄 20g，白矾、艾叶、苍耳子、白芷、车前子各 15g，炙山甲 10g，蜈蚣 3 条，蜂房 3g。水煎外洗患处，每日 3～5 次，每次外洗 15～30 分钟，六天后耳根部黄水明显减少，上方去车前子，再洗 15 剂后诸症明显好转。

按 旋耳疮（又名月蚀疮）临床较少见。《医宗金鉴》："旋耳疮生耳后缝，疮延上下连耳疼，状如刀裂因湿热，穿粉散搽即成功。"穿粉散由轻粉、铅粉、黄丹、穿山甲四药组成。该病人与书中论述症状基本相同，考虑到穿粉散多为解毒、清热之毒性之品，故自配方剂治疗。方中白矾、艾叶、车前子、苍耳子、白芷清热燥湿，以净黄水，透骨草、穿山甲、大黄、蜈蚣、蜂房清热解毒消疮止痛，活血祛腐生新，诸药相配，以奏其效，症除病愈。[王锡琴. 黄矾散治疗旋耳疮. 四川中医，1991，9（10）：44]

（二）黄水疮

王某，男，4岁。两上肢及前胸部有黄水疮数处，瘙痒异常，用此方外敷，3天结痂，6天痊愈。处方：大黄15g、枯矾5g、冰片1.5g、青黛3g、麻油适量。先将大黄研极细面，再加后3味药共为细面，装瓶密封备用。用法：流黄水者，用药面外敷；不流水者，用麻油调匀外敷，每日2～3次。[邵正泰. 黄矾散治疗黄水疮. 辽宁中医杂志，1980，45（9）：43]

【临床应用】

糖尿病肢体动脉硬化性闭塞症

总有效率为88.6%。中药煎剂组方：紫草30g，土茯苓30g，黄精30g，半边莲30g，白花蛇舌草30g，徐长卿30g，白蔹15g，苦参15g，清洗后给予黄矾散外敷，每日1次，对照组用5%的甲硝唑液外敷后给予庆大霉素。2组均以1个月为1个疗程。[刘汉庆. 中西医结合治疗糖尿病肢体动脉硬化性闭塞症35例. 世界中医药，2009，4（1）：27]

【临证提要】

本方清热解毒，祛腐敛疮，临床主要用于解砒霜之毒以及外用治疗热毒壅盛的创面流脓水等。

～∽ 萆薢饮 ∽～

【来源】《医学心悟》第三卷，热淋。

【组成】萆薢三钱　文蛤粉研细　石韦　车前子　茯苓各一钱五分　灯心二十节
莲子心　石菖蒲　黄柏各八分

【用法】水煎服。

【功效】利湿泄浊、清热止淋。

【主治】膏淋，并治诸淋。

【方解】本方主用萆薢利湿祛浊为君，石韦、车前子、灯心利水通淋为臣
药，石菖蒲、莲子心、黄柏清热燥湿，且佐文蛤粉滋阴利水，全方共奏清热
利湿化浊之功效。

【临床应用】

前列腺炎

总有效率 87.5%，采用萆薢饮加减：萆薢 12g、白术 12g、茯苓 12g、车
前子 12g、黄柏 10g、石菖蒲 5g、益智仁 9g、木通 9g、泽泻 9g、莲子心 15g，
加水 1000ml，浸泡 60 分钟后用文火煎成 400ml 温服，每日 1 剂，15 剂为 1 疗
程，一般服用 2 个疗程，有 67.5% 的患者仅服用 20 剂，平均服药 18 剂。治
疗中实施辨证施治，温热型：表现尿频、尿急，排尿时有灼热感，尿道口有
黏性白色分泌物溢出，会阴及阴囊部有坠胀感，腰、骶部不适，疼痛，脉浮
数，舌苔黄、腻，加茯苓 10g，金银花 10g，炒苍术 10g；淤滞型：表现小腹
及阴囊部有坠胀感，小便淋漓不尽，脉沉细，舌苔白、腻，加王不留行 9g，
赤芍 6g；肾虚型：表现腰酸膝软、头晕目眩、失眠多梦、耳鸣，加山萸肉
10g、枸杞 12g、菟丝子 9g，主方中去木通及泽泻。[季辉，郭敬玉，曲立贵.
萆薢饮治疗前列腺炎的临床观察. 中国厂矿医学，2006，19（1）：80]

【临证提要】

本方清热利湿化浊通淋，临床主要用于膏淋以及各种淋证，症见小便混
浊如米泔水，置之沉淀如絮状，上有浮油如脂，或夹有凝块，或混有血液，
尿道热涩疼痛，舌红，苔黄腻，脉濡数者。

～○ 菊花甘草汤 ○～

【来源】《医学心悟》附录。

【组成】 白菊花_{四两}　甘草_{四两}

【用法】 水煎顿服，渣随即再煎。重者不过二剂即消，至稳至效，一切消疔之剂，皆不及此。

【功效】 清热解毒，消肿止痛。

【主治】 疔疮。

【方解】 方中白菊花味甘苦，性微寒，能疏散风热、清热解毒，生甘草味甘性凉，长于泻火，能消痈肿、解咽痛，除胃积热。

【验案精选】

牙周炎

郭某，女，连日来牙龈发炎、肿胀，伴口臭，刷牙出血，时有阵痛感，去看中医时，大夫说这是由于沉积在牙面上的牙菌斑而引起的牙周炎，推荐服用喝菊花甘草汤：菊花、乌贼骨、生甘草各 30g，将菊花、乌贼骨、生甘草同入锅内，加水 1000ml，用文火煎至 500ml，早晚饭前各服 250ml。服药期间禁烟酒，忌辛辣物，连服一个星期，牙龈炎症、肿胀渐消，此方不宜久服，病愈即止。

按 牙周炎，中医称"牙宣"，此病多由胃火炽盛、肾虚引起。凡胃火过盛引起的牙周炎，当以清热泻火为主；肾虚所致者，应以补肾养阴为主。上方主要适用于胃火过盛引起的牙周炎或牙周脓肿。方中菊花味甘苦，性微寒，能疏散风热、清热解毒；生甘草味甘性凉，长于泻火，能消痈肿、解咽痛，除胃积热；乌贼骨（墨鱼骨）味咸涩，有收敛止血、活血止痛的作用。药理研究证明，菊花对葡萄球菌、链球菌、绿脓杆菌有抑制作用。甘草中含甘草次酸和葡萄糖醛酸，具有解毒、抗炎、抗过敏作用，且能调节机体免疫机能。乌贼骨含钙、胶质、氯化钠等，有助于调节牙周局部代谢，利于牙周组织的修复。三味合用，具有较好的清胃泻火、消肿止痛作用。[郭月．牙周炎：喝碗菊花甘草汤．家庭医药：开了养生，2012，（1）：46]

【临证提要】

本方清热解毒，消肿止痛，临床多用于疔疮之毒症见初起形如粟粒、上有白色脓头、形虽小而根深、肿硬如钉着骨、疼痛剧烈、来势甚凶、易扩散而走黄者。

～◇ 推 气 散 ◇～

【来源】《医学心悟》卷三。

【组成】 枳壳一钱 郁金一钱 桂心 甘草炙,各五分 桔梗 陈皮各八分 姜二片 枣二枚

【用法】 水煎服。

【功效】 疏肝理气，活血止痛。

【主治】 右胁痛。

【方解】 方中枳壳、桔梗、陈皮调畅气机，解郁止痛；郁金活血化瘀，通经止痛，二者配伍桂心通利经脉、开郁止痛之功，姜草枣调和诸药。

【验案精选】

外伤性胁痛

朱某，男，38岁，已婚，干部。右胁肋部被自行车把撞伤，疼痛难忍，

舌暗红苔薄白，脉细弦紧，在外伤科服止痛片，外贴止痛膏未见效，予以推气散加苏木、桃仁、三七、木香主之，处方：郁金12g，姜黄10g，枳实、苏木、三七、木香各6g，桂心3g，桃仁9g。3剂痛减，5剂收功。

按 外伤性胁痛，无内脏破损者，皆可用升降气机之法治之，左胁痛用柴胡疏肝散，右胁痛用推气散，两胁痛用逍遥散。因跌打损伤、血络瘀滞，可加桃仁、红花、苏木、三七之类活血化瘀止痛之品。[赵鹏晖.《医学心悟》中胁痛治法应愿体会.四川中医，1987，(5)：5-6]

【临床应用】

（一）慢性胆囊炎

总有效率86.67%，基本方：枳壳20g，郁金20g，桂心10g，桔梗15g，陈皮15g，甘草10g，柴胡15g。气郁明显者，可选加香附、木香，气郁日久化火者加龙胆草、黄芩、栀子；气郁化火伤阴者，加丹皮、枸杞子、沙参、麦冬；伴恶心呕吐者，可酌加半夏、砂仁、藿香；便秘者，可加大黄；伴肠鸣腹泻者，加白术、茯苓、薏苡仁；伴胆结石者，可加金钱草、海金沙。[孙巍巍，张丽宏，黄长军.推气散加味治疗慢性胆囊炎30例临床观察.黑龙江医药科学，1999，22（6）：4]

（二）慢性乙型肝炎

好转率91.6%，中药组成：郁金18g，枳壳12g，川芎12g，香附9g，当归18g，赤芍12g，桃仁12g，红花6g，桂心6g，陈皮12g，山楂肉18g，桔梗12g，甘草3g，生姜6片为引。2天1剂，水煎服，连服1个月后，将原方研粉，水泛为丸，内服，1日3次，1次9g。西药：拉米夫定1日1次，1次100mg，连服半年；苦参素注射液肌肉注射，第1个月1天2次，1次0.6g，第2个月2天1次，1次1.2g，第3个月3天1次，1次1.2g；胸腺肽注射液1周2次，皮下注射，1次1.6mg。随访：在每位患者治疗结束后，每半年复查1次乙肝全套及肝胆B超检查，已复查1次以上者18例。其中1例因嗜酒引起肝功能异常，后住院治疗好转，HBeAg及HBV-DNA无异常变化；1例因家庭经济困难，在服药 2 个月后自行停药，发生 HBV-DNA 反常，定 1.85×10^4/L 后在朋友规劝下继续又按方治疗 3 个月后恢复正常，半年后无反复，其余 6 例仍在随访中。[覃士良．推气散结合西药三联疗法治疗慢性乙型肝炎 24 例．中国社区医师，2008，10（2）：87]

（三）肝癌疼痛

总有效率 90.5%，方药组成：姜黄、枳壳、桂心、当归、红藤、厚朴、蜈蚣、郁金、柴胡、丹参各 30g，制半夏、生南星、大黄、白芍、炙甘草各 18g。上药共研细末，每次服 12g，每日 3 次。痛甚者每次服 16g，并用白参、生姜各 6g，白术、桃仁、茯苓各 9g，大枣 9 枚，煎汤送服。疼痛仍未缓解者，加用（即时）曲马多或吗啡，剂量、服法同对照组。7 天为 1 疗程，观察 2 个疗程。[张德武．推气散加味治疗肝癌疼痛 42 例临床观察．中国实用医药，2009，4（30）：120-121]

【临证提要】

本方疏肝理气，活血止痛，临床主要用于右胁肋疼痛，胀气，舌淡脉弦者。

∽ 银花甘草汤 ∾

【来源】《医学心悟》附录。

【组成】金银花二两　甘草二钱

【用法】水煎，清酒冲服，若毒在下焦，加牛膝二钱。

【功效】清热解毒，消肿止痛。

【主治】肿毒初起。

【方解】金银花具有清热解毒、退风热、除浊之功，甘草具有清热解毒，甘缓调和之效，两药合用，共具清热解毒、消肿止痛之功效。

【验案精选】

（一）剥脱性皮炎

张某，女，19岁，工人。因全身脱皮发痒一月而于1985年8月31日就诊。病前，因患"荨麻疹"久治不愈，一村医用地鳖虫21个，烤干研为细末，分三次服完，每晚服一份，饭后白开水送服。第四天两手背肿胀发红而痒，渐延上肢、颈项、胸腹、脊背、下肢足部等处。伴有口干、身热（38℃）、便秘，全身皮肤肿胀而发紧。查体见面部有少数表皮剥脱如糠秕状，四肢、躯干均有片状或糠秕状表皮待脱，已剥脱处皮肤潮红，双手掌皮肤发红较厚似鹅掌，舌质淡红，舌苔白腻脉象细数，治以滋阴凉血、清热解毒，内服银花甘草汤加味：金银花30g，生甘草9g，生地30g，连翘15g，野菊花15g，赤芍药12g，黄连9g，茯苓15g，薏苡仁30g，秦艽10g，赤小豆30g，每日一剂，水煎分早、中、晚三次煎服。同时外涂紫草油膏，共服药13剂而愈。[秦发中.银花甘草汤加味治疗剥脱性皮炎.中医杂志，1988，（12）：54]

（二）黑苔

宋某，男，3岁。1990年4月9日诊。患儿于十天前患腥红热治愈后，舌中苔黑，不思饮食，夜寐不安，家长自购山楂丸等消导中成药服后，黑苔不退。查：舌红苔黑略燥，脉细数。投银花、甘草各6g，每日用开水浸泡1剂，当茶频饮，2剂服完，饮食正常，黑苔消退，夜寐转安，舌脉正常。

按　银花甘草饮（两药各等份，临床按年龄斟酌用量），治疗热病后期或酒后呕吐，暗伤胃阴，出现舌中苔黑，不思饮食或食而无味，每每捷效，银花味甘寒，入肺、胃、心、脾经，清热解毒；甘草味甘平，入十二经，泻火、和中。[高瑛玲.银花甘草饮治黑苔.四川中医，1993，（6）：35]

【临床应用】

（一）药疹

本组7例患者中，男2例，女5例，分别由服复方新诺明，复方草珊瑚含片，阿莫西林胶丸，急支糖浆引起。服药后数小时，局部潮红、瘙痒、继而出现红疹，重可遍及头面、手足及双耳肿胀，并伴有头晕、恶心、心烦、口干。治疗方法：以银花甘草为主方加味，水煎服，每日 1 剂，早晚分服。结果：7 例中 5 例单纯使用银花甘草汤，2 例经西医治疗效果欠佳而改服本方。一般服药 1～3 剂后药疹明显减退，1 周后疹退净，临床症状消失。［高连杰，邱霞. 银花甘草汤治疗药疹 7 例. 现代医药卫生，2003，19（5）：587-588］

（二）口腔炎

总有效率 93.35%，采用银花甘草汤口腔护理。用银花 10g、甘草 5g，煎汁 150ml，每日 1 剂。1 日 3 次，每餐前、餐后用本品漱口。［曾元香. 银花甘草汤用于化疗患者口腔炎的护理体会. 中医药导报，2005，11（12）：50-51］

【临证提要】

本方清热解毒，消肿止痛，临床主要用于肿毒初起，内服此药，外敷远志膏，但宜早服为妙，倘疮已成脓，无从消散也，必须外溃。

橘 核 丸

【来源】《医学心悟》卷三。

【组成】橘核_{二两盐酒炒}　小茴香_{一两}　川楝子_{煨，去肉一两}　桃仁_{去皮尖及双仁者，炒一两}　香附_{醋炒一两}　山楂子_{炒一两}　广木香_{五钱}　红花_{五钱}

【用法】上药研末，煮糊为丸，如梧桐子大。每服 9g，淡盐水下。

【功效】行气活血，软坚散结。

【主治】七疝。

【方解】本病位在足厥阴肝经，方中橘核善于行气治癥疝，为君药；木香、川楝子行气止痛，桃仁活血散结，同为臣药；小茴香温肝肾以散寒邪，香附疏肝理气，木通通利下焦湿邪，共为佐药。诸药合用，可直达厥阴肝经。

【验案精选】

（一）急性睾丸炎

周某，男，36岁，工人。诉睾丸持续肿痛，伴有下坠胀甚已半月。西医诊断为急性睾丸炎，并先后使用庆大霉素、青霉素，均无效。检查：痛苦病容，行走不便，阴囊肿痛坠胀，痛引少腹，左侧为甚，压痛明显，皮肤紧张光亮，舌苔白厚腻，脉弦。系寒湿客于厥阴所致。治以祛湿逐寒、软坚散结。用橘核丸加味：橘核15g，荔核15g，小茴香10g，香附12g，川楝10g，山楂18g，木通12g，桃仁10g，甘草6g水煎，分2次温服。药进3剂后，阴囊肿痛明显改善，压痛明显减轻。守原方再进5剂，诸症告愈。[李子云．橘核丸治验二则．民族医药报．2002.09（3）：1]

（二）腹痛

张某，男，38岁，农民。病人于4年前因感寒后出现下腹部疼痛，经常反复发作。曾在某医院住院2次，先后用过解痉、抗生素等药治疗，药停后则腹痛依然。经多项检查脏器功能正常。患者消瘦纳呆，面色萎黄，腹部胀闷，时感腹痛，痛无定时，身倦乏力。自述腹痛时，头汗似珠，少腹拘急，数分钟可自行缓解，大便干结，小便短赤，体无寒热，腹有压痛，未触及包块，口干且苦，舌质偏红，苔黄腻，脉沉细而弦。辨证：肝气郁阻、湿热互结所致。方用橘核丸加味：橘核18g，荔核18g，小茴香10g，香附15g，川楝12g，山楂18g，茯苓18g，大黄12g（后下），甘草6g，郁金10g。水煎，分2次温服。药进3剂后，便通腹软思食，腹痛未再犯，继以健脾益气之剂调理5剂。随访3年未见复发，已能正常劳动。[李子云．橘核丸治验二则．民族医药报．2002.09（3）：1]

【临床应用】

前列腺综合征

患者若夹有湿热者，以橘核丸主方合程氏萆薢分清饮加减，选用萆薢、黄柏、蒲公英、茯苓、石菖蒲、滑石、车前子；若夹有瘀血者，主方合活络效灵丹加减，选用丹参、制乳香、制没药、红花、蒲黄、五灵脂、穿山甲等；若兼有肾虚者，偏肾阴虚者主方合左归丸加减，选用知母、黄柏、生地、山茱萸、枸杞子、鳖甲等，去小茴香。偏肾阳虚者，主方合右归丸加减，选用熟地、仙灵脾、巴戟天、附子、黄芪、当归等。在淋、浊、闭三类症状中，若以淋证为主，则主方合八正散加减，选用瞿麦、萹蓄、石韦、栀子、泽泻、木通、碧玉散等；若以浊证为主，则主方合水陆二仙丹加减，选用金樱子、芡实、菟丝子、沙苑子、覆盆子、龙骨、牡蛎等；若以闭证为主，则主方合抵当汤加减，选用水蛭、桃仁、制大黄、三棱、莪术、昆布、海藻、泽兰、益母草、马鞭草等。治愈率为 60%，总有效率为 94.3%。[李中东．橘核丸加味治疗前列腺综合征 35 例．吉林中医药．2000（7）：27]

【临证提要】

橘核丸具有行气活血，软坚散结之功。现代临床主要用于前列腺炎、睾丸炎、不育等疾病。

∽ 麝 香 散 ∽

【来源】《医学心悟》卷四。

【组成】 真麝香二钱　冰片三分　黄连一钱

【用法】 共为末。一日夜吹五六次。

【功效】 活血解毒，消肿止痛。

【主治】 喉瘤。

【方解】 麝香辛香窜散，具散热结，开窍活血消肿之功；冰片气香寒苦，具泻火毒，散热消肿，去腐生肌之力；黄连清热止痛，泻火解毒。三药共奏清肺经蕴热，活血消肿止痛之功。

【验案精选】

（一）喉痹

李某某，女，15岁。咽喉疼痛半月。曾用青霉素等药治疗后，畏寒、发热等症除，但咽喉疼痛不减，且舌腭、咽腭、扁桃体及悬壅垂红肿，吞咽困难，声如鸭鸣。后用麝香散（麝香2g、冰片25g、青黛30g、硼砂100g）吹喉，每日4次，一次0.2g。4天后肿痛消除，吞咽自如，声音复原。病告痊愈。[万树林.麝香散的临床应用.四川中医，1991（2）：59]

（二）口腔溃疡

蒋某，男，3岁。反复发作口腔溃疡二月余。多次应用抗生素、维生素类药物治疗，仅发热解除。而口腔内舌及两侧黏膜，散在2～8毫米的溃疡数个，周围红肿，凹陷表面呈乳白色。采用麝香散5g，加入1%甲紫中，涂于患处，日4次。一周后溃疡平覆而痊愈。随访三月，未曾复发。[万树林.麝香散的临床应用.四川中医，1991（2）：59]

【临床应用】

慢性中耳炎

枯矾麝香散治疗慢性中耳炎总有效率96.92%，组成：枯矾10g，冰片5g，芦荟4g，赤石脂10g，老珠4g，五倍子10g，麝香2g。除麝香外，余药共研细末过筛，再加麝香混匀。用法：将3%的双氧水滴入患耳内3～4滴，停留1分钟后用棉签涂去耳内脓液及脓痂，重复2次清洁耳腔。再将药粉适量用麦草杆吹入耳内，外耳道塞入无菌棉球即可。[吴胜海.枯矾麝香散治疗慢性中耳炎36例.实用中医药杂志，1992（4）：7]

【临证提要】

本方治疗咽喉肿痛、疳疮、失音、喉痹及火烫伤等疗效显著：①诸咽喉、口舌红肿疼痛，如乳蛾、喉痛、喉痹、声嘶、口舌疳疮、牙宣、牙龈溃烂等症。用吹药器吹入，每4小时1次。②小儿鹅口疮。加1%甲紫搽于患处，日4次，皮肤溃疡及臁疮，可加入少量血竭粉敷于患处，日1次。③烫火伤。加菜油涂于患处，日 3 次。④小儿尿布皮炎、湿疹。加炉甘石、滑石粉撒于患处，日 2 次。［万树林．麝香散的临床应用．四川中医，1991（2）：59］

蠲 痹 汤

【来源】《医学心悟》卷三。

【组成】羌活　独活各一钱　桂心五分　秦艽一钱　当归三钱　川芎七分　炙甘草五分　海风藤二钱　桑枝三钱　乳香　木香各八分

【用法】水煎服。风气胜者，更加秦艽、防风。寒气胜者，加附子。湿气胜者，加防己、萆薢、苡仁。痛在上者，去独活加荆芥。痛在下者，加牛膝。间有湿热者，其人舌干喜冷，口渴溺赤，肿处热辣，此寒久变热也，去肉桂加黄柏三分。

【功效】祛风除湿，温经散寒，通络止痹。

【主治】通治风、寒、湿三气，合而成痹。

【方解】羌活祛风湿，止痛，善入足太阳膀胱经，以除头项肩背之痛见长；独活入肾经，性善下行，尤以腰膝、腿足关节疼痛属下部寒湿者为宜，两药同用配以秦艽、海风藤、桑枝祛湿通络，伍当归、川芎、桂心活血温经，以散寒湿除痹痛；乳香、木香理气除湿止痹。

【验案精选】

（一）坐骨神经痛

刘某某，男，54 岁，1982 年 1 月 17 日住院。因睡地铺几天后，突然出现右侧腰及下肢酸胀疼痛，伴肢体沉重麻木，屈伸不利，步履艰难，苔白，舌质无变化，脉象弦紧。证属风寒湿痹，治以程氏蠲痹汤，并配合环跳、承山处拔罐，治疗十天后疼痛消失出院。［江淑安．程氏蠲痹汤为主治疗坐骨神经

痛 59 例. 国医论坛，1986（4）：29-30]

（二）肩周炎

李某某，女，56 岁，社员，1982 年 8 月 6 日初诊。右肩疼痛、痠沉、畏寒、活动障碍 3 个月，经服小活络丹、百宝丹等药无效，近两周加重，伴形寒畏冷、头晕倦怠、食少纳呆。查右上臂不能抬过头部，舌淡苔白，脉沉微兼细。此属气血双亏、外受寒湿、营卫失调、痹阻脉络所致"五十肩"。治宜补气通络、活血化瘀、温经祛湿。处方：桂枝、羌活、乌蛇、秦艽、炙川乌、片姜黄、威灵仙各 10g，丹参、当归、海风藤各 15g，川芎、炙甘草各 7.5g，炙乳没各 5g，鸡血藤 20g，黄芪 30g。4 剂，水煎早午晚饭后温服。服药后症状减轻，右臂可抬至头部，向后可摸到腰部，宗前方去川芎加党参 25g，再服 4 剂。8 剂药后，患肩活动时疼痛明显减轻，已可忍受，惟乏力纳呆，于前方加补气血之品，并嘱其加强功能锻炼，共服药 14 剂而愈，经随访 1 年未见复发。[刘玉璞. 应用程氏蠲痹汤加减治疗五十肩 22 例. 中医杂志，1985（1）：27]

【临床应用】

（一）类风湿关节炎

蠲痹汤合二妙丸加减治疗类风湿关节炎湿热痹阻证，患者四肢远端小关节漫肿疼痛，触之微热，屈伸不利，晨僵时间长，肢体沉重，身怠惰不欲动。若湿重于热则见热不甚，心烦胸闷，头晕，口苦，汗多，渴而不欲饮，食少纳呆，溲黄不利，大便干或黏滞，舌质红，苔厚腻略黄，脉滑数。治宜清热利湿，活络止痹，通利关节。组成：羌活、独活各 12g，秦艽 12g，防己 10g，薏苡仁 30g，晚蚕砂 12g，炒栀子 12g，连翘 10g，木瓜 30g，炒黄柏 12g，滑石 9g，络石藤 12g，青风藤 12g，海风藤 12g，川芎 10g，炒苍术 10g。[张良登，张月. 蠲痹汤的临床应用经验. 河北中医，2009，31（2）：225-226]

（二）急性臂丛神经炎

加减程氏蠲痹汤治疗急性期臂丛神经炎的临床疗效。方法：将 30 例确诊为急性期臂丛神经炎的患者随机分为两组，对照组 12 例予常规西药治疗，治疗组 18 例予中药加减蠲痹汤口服治疗。结果：治疗组总有效率为 94.40%，对照组总有效率为 66.7%。两组比较差异有统计学意义（P<0.05）结论：加减程氏蠲痹汤治疗急性期臂丛神经炎在改善临床症状，缓解疼痛，缩短病程方而明显优于对照组，且肌电图亦有显著改善。[刘玉梅．加减程氏蠲痹汤治疗急性期臂丛神经炎 18 例．河南中医，2013，33（9）：1486-1487]

（三）多发性大动脉炎

蠲痹汤合通瘀汤治疗湿热痹阻、血瘀脉闭证，临床常见身热头晕，身重困倦，脘痞腹胀，四肢酸楚，关节红肿疼痛，无脉，或似来微数而弱，舌体胖大，舌质红，苔少而腻。治宜化湿清热，活血化瘀，通脉除痹。组成：羌活 6g，独活 6g，生大黄（后下）3g，炒桃仁 10g，䗪虫 9g，防风 12g，姜黄 12g，全当归 12g，黄芪 15g，赤芍药、白芍药各 12g，丹参 12g，川芎 10g，茯苓 12g，金银花 10g，连翘 10g，炙甘草 6g。[张良登，张月．蠲痹汤的临床应用经验．河北中医，2009，31（2）：225-226]

（四）颈椎病

治疗风寒痹阻、寒凝气滞证，临床常以疼痛为主要表现，如头痛以后头痛或偏头痛为多见，颈项疼痛、上肢疼痛可为灼热痛，酸痛，甚则剧烈疼痛，痛有定处，患者坐卧不安，日夜不眠，将头和手向墙壁撞击，咳嗽、打喷嚏和大便均可使疼痛加重。麻木也较为多见，多发生于手指、前臂部，也有出现于头颈部、上臂部，其麻木程度各异。四肢发凉，遇寒加重，脉沉细涩，舌质黯，苔薄白。治宜祛风散寒，行气活血，疏通痹痛。取蠲痹汤加减：羌活 12g，独活 12g，桑寄生 12g，青风藤 12g，炒杜仲 15g，牛膝 15g，全当归 12g，何首乌 10g，生黄芪 15g，地鳖虫 10g，菟丝子 12g，熟附子 9g，秦艽 15g。[张良登，张月．蠲痹汤的临床应用经验．河北中医，2009，31（2）：225-226]

【临证提要】

蠲痹汤的临床应用主要在"风寒湿杂合"而致经络失于荣畅的痹证方面，

而痹证包括西医所指的诸多疾病，如类风湿关节炎、大动脉炎、颈椎病和强直性脊柱炎等，其应用前景甚为广阔。

诸葛武侯平安散

【来源】《医学心悟》卷三。

【组成】朱砂二钱　麝香　冰片各五厘　明雄黄　硼砂各五分　白硝二分

【用法】共研极细末，用小磁罐收贮。每用清水，以骨簪点二三厘在大眼角内，如点眼药法。点后，忌热茶饮食半日，即愈。

【功效】开窍醒神，辟秽化浊。

【主治】干霍乱，欲吐不得，欲泻不能，变在须臾，名搅肠痧；或遍体紫黑，名乌痧胀。

【方解】朱砂清心镇惊，安神定志；麝香辛温，开窍通闭、辟秽化浊；冰片与麝香相须为用，共行开窍醒神之功。雄黄、硼砂、白硝清热解毒杀虫。

【验案精选】

（一）流行性腮腺炎

王某，男性，10岁。左侧耳下部肿痛24小时伴发热，兼见便秘、溲黄、纳差、口干、喜饮。检查见患儿左耳下部肿胀、触痛，同侧腮腺管口红肿，舌质红，苔厚腻，脉滑数。诊为流行性腮腺炎，证属风温时疫，胃热上乘，蕴结少阳、阳明之络，气血凝滞于耳下而发病。治疗用中药青宝丹，以鲜蒲公英或鲜半枝莲汁调成糊状，掺以平安散少许，外敷患处，每日3次。按上述方法予外敷治疗1日后体温下降，纳食增加，便行，溲清，左耳下肿块消退，舌质略红，苔薄白，脉平，巩固治疗3日后痊愈。

按　青宝丹（大黄、黄柏、白芷、白及、橘皮、青黛、甘草）可清热消肿，散瘀化痰，消坚解毒止痛；平安散（牛黄、火硝、月石、冰片、雄黄、朱砂、麝香）具有温经散寒、活血行气之功用，可增强青宝丹散瘀化痰的药效，促进肿块的消散。两药合用，寒温互济，其疗效较佳。［于清霞．中药外治流行性腮腺炎．中医民间疗法，2003，11（3）：36］

（二）急性乳腺炎

张某，女，25岁。因左乳胀痛伴畏寒发热70小时，于1990年9月21日以急性乳腺炎收住入院。患者产后2周，因左乳头内陷，婴儿吸乳困难，致左乳头破碎，次日即畏寒发热，左乳胀痛，乳汁难以挤出。经乡卫生院静脉滴注氨苄青霉素，仍热度不退，左乳胀痛亦不见减轻，而来我院治疗。刻诊：发热，体温39.2℃，便秘溲赤，纳呆，左侧乳头内陷，乳房皮肤充血，以外象限为甚，有灼热感，并可扪及5cm×3cm×3cm大小肿块1枚，触痛明显，质地偏硬，中心无波动感。舌质红、苔薄黄，舌底脉络呈紫色，脉浮数。血检：白细胞$14×10^9/L$，中性粒细胞0.75，淋巴细胞0.25。诊断：左侧急性乳腺炎。证属风邪入络，阳明蕴热。予内服乳腺消痈方，外敷青宝丹掺以平安散治疗。3日后，患者热退，左乳肿痛减轻，乳汁已能吸出，大便已通，小溲转清，胃纳渐启。舌苔转薄白，舌底脉络正常，脉细弦。复查血象：白细胞$5.6×10^9/L$，中性0.68，嗜酸性0.02，淋巴0.3。痊愈出院。［王国忠，花海兵．中药内外合治急性乳腺炎103例．浙江中医，1994（4）：163］

【临证提要】

本方用于治疗饮食不节或感受瘴气，秽浊闭塞肠胃所致的干霍乱。

下 篇
被忽略的名方

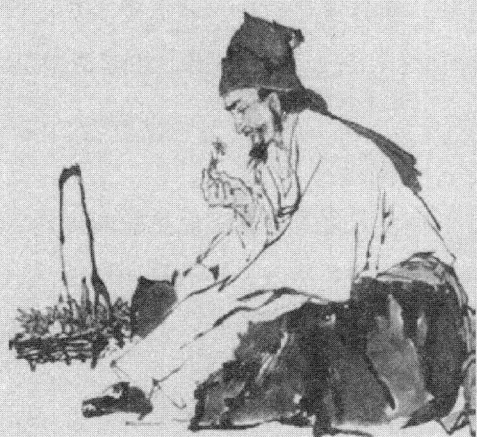

～ 治疫清凉散 ～

【来源】《医学心悟》卷三。

【组成】秦艽　赤芍　知母　贝母　连翘各一钱　荷叶七分　丹参五钱　柴胡一钱五分　人中黄二钱

【用法】水煎服。如伤食胸满，加麦芽、山楂、萝卜子、陈皮；胁下痞，加鳖甲，枳壳；昏瞆，谵语，加黄连。热甚大渴，能消水者，加石膏、天花粉、人参。便闭不通，腹中胀痛者，加大黄下之。虚人自汗多，倍加人参。津液枯少，更加麦冬，生地。若时行寒疫，不可轻用凉药，宜斟。

【功效】发散、解秽、清中。

【主治】疫毒之邪客于中、下二焦，腹胀满闷，谵语发狂，唇焦口渴者。

【方解】本证属于疫毒之邪客于中、下二焦，故方中用秦艽辛、苦，微寒，除中焦湿热，能下水、利小便；赤芍、丹参理气活血；柴胡疏散中焦之热；连翘疏散上焦之热，并有"提壶揭盖"的作用；荷叶入心肝脾经，清香升散，可散中上焦之热；知母清热凉血，祛血中之热；贝母清热化痰；人中黄乃退热之要药，解秽之灵丹，诸药合用，共起清中、下焦之疫疠邪气的功效。

【临证提要】

本方用于疫毒客于中、下焦，且血瘀血热较明显者，兼见老痰。方中荷叶生发阳气而散瘀血；连翘透热达表；秦艽祛阳明湿热，治疗暴泻引饮；柴胡主升，亦可发散中焦之热；人中黄清热；丹参、赤芍活血化瘀；知母清血中之热；贝母化痰健脾。

~∽ 团 鱼 丸 ∽~

【来源】《医学心悟》卷三。

【组成】贝母_{去心} 知母 前胡 柴胡 杏仁_{去皮尖及双仁者，各四钱} 大团鱼_{重十二两以上者，去肠，一个}

【用法】上药与鱼同煮熟，取肉连汁食之，将药渣焙干为末，用鱼骨煮汁一盏，和药为丸，如桐子大，每服二十丸，麦冬汤下，日三服。

【功效】止咳化痰，清热益气养阴。

【主治】治久咳不止，恐成劳瘵。

【方解】本证属于久咳劳瘵，故方中用大团鱼即鳖，性味甘平，主补中益气，补诸不足。贝母化痰止咳，知母清热凉血，前胡、柴胡疏肝理气、化痰止咳，杏仁下气止咳，诸药同用，共起化痰止咳，清热养阴之功。

【临证提要】

本方用于久咳之人，甚至可见两颧潮红，痰中带血丝，形体瘦弱，将成肺痨。因肺痨往往迁延日久，所以本方既是药方，也是食疗方，便于患者服用。

~∽ 加味桔梗汤 ∽~

【来源】《医学心悟》卷三。

【组成】桔梗_{去芦} 白及 橘红 甜葶苈_{微炒，各八分} 甘草节 贝母_{各一钱五分} 苡仁 金银花_{各五钱}

【用法】水煎服。初起，加荆芥、防风各一钱；溃后，加人参、黄芪各一钱。

【功效】清肺化痰，消肿排脓。

【主治】治肺痈，咽喉肿痛。

【方解】本证属于肺痈，故方中用桔梗清肺热，利咽喉；金银花、甘草清热解毒；贝母、橘红健脾化痰；薏苡仁、葶苈利水渗湿；白及收敛止血，生肌治疮。诸药合用共奏清肺化痰，消肿排脓之功。

【临证提要】

本方是在桔梗汤（桔梗，甘草）的基础上加味而成。桔梗汤原用于少阴伏热上攻，肺气不宣之咽喉肿痛症及肺痈溃脓，咳吐脓血腥臭痰等症。本方在此基础上加金银花以增强清热解毒之功；加贝母、橘红以加强健脾化痰之力；加薏苡仁、葶苈以利水渗湿；加白及以加强收敛止血，生肌敛疮之效。

∽ 百 药 煎 ∽

【来源】《医学心悟》卷三。

【组成】百药煎五钱 硼砂一钱五分 甘草二钱

【用法】为末。每服一钱，米饮调，食后细细咽之。

【功效】润肺化痰，清热生津。

【主治】治咽痛。

【方解】本证属于肺热有痰证，故方中用百药煎润肺化痰，生津止渴。治久咳痰多，咽痛，便血，久痢脱肛，口疮，牙疳，痈肿疮疡；硼砂外用清热解毒，消肿，防腐；内服清肺化痰；甘草清热解毒，止咳化痰。诸药合用共奏润肺化痰，清热生津之功。

【临证提要】

本方临床多用于急性扁桃体炎，咽喉炎，咽喉肿痛等症，亦可加减后用于口舌生疮，口腔炎，齿龈炎等。

～ 驱 虫 丸 ～

【来源】《医学心悟》卷三。

【组成】明雄黄一两　芜荑　雷丸　鬼箭羽各五钱　獭肝一具　丹参一两五钱
麝香二分五厘

【用法】炼蜜丸，如桐子大，每食后开水下十丸，日三服。

【功效】驱邪杀虫。

【主治】传尸劳瘵。又名传尸、劳瘵、尸注、殗碟、复连、骨蒸等。证见寒热、盗汗、咳嗽、咯痰、咯血、疲乏、消瘦、饮食减少、泄利、腹部有块、遗精、白浊、或经闭等。相当于现代医学的结核病。治宜益气养阴，清热杀虫。

【方解】本方中明雄黄可燥湿，祛风，杀虫，解毒。治疥癣，秃疮，痈疽，走马牙疳，缠腰蛇丹，破伤风，蛇虫螫伤，腋臭，臁疮，哮喘，喉痹，惊痫，痔瘘；芜荑可杀虫消积，主要用于虫积腹痛，小儿疳积。南方地区烧烟，可辟山岚瘴气；雷丸可杀虫。主要用于小儿疳积，虫疾腹痛等症；鬼箭羽可破血祛瘀，行血通经，散瘀止痛。用于月经不调，产后瘀血腹痛，跌打损伤，肿痛，风湿痹痛，及虫积腹痛等；獭肝可养阴、除热、止咳、止血、明目。獭肝适宜患有虚劳体弱、慢性气管炎、肺结核、支气管扩张、阴虚骨蒸、潮热盗汗、肺气不足、肺肾阴虚、咳嗽咯血、气短气喘、痔疮、夜盲、小儿疳眼等病症之人食用；丹参活血调经；麝香可开窍醒神，活血通经，止痛，催产。诸药合用，共起驱虫、活血养血、醒神之功。

【临证提要】

本方可用于虫积重症造成的气阴两虚，加减后可用于结核病后期的气阴两虚、内热炽盛。

～⌒ 补天大造丸 ⌒～

【来源】《医学心悟》卷三。

【组成】人参二两　黄芪蜜炙　白术陈土蒸, 各三两　当归酒蒸　枣仁去壳炒
远志去心, 甘草水泡炒　白芍酒炒　山药乳蒸　茯苓乳蒸, 各一两五钱　枸杞子酒蒸　大
熟地九蒸晒, 各四两　河车一具甘草水洗　鹿角一斤熬膏　龟甲八两, 与鹿角同熬膏

【用法】以龟鹿胶和药, 加炼蜜为丸。每早开水下四钱。阴虚内热甚者,
加丹皮二两; 阳虚内寒者, 加肉桂五钱。

【功效】补五脏虚损。

【主治】气血具虚, 肾精尤亏所致的各种病症。

【方解】本证属于气血不足, 肾精尤亏之证, 故方中用人参、黄芪、白
术、山药、茯苓补气; 当归、白芍、枸杞子、熟地养血; 紫河车、龟甲、鹿
角为血肉有情之品, 大补气血; 枣仁、远志养血安神, 交通心肾。全方诸药
合用, 共起补气养血, 补肾填精之功。

【临证提要】

本方有紫河车、龟甲、鹿角等血肉有情之品, 为大补气血之剂。临床可
用于贫血、白细胞减少症、血小板减少性紫癜、失眠、老年皮肤瘙痒、重症
肌无力、脊髓空洞症等。

～⌒ 加味甘桔汤 ⌒～

【来源】《医学心悟》卷三。

【组成】甘草五分　桔梗　川贝母　百部　白前　橘红　茯苓　旋覆花各一钱五分

【用法】水煎服。

【功效】止咳化痰，降逆定喘。

【主治】治喘，定哮。

【方解】本证属于痰盛气逆之哮喘，故方中用甘草、桔梗宣肺化痰，共为君药；川贝、百部、白前、橘红理气化痰，茯苓健脾利湿，旋覆花降气理气。诸药合用共奏止咳化痰，降逆定喘之功。

【临证提要】

本方是治疗肺气上逆，痰多咳喘的常用方。临床见哮喘，咳痰，痰黏稠，难咳出，端坐不能平卧即可应用此方。若兼见痰色白，可酌加苏子、苏叶等；若痰黄，可加黄芩、薄荷、莱菔子等；若咳甚，可加枇杷叶、款冬花等。

～～ 羌活附子散 ～～

【来源】《医学心悟》卷三。

【组成】羌活一钱　附子　干姜各五分　炙甘草八分

【用法】水煎服。

【功效】温肾散寒，祛风止痛。

【主治】客寒犯脑，脑痛连齿，手足厥冷，口鼻气冷等症。

【方解】本证属于风寒犯脑，肾阳不足之证，故方中用羌活解表散寒，祛风胜湿，善升清阳；附子归少阴经，大辛大热，可回阳救逆，温肾散寒；干姜温中祛寒；炙甘草温中益气，也能制附、姜两药的燥性。诸药合用共奏温肾散寒，祛风止痛之功。

【临证提要】

本方用于寒邪直中少阴经的头痛，症见客寒犯脑，脑痛连齿，手足厥冷，口鼻气冷等。方中羌活既作为引经药，又可解表散寒，祛风胜湿，止痛；再加治疗少阴中寒的四逆汤，药少而精，疗效确切。

～ 加味升麻汤 ～

【来源】《医学心悟》卷三。

【组成】升麻　葛根　赤芍　甘草各一钱　石膏二钱　薄荷三分灯心二十节

【用法】水煎服。

【功效】清热疏表，解肌透疹。

【主治】胃火上冲，脉洪大，口渴饮冷，头痛，头筋扛起等症。

【方解】本证属于胃火上冲，表闭热郁之证，故方中用升麻、葛根辛凉解肌，解毒透疹；芍药和营泄热；石膏解肌清热，除烦止渴、清热解毒，善清肺胃之热；薄荷散热利咽，透疹解毒，疏肝解郁；甘草益气解毒，调和诸药。诸药合用，共奏清热疏表，解肌透疹之功。

【临证提要】

本方由升麻葛根汤加石膏、薄荷而成，用于治疗阳明热盛的头痛。方中石膏善清肺胃之热，为君药；升麻辛甘性寒，入肺、胃经，解肌透疹，清热解毒；葛根味辛甘性凉，入胃经，解肌透疹，生津除热。升麻葛根相配，轻扬升散，可引热邪向外。赤芍味苦性寒而入血分，清热凉血之中兼能活血，用以解血络热毒；薄荷散热解毒，疏肝解郁；炙甘草调和药性。诸药配伍，共奏清热疏表，解肌止痛之功。

～☙ 防 风 散 ☙～

【来源】《医学心悟》卷三。

【组成】防风　生南星炮,等分

【用法】上为末。每服二钱,童便冲酒调服。

【功效】祛风化痰,活血止痉。

【主治】治破脑伤风。

【方解】本证属于痰血互结的动风证,故方中用防风味辛、甘,性微温。入膀胱、肺、肝、脾经。功能解表祛风,胜湿止痛,止痉;生南星苦辛,温,入肺、肝、脾经。燥湿化痰,祛风定惊,消肿散结;童便滋阴降火,活血化瘀,为血证要药。诸药合用共奏祛风化痰,活血止痉之功。

【临证提要】

本方临床用于风痰所致诸症,如中风,口眼歪斜,半身不遂,癫痫,惊风,破伤风,风痰眩晕等症。

～☙ 沉香降气散 ☙～

【来源】《医学心悟》卷三。

【组成】沉香细锉,三钱　砂仁七钱　甘草炙,五钱　香附盐水炒,五钱　延胡索酒炒,一两　川楝子煨去肉净,一两

【用法】共为末。每服二钱,淡姜汤下。

【功效】行气降气,止痛。

【主治】治气滞心痛。

【方解】本证属于气滞气逆之痛证，故方中用沉香可行气止痛，温中降逆，纳气平喘。主要用于脘腹冷痛，气逆喘息，胃寒呕吐呃逆，腰膝虚冷，大肠虚秘，小便气淋等；砂仁可化湿开胃，温脾止泻，理气安胎；炙甘草调和诸药，健脾补气；香附可疏肝解郁，调经止痛，理气调中；延胡索可活血散瘀，行气止痛；川楝子可疏泄肝热，行气止痛，治气郁而有热之证尤宜。诸药合用共奏行气降气，止痛之功。

【临证提要】

本方用于气滞诸症，即可温中健脾，又可健运中焦气机枢纽，本方加减可用于各种气滞之症。

松枝酒

【来源】《医学心悟》卷三。

【组成】松节 桑枝 桑寄生 钩藤 续断 天麻 金毛狗脊 虎骨 秦艽 青木香 海风藤 菊花 五加皮各一两 当归三两

【用法】每药一两，用生酒二斤，煮，退火七日，饮。痛专在下，加牛膝。

【功效】祛风燥湿，活血通络，止痛。

【主治】治白虎历节风，走注疼痛，或如虫行，诸般风气。

【方解】本证属于风湿瘀血阻络证，故方中用松节可祛风燥湿，止痛，主要用于风寒湿痹，历节风痛，脚痹痿软，跌打伤痛；桑枝可清热，祛风，通络。本品善于祛风湿，通经络，达四肢，利关节，并可镇痛，无论风寒、风热均可用；桑寄生可补肝肾，强筋骨，祛风湿，安胎。主要用于腰膝酸痛，筋骨痿弱，肢体偏枯，风湿痹痛，头痛目眩，胎动不安，崩漏下血。常用于

216

风湿痹痛，腰膝酸软，筋骨无力，崩漏经多，妊娠漏血，胎动不安，高血压等；钩藤清热、平肝、息风、定惊；续断可补益肝肾，强筋健骨，止血安胎，疗伤续折；天麻可平肝息风止痉，常用于治疗中风偏瘫、手足不遂、口眼歪斜、肢体麻木、筋骨疼痛、风湿关节炎、用脑过度、神经衰弱、失眠、头痛、头晕、四肢拘挛、降血脂、降血压、老年性痴呆、帕金森等病症；狗脊可祛风除湿，补肝肾、强筋骨。既有祛邪之力又具补益之功，对于腰痛脊强、不能俯仰，足膝软弱之症，无论是痹症日久还是肝肾亏虚均可应用；虎骨可固肾益精、强筋健骨、益智延年、舒筋活血、通血脉、强筋健骨；秦艽可祛风湿、舒筋络、清虚热、利湿退黄；青木香可行气，解毒，消肿；海风藤可祛风湿，通经络，理气；菊花可疏散风热，清肝明目，平肝阳，解毒；五加皮可祛风湿，补肝肾，强筋骨；当归可补血活血，调经止痛，润燥滑肠。诸药合用共奏祛风燥湿，活血通络，止痛之功。

【临证提要】

本方可用于风寒湿瘀造成的筋骨疼痛，上至头颈，下至踝膝，全方可行气活血，祛风通络，既可祛邪又可补益，方中续断、狗脊、虎骨、当归等补肝肾、益精髓、养血活血。加之本方为酒剂，更加大活血通络的功效。

虎骨胶丸

【来源】《医学心悟》卷三。

【组成】虎骨二斤，锉碎、洗净，用嫩桑枝、金毛狗脊去毛、白菊花去蒂各十两，秦艽二两，煎水，熬虎骨成胶、收起如蜜样、和药为丸，如不足量加炼蜜　大熟地四两　当归三两　牛膝　山药　茯苓　杜仲　枸杞　续断　桑寄生各二两　熟附子七钱　浓肉桂去皮，不见火，五钱　丹皮　泽泻八钱　人参二两

【用法】上为末，以虎骨胶为丸。每早开水下三钱。

【功效】补肝肾，活血通络。

【主治】治鹤膝风，并治瘫痪诸证。

【方解】本证属于肝肾虚，瘀血阻络之瘫证，故方中用虎骨可固肾益精、强筋健骨、益智延年、舒筋活血、通血脉、强筋健骨；熟地可滋阴补血，益精填髓；当归可补血活血，调经止痛，润燥滑肠；牛膝可补肝肾，强筋骨，逐瘀通经，引血下行；杜仲可降血压，补肝肾，强筋骨，安胎气；枸杞可补肾益精，养肝明目，补血安神，生津止渴，润肺止咳；续断可补益肝肾，强筋健骨，止血安胎，疗伤续折；桑寄生可补肝肾，强筋骨，祛风湿，安胎。主要用于腰膝酸痛，筋骨痿弱，肢体偏枯，风湿痹痛，头痛目眩，胎动不安，崩漏下血；附子、肉桂共起温阳通经之功效；丹皮清虚热，活血散瘀；泽泻利水，渗湿、泄热；山药、茯苓、人参共起益气健脾之效。全方诸药合用共奏补肝肾，活血通络之功。

【临证提要】

本方阴阳双补，即可滋阴清虚热，又可补阳益气，所以可以用于各种骨软筋弱之症。

胡 桃 散

【来源】《医学心悟》卷六。

【组成】大胡桃一枚　全蝎二枚

【用法】以大胡桃剖开口，将全蝎二枚纳入，烧灰存性，研末，热酒冲服。

【功效】解毒通郁。

【主治】鱼口便毒。

【方解】本证属于毒郁相杂之皮肤病，故用胡桃散毒通郁，《本草纲目》

载："内而心腹诸痛可止，外而疠肿之毒可散矣。"《本草求真》曰："疠肿、鼠瘘、痰核，取其用能通郁解结。"全蝎，《本草纲目》载："足厥阴经药也，故治厥阴诸病。""治大人痎疟，耳聋，疝气，诸风疮，女人带下，阴脱"，有祛风，通络，解毒之效。二药相配，借热酒之势，直达下焦，共奏解毒通郁之效。

【临证提要】

明·陈实功《外科正宗·鱼口便毒论》云："夫鱼便者，左为鱼口，右为便毒，总皆精血交错，生于两胯合缝之间结肿是也。"《中医百病名源考·便毒、鱼口》云："按：陈氏以两胯合缝间之结肿，左为鱼口、右为便毒者，误也。其盖不知便毒者本初期结肿之称，而鱼口者乃日久破溃之名也。故左右皆可以其结肿而称便毒，亦皆可以其破溃而谓鱼口。"一般认为，此病由"淫毒而生者居多"，治多从足厥阴肝经，临床上与现代西医性病性淋巴肉芽肿相合。山东省皮肤性病防治研究所曾于上个世纪 50 年代以胡桃散治疗麻风溃疡，治愈率 90% 以上。［山东省皮肤性病防治研究所．山东省麻风病防治概况．山东医刊，1961（4）：1］

～◈ 韭 叶 散 ◈～

【来源】《医学心悟》卷六。

【组成】 石灰　韭菜叶

【用法】 二味捣饼，贴壁候干，细研，筛下听用。

【功效】 止血解毒。

【主治】 跌打损伤破损处。

【方解】 本方用于外伤创面，故用石灰，辛温有毒，燥湿，止血，定痛，蚀恶肉；韭菜叶，辛温，散血解毒，二者同用以治创伤出血。

【临证提要】

原文载："韭叶散止血如神。"查阅文献中，韭叶散应用于兽医临床，治疗各种家畜新鲜创、断角、化脓创及外伤出血，效果良好。［杨国亮．韭叶散治家畜外伤疗效报告．广西畜牧兽医．1990（2）：53］

～❀ 茯苓升麻汤 ❀～

【来源】《医学心悟》卷三。

【组成】赤白茯苓各五钱　升麻一钱五分　当归二钱　川芎一钱　苎根三钱

【用法】急流水煎服，或调琥珀末二钱服更佳。

【功效】通利小便。

【主治】孕妇转胞，小便不通。

【方解】本方用于孕妇小便不利，故"用升麻以举其胎气，用茯苓以利小便，用归、芎以活其胎，用苎根理胞丝之缭乱，此以升剂为通之法也。"（《医学心悟》）思胞为胎所压，胞系了戾不通，故在升麻以升为通，茯苓以通为用的基础上，以归芎活其胎，苎根疏其胎。琥珀亦有利小便之效。诸药合用共奏通利小便之功。

【临证提要】

《古今医统大全》载："夫转胞病，多得于孕妇，及劳力负重，委曲作事之人。治法多用吐法，使其气正而后愈。"丹溪治孕妇转胞小便不通者，用补中益气汤，随服而探吐之，往往有效。程钟龄以茯苓升麻汤治之，也是"以升剂为通之法"。

～◎ 顺 生 丹 ◎～

【来源】《医学心悟》卷五。

【组成】朱砂五钱　丁香五钱　麝香一钱　明乳香一两　石燕一对，一雌一雄，圆为雌，长为雄，煅，醋淬七次

【用法】上为末，择天、月德日，用益母草熬膏为丸，如芡实大。每服一二丸，用归芎汤送下。

【功效】顺生助产。

【主治】临产迟滞。

【方解】本证属于难产的一种，故用丁香、麝香、乳香之辛香走窜，石燕亦乃利窍之品，与活血化瘀之益母草、归芎汤合用，在临产迟滞之际以助产顺生。朱砂亦有破癥瘕、下胎之效。诸药合用共奏顺生助产之功。

【临证提要】

《医学心悟·临产将护法》言："人生人，系天生人，有自然之造化，不用人为造作，但顺其性而已。"临产之时，"如若迟滞，即以顺生丹投之，适当其时矣。"

～◎ 独 圣 丸 ◎～

【来源】《医学心悟》卷五。

【组成】五灵脂去土、炒烟尽

【用法】为末。醋丸，绿豆大。每服一二钱，淡醋水下，清酒亦得。

【功效】活血祛瘀止血。

【主治】瘀血凝积之暴崩下血。

【方解】本方用于瘀血之崩漏证，故用炒五灵脂，既能活血散瘀，又能止血，故可用于瘀血内阻、血不归经之暴崩下血。醋亦有散瘀消积，止血之效，增加了五灵脂的功效。二药合用共奏活血化瘀止血之功。

【临证提要】

崩漏由瘀血而致，瘀血不去则新血不得归经，此丸主之。虚人以补药相间而用。

～∽ 栀 子 汤 ∽～

【来源】《医学心悟》卷二。

【组成】升麻　黄芩　杏仁　石膏各二钱　栀子　赤芍　知母　大青各一钱　甘草五分　柴胡一钱五分　豆豉百粒

【用法】水煎服，加人中黄一钱尤效。

【功效】清热解毒凉血。

【主治】阳毒。

【方解】本证属于热毒入血之阳毒证，故用栀子苦寒，和黄芩、赤芍、石膏、知母、大青，共奏清透郁热，凉血解毒之功；豆豉辛凉宣散透邪，助栀子除烦，又散结和胃；升麻发表解毒，柴胡和解少阳、升阳举陷，杏仁下气通便，甘草调和诸药，全方共奏清热解毒凉血之效。

【临证提要】

本方治疗阳毒发斑，甚则狂乱之证，或兼咽痛者。

～◦ 枳实理中丸 ◦～

【来源】《医学心悟》卷二。

【组成】枳实面炒，一两五钱　茯苓　白术各二两，陈土炒　甘草炙，七钱五分
人参五钱　干姜炮，四钱

【用法】上为末，米饮糊丸，如绿豆大。每服三钱，开水下。日二三服，
以瘥为度。

【功效】理中消痞，逐饮止痛。

【主治】脘腹痞满作痛，手不可近。

【方解】本证属于胸脘痞闷之腹痛，故方用理中丸加枳实、茯苓而成，枳
实理气，茯苓、白术健脾化湿，人参补气健脾，促进运化，干姜温中祛寒，
炙甘草益气补中，兼和诸药，全方共奏理中消痞、逐饮止痛之功。

【临证提要】

本方证以脘腹痞满作痛，手不得近，咳唾痰涎胸闷为辨证要点。可用治
慢性胃肠炎，胃、十二指肠球部溃疡，急性胃扩张，胃下垂等。

～◦ 保 和 汤 ◦～

【来源】《医学心悟》卷三。

【组成】知母蒸，五分　贝母二钱　天冬去心　麦冬去心，各一钱　苡仁五钱
北五味十粒　甘草　桔梗　马兜铃　百合　阿胶蛤粉炒成珠，各八分　薄荷二分

【用法】水煎，入饴糖一匙，温服，虚者加人参。

【功效】清热化痰，养阴生津。

【主治】肺痿。

【方解】本证属于阴虚有痰之肺痿，故用知母、贝母、天冬、麦冬、百合清热生津；甘草、桔梗、苡仁、马兜宣肺止咳，祛痰排脓；五味子敛肺生津；阿胶入肺，滋阴润燥；薄荷利咽膈，治风热，诸药共奏养阴生津，清热化痰之功，治久咳不已。

【临证提要】

本方主要治疗肺津不足，痰凝火郁，久咳不已，时吐白沫如米粥者。

～◈ 独 活 汤 ◈～

【来源】《医学心悟》卷三。

【组成】独活　桑寄生　防风　秦艽　威灵仙　牛膝　茯苓各一钱　桂心五分　细辛　甘草炙，各三分　当归　金毛狗脊各二钱

【用法】生姜二片，水煎服。腰痛既久，加官桂，寒甚，更加附子。但有湿热，则二者皆不宜用。

【功效】祛湿散寒。

【主治】腰痛。

【方解】本证属于寒湿腰疼，故用独活入足少阴肾经，祛风寒、通血脉；秦艽、防风、威灵仙疏经升阳，祛风化湿；桑寄生、牛膝、狗脊补肝肾、强筋骨；当归补血；细辛、桂心散寒；茯苓、生姜祛湿；甘草调和诸药，全方共奏祛湿散寒止痛之功。

【临证提要】

本方主治肾虚兼受风寒湿所致腰痛，症见腰冷如冰，喜温。

❦ 黄 芪 汤 ❧

【来源】《医学心悟》卷三。

【组成】黄芪三钱　五味子一钱　人参　麦冬　枸杞子　大熟地各一钱五分

【用法】水煎服。

【功效】益气养阴。

【主治】下消，肺肾两虚，饮少溲多。

【方解】本证属于肺肾两虚之下消证，故用黄芪、人参补气；五味子敛肺生津；麦冬、枸杞、熟地养阴益肾，本方为平和之剂，滋上源以生水，诸药共奏益气养阴之效。

【临证提要】

本方主治下消，肺肾虚而不寒者。

❦ 程氏葛根汤 ❧

【来源】《医学心悟》卷二。

【组成】葛根二钱　升麻　秦艽　荆芥　赤芍各一钱　苏叶　白芷各八分　甘草五分　生姜二片

【用法】水煎服。

【功效】发汗、解肌。

【主治】伤寒阳明经病。

【方解】本证属于伤寒阳明经病，故用葛根、升麻、荆芥、苏叶解肌发表；秦艽、赤芍、白芷清湿热；甘草、生姜调和诸药，全方共奏解肌发汗之效。

【临证提要】

本方主要治疗阳明经病，目痛，鼻干，唇焦，漱水不欲咽，或伴头痛发热，脉长者。若无汗而口渴者，加知母；自汗而口渴者，加石膏、人参；若自汗而口不渴者，乃阳明经中风，去苏叶，加桂枝；若春夏之交，恐夹杂温暑之邪，不便用桂，加白术一钱五分。

～∽ 调 中 散 ∽～

【来源】《医学心悟》卷三。

【组成】 北沙参三两　荷叶去筋，净，一两　广陈皮浸，去白，一两　茯苓一两　川贝母去心，黏米拌炒，一两　丹参二两　陈仓米炒熟，三两　五谷虫酒炒焦黄，一两

【用法】 共为细末，每用米饮调下二钱，日二服。

【功效】 通噎膈，开关和胃。

【主治】 噎膈。

【方解】 本证属于痰气互结、阴虚脾虚之噎膈，故用沙参、贝母滋养肺胃，丹参、陈皮、茯苓理气化痰活血，陈仓米理脾助气，调胃止泻，荷叶、五谷虫祛湿、清热解毒，消积滞，全方共奏通噎膈，健脾和胃，清热祛湿之功。

【临证提要】

本方临床主要应用于噎膈，症见食之困难，入食即吐者。

～◎ 通 经 丸 ◎～

【来源】《医学心悟》卷三。

【组成】当归尾　赤芍药　生地黄　川芎　牛膝　五灵脂各一两　红花　桃仁各五钱　香附二两　琥珀七钱五分

【用法】苏木屑二两，煎酒，和砂糖熬化为丸，如桐子大。每服三钱，酒下。体虚者，用理中汤送下。若血寒，加肉桂五钱。

【功效】活血通经。

【主治】妇人经水先断，后发水肿。

【方解】本证属于瘀血阻络之经闭水肿证，故以桃红四物汤为基础方，在养血活血化瘀的基础上配伍香附理气以行血、苏木屑、五灵脂疏通血脉，引血归经，琥珀散瘀止血、利水通淋，牛膝补肾，引药下行、共达病所，全方共奏补肾活血、调理冲任之功。

【临证提要】

本方可活血化瘀，行气补肾消肿，临床主要应用于经水断后周身水肿，症见月经不至，周身浮肿，舌紫黯者。

～◎ 理中安蛔散 ◎～

【来源】《医学心悟》卷二，卷四。

【组成】人参三钱　白术　白茯苓　干姜各一钱五分　川椒十粒　乌梅二个

【用法】上作一服，水二钟，煎七分服。凡治蛔，不可用甘草及甜物。盖蛔得甘则动，得苦则安，得酸则静故也。如未止，加黄连、黄柏各三分，川椒倍之。若足冷，加附子五七分，甚者倍之。

【功效】 温中安蛔。

【主治】 胃寒吐蛔证。

【方解】 本证属于胃寒吐蛔证，故方中理中汤温中散寒，加茯苓以增强健脾之力，加乌梅，取其酸性，以安蛔止痛，用川椒取其气辛以伏蛔，同时温以祛寒，并以煮散的方式来煎服，以取其便捷，病势较急之时，可速煎速服；而若服之不止，加黄连、黄柏各三分，川椒倍之，此为上热下寒之证，故用苦寒之黄连、黄柏，以清上热；"若手足冷，加附子五七分，甚者倍之"，此为寒甚，故加附子以增温中散寒之力。诸药合用共奏温中安蛔之功。

【临证提要】

本方温中安蛔，临床主要应用于脾胃虚寒，胃失和降而出现的吐蛔证。

～～ 黄 柏 散 ～～

【来源】《医学心悟》卷四。

【组成】 黄柏一块

【用法】 猪胰涂，炙酥，为末。湿者干掺，干者麻油调搽。

【功效】 清热燥湿，敛疮润色。

【主治】 面上生疮如水痘，蔓延不止者。

【方解】 本证属于内有湿热之疮证，故用黄柏苦寒，以清热燥湿，解毒疗疮；猪胰甘、平，入脾、肺经，可养肺润燥，泽颜面色，治疗皮肤龟裂，二者配伍外用可敛疮祛腐，润泽面色。

【临证提要】

本方临床用于面部生疮，症见肿起白泡，小如绿豆大，大如蚕豆大，连片而生，或生头顶，或生耳前后者。

~ 萎蕤汤 ~

【来源】《医学心悟》卷二。

【组成】萎蕤　石膏　干葛 _{各一钱}　羌活　杏仁　甘草　川芎 _{各六分} 防风 _{七分 用此以代麻黄为稳当}　青木香 _{五分}

【用法】水煎服。

【功效】解表清热，祛风利咽。

【主治】风温，兼疗冬温及春月中风、伤寒，发热，头项眩痛，喉咽干，舌强，胸内疼，痞满，腰背强。

【方解】本证属于风热束表之中风证，故用萎蕤滋肾益肺，内化厥阴火热，外通少阳风气，配石膏、杏仁、甘草、防风可解表发汗，佐川芎、青木香活血行气，羌活、葛根散寒、利关节。诸药合用共奏解表清热，祛风利咽之功。

【临证提要】

本方解表清热，祛风利咽，临床应用于风温自汗身重，多眠，鼻息鼾，语言难出者。

~ 硇砂散 ~

【来源】《医学心悟》附录。

【组成】硇砂 _{五分}　白矾 _{煅枯，五钱}

【用法】共为细末，每用少许，点鼻痔上，即消。

【功效】清热利湿，散结祛腐。

【主治】鼻痔。

【方解】本证属于湿热互结之鼻痔，故方中硇砂为性温有毒之物，外科用以治疗痈疽疔毒，未成可消，已成能溃，有散结、祛腐的作用，枯矾收湿敛疮，止血化腐，二味配伍可用于鼻痔鼻息肉。

【临证提要】

临床主要应用于鼻痔，症见鼻内生息肉，初生形如石榴子，渐大下垂，色紫微硬，撑塞鼻孔，碍人气息难通者。

～◎ 假 苏 散 ◎～

【来源】《医学心悟》卷三。

【组成】荆芥　陈皮　香附　麦芽炒　瞿麦　木通　赤茯苓

【用法】各等份为末。每服三钱，开水下。

【功效】行气利水止淋。

【主治】气淋。

【方解】本证属于气滞水停之淋证，故用荆芥发表祛风除热，陈皮、香附、麦芽理气开郁，瞿麦、木通、赤茯苓清热利尿通淋，清心除烦。诸药共用，合奏行气利水通淋之功。

【临证提要】

淋者，小便频数，不得流通，溺已而痛是也。大抵由膀胱经湿热所致。然淋有六种：石淋、膏淋、气淋、血淋、劳淋、冷淋。气淋是由于气滞不通，水道阻塞，治以假苏散。

⌒ 麻 黄 膏 ⌒

【来源】《医学心悟》附录。

【组成】雄猪油四两　斑蝥三个　麻黄五钱　蓖麻子一百粒，去壳，研烂　大枫子一百粒，去壳，研烂

【用法】先将猪油化开，下斑蝥煎数沸，随去斑蝥，再下麻黄，煎枯，滤去渣，将大枫、蓖麻肉和匀听搽。

【功效】消肿拔毒。

【主治】疥疮。

【方解】本方用于各种疥疮，故用斑蝥破血消癥，攻毒蚀疮，蓖麻子消肿拔毒，大枫子祛风燥湿，攻毒杀虫，麻黄散寒通滞，以雄猪油为载体，可治疗风热、湿热型疥疮。诸药合用共奏消肿拔毒之功。

【临证提要】

疥疮，有细小不足脓者，多属风热；有肥大灌脓者，多属湿热，俱用麻黄膏搽之，十日可愈而不隐疮。仍多服金银花为妙。

⌒ 清 中 汤 ⌒

【来源】《医学心悟》卷三。

【组成】香附　陈皮各一钱五分　黑山栀　金铃子即川楝子　延胡索各八分　甘草炙，五分　川黄连姜汁炒，一钱

【用法】水煎服。

【功效】清热化湿、理气和胃。

【主治】治热厥心痛，或作或止，舌燥唇焦，溺赤便闭，喜冷畏热，脉洪大有力。

【方解】本证属于气滞有湿之热厥心痛，故用黑山栀、黄连清热泻火，金铃子、延胡索、香附、陈皮行气通痹止痛，炙甘草补气，兼以调和诸药。诸药合用共奏清热化湿、理气和胃之功。

【临证提要】

当胸之下，岐骨陷处，属心之部位，其发痛者，则曰心痛。心痛有九种，一曰气，二曰血，三曰热，四曰寒，五曰饮，六曰食，七曰虚，八曰虫，九曰疰，宜分而治之。热痛者，舌燥唇焦，溺赤便闭，喜冷畏热，其痛或作或止，脉洪大有力，清中汤主之。

～⁀ 清 心 丸 ⁀～

【来源】《医学心悟》卷四。

【组成】生地酒洗，四两　丹参二两　黄柏五钱　牡蛎　山药　枣仁炒　茯苓　茯神　麦冬各一两五钱　北五味　车前子　远志各一两

【用法】用金樱膏为丸，每服三钱，开水下。

【功效】清心火，泻相火，安神定志，止梦泄。

【主治】遗精。

【方解】本证属于君相火旺之梦遗，故用生地、麦冬、丹参、黄柏、车前子合用，清心火、泄相火，炒酸枣仁、五味子、远志、茯苓、茯神、山药、牡蛎合用安神定志，诸药共用，梦泄得止。

【临证提要】

梦而遗者，谓之遗精。大抵有梦者，由于相火之强，以清心丸泻火止遗。

∽◦ 清 魂 散 ◦∽

【来源】《医学心悟》卷五。

【组成】荆芥 三钱 当归 五钱

【用法】水煎服。

【功效】疏风养血。

【主治】便血。

【方解】本证属于风热便血，故用荆芥祛风、凉血，治疗肠风便血，当归补血滋其化源。二药合用，共奏疏风养血止血之功。

【临证提要】

便血症，有肠风、有脏毒，有热、有寒。病患脏腑有热，风邪乘之，则下鲜血，此名肠风，清魂散主之。血本属阴，生于阳气，治者宜滋其化源。

∽◦ 淡竹叶汤 ◦∽

【来源】《医学心悟》卷五。

【组成】淡竹叶 七片 黄芩 知母 麦冬 各一钱 茯苓 二钱

【用法】水煎服。

【功效】清心除烦。

【主治】子烦。

【方解】本证属于心火阴虚之子烦证，故用淡竹叶清热除烦，利尿；黄芩清热燥湿，泻火解毒，止血，安胎；知母清热泻火，生津润燥；麦冬养阴生津，润肺清心；茯苓利水渗湿，健脾宁心。诸药合用共奏清心除烦之功。

【临证提要】

妊娠子烦者，烦心闷乱也。火盛内热而烦者，淡竹叶汤。子烦之候，不善调摄，则胎动不安。

∽ 普救万全膏 ∽

【来源】《医学心悟》卷三。

【组成】 藿香　白芷　当归尾　贝母　大枫子　木香　白蔹　乌药　生地　萝卜子　丁香　白及　僵蚕　细辛　蓖麻子　檀香　秦艽　蜂房　防风　五加皮　苦参　肉桂　蝉蜕　丁皮　白鲜皮　羌活　桂枝　全蝎　赤芍　高良姜　玄参　南星　鳖甲　荆芥　两头尖　独活　苏木　枳壳　连翘　威灵仙　桃仁　牛膝　红花　续断　花百头　杏仁　苍术　艾绒　藁本　骨碎补　川芎　黄芩　麻黄　甘草　黑山栀　川乌（附子）　牙皂　半夏　草乌　紫荆皮　青风藤以上各一两五钱　大黄三两　蜈蚣三十五条　蛇蜕五条　槐枝　桃枝　柳枝　桑枝　楝枝　榆枝　楮枝以上各三十五寸　男人血余三两，以上俱浸油内　真麻油十五斤，用二十两秤称　松香棕皮滤净，一百斤　百草霜细研、筛过，十斤

【用法】 冬浸九宿，春秋七宿，夏五宿，分数次入锅，文武火熬，以药枯油黑，滴水成珠为度，滤去渣，重称，每药油十二两，下滤净片子松香四斤，同熬至滴水不散，每锅下百草霜细末六两，勿住手搅，俟火候成，则倾入水缸中，以棒搅和成块，用两人扯拔数次，瓷钵收贮，治一切风寒湿气、疮疽等症，其效如神。又法：治疮疽，用血丹收，更妙，每油一斤，用丹六两。

【功效】 祛风散寒，清热除湿，蠲痹通络，化痰行瘀，培补肝肾，舒筋止痛。

【主治】 一切风气，走注疼痛，以及白虎历节风，鹤膝风，寒湿流注，痈疽发背疔疮瘰，跌打损伤，腹中食积痞块，多年疟母，顽痰瘀血停蓄，腹痛

泄利，小儿疳积，女人癥瘕诸症，咳嗽疟疾。

【方解】本证属于风寒、湿热、痰瘀诸邪为病，兼肝肾虚之证。故用祛风散寒药：麻黄，甘草，桂枝和荆芥；清热除湿：黄芩，大黄，黑山栀等；化痰行瘀：桃仁，红花，川芎，半夏，赤芍和当归等；培补肝肾：牛膝，续断和地黄等；舒筋止痛：川乌（附子）和白芷等。诸药合用共奏祛风散寒，清热除湿，蠲痹通络，化痰行瘀，培补肝肾，舒筋止痛之功。

【临证提要】

患痹日久，腿足枯细，膝头肿大，名曰鹤膝风。此三阴本亏，寒邪袭于经络，遂成斯证，可外贴普救万全膏，"倘贴后起泡出水，此病气本深，尽为药力拔出，吉兆也，不必疑惧。"

～◦ 犀角大青汤 ◦～

【来源】《医学心悟》卷二。

【组成】犀角屑　大青　玄参　甘草　升麻　黄连　黄芩　黄柏　黑山栀各一钱五分

【用法】水煎服。口渴加石膏。虚者加人参。

【功效】清热凉血解毒。

【主治】斑出已盛，心烦大热，错语呻吟，不得眠，或咽痛不利。

【方解】本证属于毒热入血之斑证，故犀角屑、大青合用，清心凉血解毒。三黄与栀子合用，清热泻火解毒，玄参清热解毒养阴，升麻透疹解毒，甘草清热解毒，调和诸药。诸药合用，共奏清心泻火、凉血解毒之功。

【临证提要】

凡发斑有四证，一曰伤寒，二曰温毒，三曰时气，四曰阴症。伤寒发斑者，盖因当汗不汗，当下不下，或妄投热药，以致热毒蕴结，发为斑疹，下早则斑毒内陷如脉洪数，热甚烦渴者，可用犀角大青汤以清之。温毒发斑者，冬应寒而反温，或冬令感寒，春夏之交，发为温热之病，热毒蕴蓄，发为斑也。犀角大青汤主之。时气发斑者，天时不正之气也，人感之或憎寒壮热，发为斑疹。斑出于胃，宜犀角大青汤以清之。

～ 蒺 藜 汤 ～

【来源】《医学心悟》卷四。

【组成】白蒺藜_{麸炒，去刺，研，一钱五分}　羌活　防风_{各七分}　甘草_{炙，五分}荆芥　赤芍_{各一钱}　葱白_{连须用，二段}

【用法】水煎服。若伤煎炒炙爆之物，加连翘、山楂、黄连。若伤酒，更加葛根。

【功效】散风泻火止痛。

【主治】目疾暴赤肿痛。

【方解】本证属于风火相搏之目赤肿痛，故用白蒺藜平肝祛风，治疗风热而致的目赤肿痛，羌活、防风、荆芥、葱白疏散风邪，赤芍凉血养血，甘草调和诸药。诸药合用共奏散风泻火止痛之功。

【临证提要】

目疾暴赤肿痛，畏日羞明，名曰外障，实证也。实者由于风热，实则散风泻火，然散风之后，必继以养血，经曰：目得血而能视也。

～ 搐 鼻 散 ～

【来源】《医学心悟》卷三。

【组成】细辛去叶　皂角去皮弦各一两　半夏生用，五钱

【用法】为极细末，瓷瓶收贮，勿泄气。临用吹一二分入鼻孔中取嚏。

【功效】豁痰开窍。

【主治】治一切中风证，不醒人事。

【方解】本证属于痰阻关窍之中风证，故用皂角祛痰开窍，散结消肿，可用于中风口噤，昏迷不醒，癫痫痰盛，关窍不通，痰阻喉痹等痰涎壅盛，关窍阻闭之证。细辛辛温行散，芳香透达，研末吹鼻取嚏，有通关开窍醒神之功。半夏辛开散结，长于温化湿痰阻滞。三药合用，共奏豁痰开窍之功。

【临证提要】

临用吹一二分入鼻孔中取嚏，"有嚏者生，无嚏者难治。"书中，治疗魇梦不醒的（搐鼻）通天散，即是此方，"每用一二分吹鼻中，得嚏则苏"，"更用葱白、生姜煎汤灌之。"

槟 榔 散

【来源】《医学心悟》卷三。

【组成】槟榔　牛膝　防己　独活　秦艽各一钱　青木香　天麻　赤芍各八分　桑枝二钱　当归五分

【用法】水煎服。

【功效】利水祛湿，行气止痛。

【主治】湿脚气。

【方解】本证属于气滞水湿之脚气证，故用槟榔既能利水，又能行气，气行则助水运，用治湿脚气肿痛，为君药。牛膝、防己、独活、桑枝、天麻合用，祛风除湿，除痹止痛，消除下肢水肿，治疗关节屈伸不利；青木香行气止痛，当归、赤芍活血止痛。诸药合用共奏利水祛湿，

237

行气止痛之功。

【临证提要】

"脚气者，脚下肿痛，即痹症之类也。因其痛专在脚，故以脚气名之。其肿者，名湿脚气；不肿者，名干脚气。"槟榔散用于治疗以肿痛为主要表现的湿脚气，主要原因是"水气胜"。

蕲 蛇 酒

【来源】《医学心悟》附录。

【组成】蕲蛇　乌梢蛇亦可，去头尾，一具　生地二两　黄柏　苦参　丹参　菊花　银花　丹皮　赤芍　当归　枸杞子　蔓荆子　赤茯苓　草薢　百部各一两　秦艽　独活　灵仙各五钱　桑枝一两五钱

【用法】上煮好生酒五六斤，退火七日饮。

【功效】清热解毒，活血杀虫。

【主治】大麻风、赤白游风、鹅掌风、烂脚风。

【方解】本证属于热毒、血瘀、虫集之皮肤病，故用蕲蛇味甘咸、性温，祛风湿、散风寒、舒筋活络，为君药；黄柏、苦参、赤茯苓、草薢、百部、秦艽、独活、灵仙、桑枝，祛湿杀虫，解毒疗疮，通经止痛；蔓荆子散头面之邪，有祛风止痛之效，配以菊花、银花，清热解毒，散头目之邪；生地、丹参、丹皮、赤芍、当归、枸杞子，活血通络，养血滋阴。诸药合用共奏清热解毒，活血杀虫之功。

【临证提要】

本方用于治疗素体内蕴湿热，再兼外受风邪所致的手癣、足癣、血管性水肿、荨麻疹等皮肤病，以及麻风病。

～ 蟾 酥 饼 ～

【来源】《医学心悟》附录。

【组成】蟾蜍_{一钱，酒化}　轻粉_{五分}　乳香　没药　雄黄　巴豆_{各二钱}　麝香_{三分}　朱砂_{一钱}

【用法】以上各为细末，于五月五日午时，在净室中用蟾蜍酒和药丸，如绿豆大。每用一丸。口涎调涂，贴疔疮上，以膏盖之。

【功效】解毒散结，杀虫敛疮。

【主治】治疔毒、脑疽、乳痈、附骨疽、臀痈一切患证，或不痛，或大痛，或麻木者。

【方解】本证属于虫毒互结之皮肤病，故用蟾蜍解毒散结，消积利水，杀虫，祛邪气，破结石瘀血，痈肿阴疮。轻粉、雄黄、樟脑杀虫，攻毒敛疮。乳香、没药调气活血，生肌止痛。朱砂、麝香安神解毒。巴豆腐蚀疮疣。诸药合用共奏解毒散结，杀虫敛疮之功。

【临证提要】

本方用于治疗一切火毒凝结或湿热壅滞所致的皮肤、肌肉组织急性化脓性疾病。

～ 千金消暑丸 ～

【来源】《医学心悟》卷三。

【组成】半夏_{醋煮，四两}　茯苓　甘草_{各二两}

【用法】共为细末，生姜自然汁糊丸，如绿豆大。每服五六十丸，开水下。若昏愦不醒，碾碎灌之。

【功效】降逆和胃，渗湿止泻，解暑醒神。

【主治】中暑昏闷不醒，并伏暑停食，呕吐泻利。

【方解】本证属于暑湿互结、胃气上逆之中暑，故用半夏辛温，燥湿化痰，降逆止呕；茯苓健脾渗湿而止泻；甘草补脾益气，清热解毒；姜汁制半夏毒。诸药合用共奏降逆和胃，渗湿止泻，解暑醒神之功。

【临证提要】

本方用于烈日炎炎之日，长期暴露于阳光下，被暑气逼迫，卒然昏倒，其人见自汗，面色晦暗，急用千金消暑丸灌之见效。此药有回生之功，一切暑药皆不及此。

～⌒ 河间雄黄散 ⌒～

【来源】《医学心悟》卷三。

【组成】雄黄　瓜蒂　赤小豆各一钱

【用法】共为细末。每服五分，温水调，滴入狗油数匙服下，以吐为度。吐去膈间小虫，随用五味异功散安之，续用逍遥散调之。

【功效】涌吐痰食。

【主治】噎膈。

【方解】本证属于痰食互结之噎膈，故用瓜蒂味苦涌泄，能催吐其壅塞之痰，或未化之食，或误食之物，与赤小豆同用共奏酸苦涌吐之功。雄黄祛痰解毒杀虫。诸药合用共奏涌吐痰食，通利胸膈之效。

【临证提要】

本方长于治疗噎膈挟虫、挟血、挟痰与食者。

～ 扁鹊丁香散 ～

【来源】《医学心悟》卷二。

【组成】丁香五个　柿蒂五个　甘草炙，五分　干姜一钱

【用法】为末，沸汤点服。与附子理中汤同服。

【功效】温中散寒，降逆止呃。

【主治】呃逆。三阴中寒，胃气欲绝而呃者，其证厥冷恶寒，下利清谷。

【方解】本证属于胃寒呕逆之证，故用丁香辛温芳香，暖脾胃而行气滞，尤善降逆，有温中散寒、降逆止呕、止呃之功，为治胃寒呕逆之要药。与柿蒂、干姜同用，治虚寒呕逆。炙甘草调和诸药。诸药合用共奏温中散寒，降逆止呃之效。

【临证提要】

本方善治虚寒呃逆，下利清谷等证。